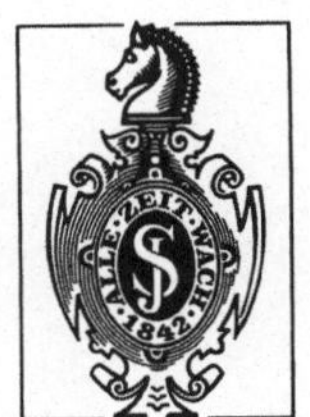

HNO Praxis Heute

3

Herausgegeben von
H. Ganz und W. Schätzle

Mit Beiträgen von

K. Burian · H. Ganz · J. M. Gleditsch
V. Jahnke · E. H. Majer · D. Pildner von
Steinburg · R. Pildner von Steinburg
G. Rosemann · W. Schätzle · H. J. Strott
H.-J. Wilhelm

Mit 50 Abbildungen und 17 Tabellen

Springer-Verlag
Berlin Heidelberg New York Tokyo
1983

Redaktion HNO Praxis Heute:

Professor Dr. med. Horst Ganz
Universitätsstraße 34
D-3550 Marburg/Lahn

Professor Dr. med. Walter Schätzle
Universitätsklinik und Poliklinik für HNO-Kranke
D-6650 Homburg/Saar

ISBN-13:978-3-642-69079-2   e-ISBN-13:978-3-642-69078-5
DOI: 10.1007/978-3-642-69078-5

CIP-Kurztitelaufnahme der Deutschen Bibliothek
HNO-Praxis heute. – Berlin, Heidelberg, New York, Tokyo: Springer. Erscheint jährl.
1980 ff.
Bis 1979 im Verl. Lehmann, München.
Bis 1979 u.d.T.: HNO-Erkrankungen.

Mitarbeiterverzeichnis

Burian, K., Professor Dr. med.
Allgemeines Krankenhaus der Stadt Wien, II. Universitätsklinik
für HNO-Krankheiten, Alserstr. 4, A-1090 Wien

Ganz, H., Professor Dr. med.
Universitätsstraße 34, D-3550 Marburg/Lahn

Gleditsch, J.M., Dr. med.
Zweibrückenstr. 1, D-8000 München 2

Jahnke V., Prof. Dr. med.
HNO-Abteilung Rudolf Virchow-Krankenhaus, Augustenburger
Platz 1, D-1000 Berlin 65

Majer, E.H., Professor Dr. med.
Schlösselgasse 11, A-1080 Wien

Pildner von Steinburg, D. und R., Dres. med.
Zaubzerstr. 41/I, D-8000 München 80

Rosemann, G., Professor Dr. med.
Zentrum HNO-Heilkunde der Universität, Theodor-Stern-Kai 7,
D-6000 Frankfurt/Main 70

Schätzle, W., Professor Dr. med.
Universitäts-Klinik und Poliklinik für HNO-Kranke,
D-6650 Homburg/Saar

Strott, H.J., Dr. med. dent.
Obere Kirchbergstraße 19, D-5908 Neunkirchen

Wilhelm, H.-J., Dr. med.
Universitäts-Klinik und Poliklinik für HNO-Kranke,
D-6650 Homburg/Saar

Inhaltsverzeichnis

Vorwort

Die neue Ausgabe der jetzt jährlich erscheinenden Serie stellt die
lehrbuchartigen Übersichten über geschlossene Kapitel der HNO-
Heilkunde etwas zurück zugunsten der Besprechung besonders
aktueller Probleme, aber auch umstrittener Gebiete.

Eine Serie, die Beiträge in loser, nicht systematischer Folge
bringt, hat gegenüber dem Lehr- und Handbuch den Vorteil, daß
ohne große zeitliche Verzögerung auf besonders aktuelle Probleme
eingegangen werden kann, und diesen Vorteil will HNO Praxis
Heute auch nutzen. Der Kollege in Praxis und Klinik wird zwar
wie versprochen nach einigen Jahren eine weitgehend vollständige
Sammlung von Informationen aus allen Gebieten seines Faches
vor sich haben, doch wird sich diese Sammlung vom herkömmlichen Lehrbuchstil durch die spezielle Ausrichtung auf die Bedürf-
nisse der Praxis unterscheiden, was zwangsläufig Lücken bedeutet,
aber auch durch eine teilweise subjektive Darstellung der Probleme.
Die Herausgeber sehen in Letzterem keinen Nachteil, denn der
Anreiz zu Diskussion und Widerspruch bewahrt vor allzuviel schul-
mäßiger Erstarrung.

Im einzelnen wird diesmal eingegangen auf das laienpublizistisch
schon häufig angesprochene Problem der Cochlea-Endoprothese,
auf die umstrittene radikale Nebenhöhlenoperation sowie die
Erkrankungen der Mundschleimhaut. Aus den Grenzgebieten zur
Augen- und Zahnheilkunde werden die Tränenwegserkrankungen
und die differentialdiagnostisch so wichtigen Läsionen des Kiefergelenkes behandelt. Ein ungelöstes Problem stellt das maligne
Melanom dar, wenn auch über ermutigende operative Erfolge
berichtet wurde. Der Problemkeim Pseudomonas aeruginosa, in
unserem Fachgebiet so häufig vertreten, scheint durch neue Antibiotika endlich besser zu bekämpfen zu sein. Besiegt ist er noch
nicht. Den Abschluß des Bandes bildet die Besprechung eines
„heißen Eisens". Das Wort Akupunktur löst Achselzucken oder
heftige Parteinahme aus. Dabei täte eine sachliche Betrachtungsweise not, zu der der Leser nach der Lektüre unserer Beiträge in
der Lage sein sollte.

Am Ende steht wie immer eine Fragensammlung zur Selbstkontrolle.

Herausgeber und Verlag hoffen auf positive Aufnahme auch dieses dritten Bandes und sind für Anregungen und Kritik immer dankbar.

Marburg/Lahn und Homburg/Saar

Horst Ganz
Walter Schätzle

Aktueller Stand der Cochlearimplantat-Forschung

K. Burian

1. Geschichtliche Entwicklung

Schon seit Ende des 18. Jahrhunderts bestehen Bestrebungen, akustische Reize, die von einem zerstörten Sinnesepithel der Schnecke nicht mehr aufgenommen werden können, durch elektrische Reizung von Hörnervenfasern zu ersetzen und damit ein Hörvermögen wieder herzustellen. Seit Djourno und Eyries (1957) erstmals Elektroden in die Nähe des Nervus acusticus implantierten und damit geräuschähnliche Empfindungen auslösten, sind diese Bestrebungen in ein ernstzunehmendes Stadium getreten. Sprache und Sprachrhythmen konnten bei diesen ersten Versuchen zwar nicht verstanden werden, aber interessant war die Beobachtung, daß die Elektrode noch nach 5 Jahren genauso funktionierte wie bei ihrer Einpflanzung. Angeregt durch diese Berichte versuchte House, während Stapesoperationen oder Neurektomien über eine in das Promontorium eingestochene Elektrode elektrisch zu stimulieren; mit 30 Impulsen/s konnten bei diesen Patienten Tonempfindungen ausgelöst werden.

1971 implantierte House bei einem Patienten mit hochgradiger beiderseitiger hereditärer Schwerhörigkeit permanent eine Golddrahtelektrode in die Scala tympani. 1976 berichtete er bereits über 17 Patienten, bei denen er ähnlich vorgegangen war. Die subjektiven Hörempfindungen der Patienten bestanden in der Erkennung von Umweltgeräuschen und Rhythmen, was auch zu einer Verbesserung des Lippenlesens führte, jedoch konnten weder Worte noch offene Sprache verstanden werden. House hat später auch Mehrkanal-Elektroden in die Scala tympani eingeführt, ohne allerdings zu besseren Ergebnissen zu kommen, weshalb er dies in der Folge wieder aufgab. Eine andere Tendenz verfolgten Douek et al. (1977); sie beschränkten sich auf ein extracochleäres, einkanaliges System, dessen Elektrode sie in die runde Fensternische einlegten. Sie begnügen sich zwar mit einer geringeren Imformationsübertragung, erhalten jedoch die Strukturen des Innenohres unversehrt, d.h. daß dieses System auch bei Patienten mit Restgehör anwendbar ist. Abgesehen von der Schonung des Innenohres sind solche Systeme technisch auch wesentlich einfacher und billiger als Mehrkanal-Implantate.

1965 hat Simmons anläßlich einer Kraniotomie der hinteren Schädelgrube während der Dauer einer Operation eine bipolare Elektrode in die Pars cochlearis des 8. Hirnnerven eingesetzt und mit Rechteckimpulsen stimuliert. Der Patient konnte bis zu einer Frequenz von 900 Impulsen/s Frequenzunterschiede bis 5 Hz unterscheiden. Über einer Frequenz von 1000 Hz fiel diese Diskriminationsfähigkeit beträchtlich ab. 1966 publizierte Simmons eine sehr ausführliche Studie über einen Patienten, bei dem er zwei Jahre davor eine 6-Kanal-Elektrode in den Modiolus implantierte. Die dabei gewonnenen Erfahrungen sollen hier kurz Erwähnung finden, da sie weitgehend auch den heutigen Beobachtungen entsprechen:

1. Die Implantation führte zu keinerlei Reaktionen, und die Testergebnisse konnten 18 Monate hindurch unverändert nachgewiesen werden, was dafür spricht, daß durch die Implantation keine schwereren Nervendegenerationen verursacht wurden.

2. Elektrisch ausgelöste Empfindungen hatten durchweg tonalen Charakter.

3. Monopolare Stimulation erforderte weniger Energie als bipolare.

4. Der Dynamikbereich lag zwischen 15 und 20 dB.

5. Bei gleichzeitiger Stimulation getrennter Fasergruppen kam es zu keiner gegenseitigen Beeinflussung, d.h. es wurden zwei Tonempfindungen wahrgenommen.

6. Jede einzelne Elektrode vermittelte charakteristische Tonhöhen, offenbar abhängig von der Plazierung der Elektrode in verschiedenen

Nervenfasergruppen und bis zu einem gewissen Grad auch von der Stimulusfrequenz.

7. Die Hörempfindung blieb auch bei Dauerstimulation für lange Zeit erhalten (bis etwa 5 Minuten).

8. Sprache wurde offenbar aufgrund der unregelmäßigen Amplituden-Umhüllenden sowie der Reizdauer erkannt, jedoch konnten auch nach längerem Training weder Worte noch freie Sprache verstanden werden.

Besonders aus diesen Beobachtungen ergab sich in der Folge das Bestreben, mit Mehrkanal-Elektroden verschiedene Nervenfasergruppen im Sinne einer tonotopen Reizung zu stimulieren. Es wurde schon darauf hingewiesen, daß House solche Versuche unternommen, aber bald wieder aufgegeben hat. Untersuchungen von Mladejovski et al. (1975), Chouard und McLeod (1973), Pailoux et al. (1976), Clark et al (1981), Banfai et al. (1981) weisen in die gleiche Richtung, wobei es verschiedene Möglichkeiten gibt, den elektrischen Reiz mittels Mehrkanal-Elektrode an die nervalen Strukturen heranzubringen:

a) Die Plazierung mehrerer dünner Elektroden in die nervalen Strukturen des Modiolus (Simmons).

b) Die Einführung mehrerer Elektroden in die Cochlea, entweder durch mehrere Bohrlöcher in der Promontorialwand oder durch Einführung der Elektroden in die Scala tympani via rundes Fenster.

c) Die Einbringung der Elektroden in den VIII. Hirnnerven in seinem Verlauf im inneren Gehörgang. Sie wurde bisher nur im Tierversuch unternommen (Arnold et al. 1978).

Von den beschriebenen Elektrodenpositionen konnte nur mit Scala tympani-Elektroden eine Verständlichkeit für offene Sprache erzielt werden (Burian 1979, Clark et al. 1981, Hochmair-Desoyer et al. 1981); dementsprechend findet heute meistens diese Elektrodenpositionierung Anwendung. Man muß allerdings bedenken, daß durch die Einführung der Elektrode in die Scala tympani unterschiedliche Schädigungen der Cochlea möglich sind und demnach vorher bestehende Hörreste zerstört werden. Dies ist der Grund dafür, daß auch Versuche unternommen werden, etwa an der Promontorialwand (Burian 1979, Douek et al. 1977, Banfai et al. 1979) bei noch resthörigen Patienten eine Elektrostimulation ohne Schädigung der Cochlea zu ermöglichen.

Lage der Stimulationselektrode

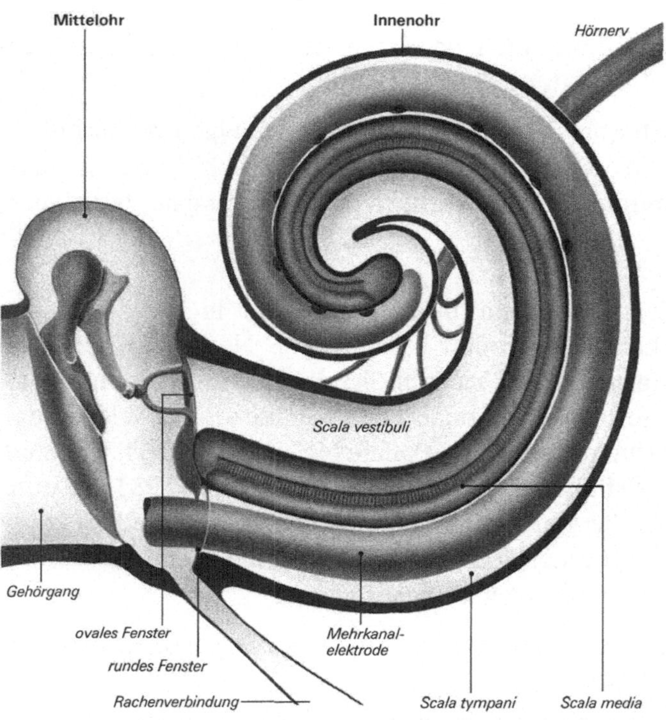

Abb. 1. Die Wiener Mehrkanalelektrode, eingeführt in die Scala tympani der Schnecke
(aus Bild der Wissenschaft, Heft 1, 1982)

2. Eigenes Vorgehen

Abbildung 1 zeigt eine von der Wiener Arbeitsgruppe entwickelte **Mehrkanal-Elektrode**, eingeführt in die Scala tympani. Sie enthält eine unterschiedliche Zahl von teflonisolierten Drähten, die in einem flexiblen
Silastic-Elektrodenkörper eingebettet sind. Jede dieser einzelnen Elektroden endet mit einem Platin-Iridium-Kügelchen an der Oberfläche des
Elektrodenschaftes. Die Kontakte sind in zwei gegenüberliegenden Reihen
in einem Abstand von je 2 mm voneinander gelagert (Abb. 3, S. 17). Der
Durchmesser der Elektrode beträgt 0,9 mm und nimmt zur Spitze hin ab;
er ist an jeder Stelle geringer als der minimalste Durchmesser der Scala
tympani (Zrunek et al. 1981). Die Flexibilität der Elektrode erlaubt es,
sie leicht etwa 15–20 mm in die Scala tympani einzuführen. Durch die
gegenseitige Anordnung der Kontakte wird ein kreisförmiges elektrisches
Feld aufgebaut, das sich auch bei Verdrehung der Elektrode, was während
des Einfuhrmanövers möglich ist, nicht verändert.

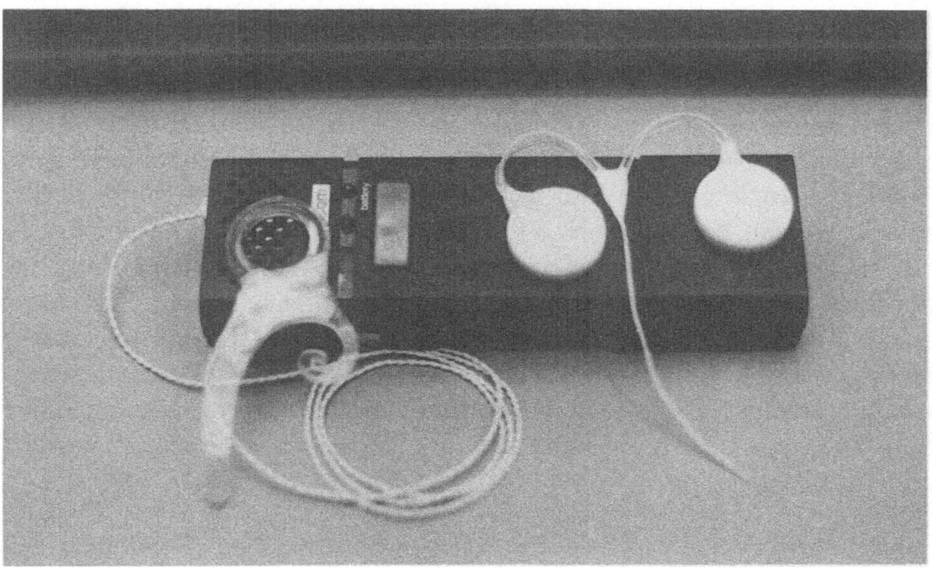

Abb. 2. Das gesamte System der mehrkanaligen Wiener Hörprothese, bestehend aus Sprachprozessor, Antenne mit Ohrstück sowie zwei Empfangsspulen (zur Implantation) mit 4-Kanal-Elektrode

Abbildung 2 zeigt das gesamte System der mehrkanaligen „**Wiener Hörprothese**". Ein leicht tragbarer Sprachprozessor, der die akustischen in elektrische Reize transformiert und diese sowie auch die Energie über eine in einem Ohrstück untergebrachte Antenne auf induktivem Weg auf die implantierte Empfangsspule überträgt. Es ist daher nicht erforderlich, eine Batterie mitzuimplantieren. Jede Spule versorgt je zwei Elektroden. Die 4 Kanäle verlaufen in einem gemeinsamen Elektrodenschaft und münden an verschiedenen Stellen mit kleinen Platin-Iridiumkügelchen an die Oberfläche.

Neben der Elektrode ist jener Teil der Hörprothese von essentieller Bedeutung, der die akustischen Reize in elektrische umwandelt. Dieser **Sprachprozessor** ist ein kleines tragbares Gerät, etwa in Größe einer Zigarettenschachtel, das mittels eines Mikrophones die akustischen Reize aufnimmt, in elektrische Impulse umwandelt und nach einer bestimmten Kodierungsstrategie der Empfangsspule und den Elektroden zuführt. Die Übertragung dieser elektrischen Impulse kann entweder über einen perkutanen Stecker, mittels Ultraschall oder Infrarot und schließlich auf induktivem Wege über eine LF- oder RF-Trägerfrequenz erfolgen. Infrarot und Ultraschall finden derzeit keine Anwendung; die Steckerübertragung ist technisch am einfachsten, bedingt aber verschiedene Unannehmlichkeiten für den Patienten, in erster Linie entzündliche Reaktionen im Steckerbereich. Solche Übertragungssysteme werden heute von einigen

Arbeitsgruppen verwendet; die Wiener Arbeitsgruppe hat jedoch von allem Anfang an immer nur eine induktive Signalübertragung angewandt.

Die gesamte Hörprothese besteht demnach aus einem zu implantierenden Anteil, der mit zwei Spulen das elektrische Signal aufnimmt und einer 4-Kanal-Elektrode zuführt, sowie einem tragbaren Sprachprozessor, der das akustische Signal in elektrische Impulse verwandelt und mittels einer Antenne, die in einem Ohrhaken montiert ist, induktiv einer der beiden implantierten Spulen zuführt. Die Empfindlichkeit für Verschiebungen der Antenne gegenüber den Empfangsspulen war einer der Hauptgründe, weshalb dieses Übertragungssystem bisher wenig Anwendung fand. Diese Schwierigkeiten konnten von der Wiener Arbeitsgruppe überwunden werden, so daß nun Verschiebungen der Antenne gegenüber der Empfangsspule bis zu 8 mm ohne Funktionsverlust toleriert werden (Hochmair 1981).

3. Sprachübertragungsstrategien

Bisher wurden ganz verschiedene Stimulationsprinzipien angewandt. Die meisten der Mehrkanalimplantate bedienen sich sowohl der tonotopen wie auch der frequenzabhängigen Stimulationsform. Bei der ersteren nimmt man an, daß die empfundene Tonhöhe durch den Ort der Reizung bzw. durch die Reizung einer beschränkten Zahl von Nervenfasern eines umschriebenen Bereiches der Basilarmembran vermittelt wird. Nach der Frequenztheorie hingegen bestimmt das Zeitmuster der nervalen Reizung die Tonhöhenempfindung. Es ist bis heute nicht ganz klar, welche der beiden Theorien für das Verständnis von Sprache wesentlicher ist, jedoch scheint es immer mehr, daß die Bedeutung des Zeitmusters und der Zeitinformation eine größere Rolle spielen dürfte; dafür sprechen auch die Ergebnisse der Wiener Arbeitsgruppe, auf die später noch zurückzukommen ist. Es besteht auch heute noch allgemein die Ansicht, daß die Stimulation einer einzelnen Nervenfasergruppe durch die Einkanal-Elektrode nur eine sehr beschränkte Information ermöglichen kann und daß damit kein Sprachverständnis zu erreichen ist. Die meisten Arbeitsgruppen versuchen daher, die Zahl der Reizelektroden weiter zu vermehren, um ein möglichst naturgetreues tonotopes Reizmuster zu erzielen. Die Wiener Arbeitsgruppe konnte an einer Reihe von Patienten zeigen, daß die Zeitstruktur des Stimulationssignales für die Spracherkennung wesentlicher ist, als man ursprünglich angenommen hat. Dies zeigte sich auch sehr deutlich, wenn bei einer implantierten Mehrkanal-Elektrode nur eine Elektrode stimuliert wurde. Das dadurch erzielte Sprachverständnis konnte durch die zusätzliche Stimulation der anderen Elektroden nicht wesentlich verbessert werden. Dennoch implantierte die Wiener Arbeitsgruppe 4-Kanal-Elektroden, weil sich die Verfügbarkeit noch mehrerer Ersatzelektroden als sehr vorteilhaft erweisen kann, wenn nämlich die stimulierte Elektrode aus irgendwelchen Gründen ausfällt. Entscheidend sei der Hinweis, daß auch bei Stimulation aller implantierten Elektroden das Sprachverständnis, das bei Stimulation nur einer Elektrode erreicht wurde, nicht entscheidend verbessert werden konnte. Bevor auf die Resultate eingegangen wird, ist die sehr wichtige Frage der Patientenauswahl zu erörtern. Derzeit erscheinen der Wiener Arbeitsgruppe folgende Voraussetzungen erforderlich, die übrigens auch von den meisten anderen Arbeitsgruppen verlangt werden:

1. Der Patient soll in einem guten Allgemeinzustand sein und keinerlei entzündliche Mittelohrerkrankungen haben.

2. Das Alter sollte nicht unter 15 und nicht über 60 Jahre liegen. Diese Grenzen scheinen derzeit noch erforderlich, da für die weitere technische Verbesserung der Implantate möglichst umfassende und kritische Angaben des Patienten benötigt werden und solche von Patienten jenseits dieser Altersgrenze nicht zu erwarten sind.

3. Bei der Verwendung endocochleärer Elektroden sollte der Patient beiderseits völlig ertaubt sein, d.h. daß er weder Umweltgeräusche hören noch Sprache verstehen kann. Für extracochleäre Elektroden können Patienten herangezogen werden, die zwar Umweltgeräusche hören und unterscheiden können, ebenso Sprache hören, diese aber auch bei Verwendung von Hochleistungshörgeräten nicht verstehen können.

4. Prälinguale oder postlinguale Ertaubung? Es besteht kein Zweifel, daß die prälingualen Ertaubungen häufiger sind als die postlingualen und diese Patienten auch im Hinblick auf die Spracherlernung dringender einer Rehabilitation bedürfen. Dennoch wurden bisher von fast allen Arbeitsgruppen vorwiegend postlingual ertaubte Kandidaten herangezogen, da sie in der Lage sind, aufgrund der Erinnerung an ihr ehemaliges akustisches Gehör die bei der Elektrostimulation empfundenen Sensationen genau zu beschreiben. Solche Patientenberichte sind für die weitere technische Entwicklung der Implantate unbedingt erforderlich. Der heutige Stand der Cochlearimplantat-Forschung wird es voraussichtlich in naher Zukunft erlauben, auch eine größere Zahl von prälingual tauben Patienten mit Cochlearimplantaten zu versorgen.

5. Die Patienten sollten für die Implantation extrem motiviert sein, aber dennoch nicht zu große Hoffnungen an den Erfolg knüpfen, da man auch heute noch nicht in der Lage ist, verbindliche Voraussagen über die Wirksamkeit solcher Implantate abzugeben. Weiter soll der Patient

in einer intakten Familie leben, und die nahen Angehörigen sollten
mit der Implantation einverstanden sein. Divergierende diesbezügliche
Ansichten in der Familie können zu Schwierigkeiten für den Patienten führen, die sich im postoperativen Hör-Sprach-Training sehr
ungünstig auswirken.

6. Die Patienten sollten im Hinblick auf das postoperative Training die
   Sprache des Landes verstehen, in dem die Implantation und die Nachbehandlung vorgenommen wird.

7. Die präoperative Elektrostimulation sollte reproduzierbare akustische
   Sensationen auslösen, die bei Änderungen des Stimulus ebenfalls
   unterschiedlich empfunden werden.

8. Der Patient sollte das Lippenlesen zumindest in einem Ausmaße
   beherrschen, daß er einfache Anweisungen versteht und ausführen
   kann; anderenfalls ist es günstiger, die Implantation bis nach einem
   entsprechenden Training aufzuschieben.

Diese Auswahlkriterien können als grobe Richtlinie betrachtet werden,
von denen einzelne unter gewissen Umständen nicht erfüllt sein müssen;
ein Kriterium ist aber in allen Fällen eine unbedingte Voraussetzung,
nämlich ein *positives Ergebnis bei der präoperativen Elektrostimulation.*

4. Präoperative Untersuchungen

Sobald der Patient die oben beschriebenen Anforderungen erfüllt, sollte
eine Reihe von präoperativen Untersuchungen folgende Gegebenheiten
abklären:

4.1 Krankengeschichte

An erster Stelle steht die Krankengeschichte, die nach Möglichkeit die
Ursache der Ertaubung klären sollte. Wenngleich Patienten mit einer
anamnestisch erhobenen cochleären Ursache der Ertaubung (z.B. oto-
toxische Ertaubung) für eine Implantation besonders geeignet erscheinen,
sollte dennoch *nie aufgrund der Anamnese ein Patient von der Implantation ausgeschlossen werden,* etwa wenn aufgrund der Anamnese eine nervale Lokalisation der Schädigung anzunehmen ist (z.B. Abriß des 8. Hirnnerven im Verlaufe eines Schädeltraumas). Bei einem eigenen Fall, bei
dem es im Verlauf einer Schädelbasisfraktur zu einer plötzlichen beiderseitigen Ertaubung kam, war anamnestisch ein Abriß des Hörnerven anzunehmen, die Elektrostimulation hingegen ergab auf einem Ohr eindeutig

reproduzierbare akustische Sensationen. Nicht selten findet man auch bei meningitischen Ertaubungen, bei denen gleichfalls eine nervale Schädigung naheliegt, gute elektrische Stimulierbarkeit.

4.2 Audiologische Untersuchung

Im Rahmen der audiologischen Untersuchung wird ein Ton- und Sprachaudiogramm ohne und mit konventionellen Hörgeräten vorgenommen, danach die Elektrocochleographie und schließlich die Hirnstammaudiometrie. Nicht selten findet man bei Patienten, die noch minimale Hörreste haben, klare und reproduzierbare Hirnstammantworten, die als Beweis für noch erhaltene und funktionsfähige Hörnervenfasern gewertet werden können; dennoch ersetzt auch der **Nachweis von Hirnstammpotentialen** die Elektrostimulation nicht.

4.3 Elektrische Stimulierbarkeit

Sobald die audiologischen Befunde den Auswahlkriterien entsprechen, wird die **elektrische Stimulierbarkeit** geprüft. Nach Xylocain-Iontophoreseanästhesie des Trommelfelles wird, ähnlich wie bei der Elektrocochleographie, eine Elektrode in die Schleimhaut des Promontoriums eingestochen. Die Stimulation erfolgt mit elektrischen Impulsen verschiedener Amplitude (50–150 mA), verschiedener Pulsbreite und -frequenz (40–500 Hz). Der Patient wird befragt, ob er während der Stimulation akustische Empfindungen wahrnimmt, ob diese mit der Dauer des Stimulus übereinstimmen, bei Veränderungen der Frequenz auch Tonhöhenveränderungen verursachen und ob alle diese Reaktionen reproduzierbar sind.

4.4 Nativröntgen und Tomogramm

Nativröntgen und Tomogramm der beiden Schläfenbeine haben zu klären, ob die *anatomischen Strukturen im Bereiche der Schneckenskalen normal* sind. Selten findet man bei meningitischen Ertaubungen infolge einer Labyrinthitis eine knöcherne Verödung der Schneckengänge, die es nicht gestattet, eine Elektrode einzuführen.

4.5 Prüfung der vestibulären Erregbarkeit

Bei der kalorischen Prüfung der vestibulären Erregbarkeit ist *Unerregbarkeit des Vestibularapparates kein Ausschließungsgrund* für die Implantation.

4.6 Psychologische Tests

Durch psychologische Tests sollte die *Motivation des Patienten* abgeklärt werden. Nur gut motivierte Patienten kommen für die Implantation in Betracht. Gleichzeitig sollte der Patient über die realistischen Erwartungen, die er an ein Implantat knüpfen kann, informiert werden. Wir sagen den Patienten, daß sie mit dem Implantat zumindest Umweltgeräusche erkennen und unterscheiden werden, Wortlängen und -rhythmen ebenso unterscheiden und auf diese Weise auch das Lippenlesen verbessern werden. In besonders günstigen Fällen allerdings kann die Prothese auch zu einem Verstehen von Worten und freier Sprache ohne die Mithilfe des Lippenlesens führen. Bei Kombination mit Lippenlesen kann in solchen Fällen sogar ein völliges Verständnis der freien Sprache (100%) erreicht werden. Zwischen diesen beiden Extremen sind alle Möglichkeiten gegeben.

4.7 Dokumentation der Sprache

Im Falle von Sprachstörungen muß präoperativ eine Dokumentation der Sprache auf Tonband zwecks späteren Vergleiches erfolgen.

4.8 Aufklärung

Abschließend werden die Kandidaten über die Operation, deren mögliche Gefahren informiert und auch über den postoperativen Arbeitsplan unterrichtet. Die Risiken der Operation entsprechen jenen jeder anderen Mittelohroperation. Die Funktionsfähigkeit der Implantate dürfte heute noch auf eine beschränkte Zahl von Jahren begrenzt sein; es besteht daher die Möglichkeit, daß Implantate *nach einigen Jahren ausgetauscht* werden müssen.

5. Operatives Vorgehen

Ziel der Operation ist die Implantation der Empfängerspulen im Bereich des Planum mastoideum und der Zygomaticuswurzel bzw. -schuppe, sowie die Einführung der Elektrode in die Scala tympani, bzw. bei Verwendung einer extracochleären Einkanal-Elektrode deren Fixation am Promontorium. Die retroaurikuläre Hautinzision verläuft in einem weit nach rückwärts reichenden Bogen (8–9 cm hinter der retroaurikulären Falte liegend), um nach Einsetzen der Empfangsspulen einen möglichst spannungsfreien Wundverschluß zu erreichen. Das Periost wird im Bereich des unteren und hinteren Wundrandes umschnitten, so daß sich ein großer, oben und vorn gestielter *Periostlappen* ergibt, der nach Beendigung der Operation die Implantate überdeckt.

Die beiden Empfangsspulen werden in entsprechend großen *Knochendellen,* die am Planum mastoideum und der Schläfenbeinschuppe gefräst werden, eingebettet und mit Fibrinkleber oder mit Fixationsnähten gesichert. Die Entfernung der beiden Spulen voneinander soll mindestens 20 mm betragen. Bei Verwendung eines Steckers wird dieser in eine im Hautlappen angelegte Lücke eingenäht. Die Einführung der Elektrode in die Scala tympani kann entweder durch den äußeren Gehörgang oder über eine posteriore Tympanotomie erfolgen. Im ersten Fall wird der Gehörgangsschlauch ähnlich wie zur Stapesoperation abgehoben, das Trommelfell nach vorn geschlagen und in die hintere knöcherne Gehörgangswand eine Rinne gefräst, in die der Elektrondenschaft eingelagert wird; vor der Rückverlagerung des Gehörgangsschlauches wird der Elektrodenschaft mit lyophilisierter Faszie abgedeckt. Nach Darstellung der Nische zum runden Fenster wird diese durch Abfräsen des Subiculums vergrößert, so daß die gesamte Fenstermembran sichtbar wird. Nach Entfernung der Membran wird die Elektrode sehr vorsichtig in die Scala tympani vorgeschoben, was in den meisten Fällen bis etwa 20–25 mm möglich ist. Das eröffnete Fenster wird mit kleinen Muskelläppchen, die zwischen Fensterrahmen und Elektrode eingeklemmt werden, verschlossen. Die Wiener Arbeitsgruppe bevorzugt diesen Zugang, da dabei das Mastoid nicht eröffnet werden muß und somit das Planum mastoideum als Implantatlager für die Empfangsspulen erhalten bleibt. Bei Verwendung nur einer Empfangsspule (extracochleäre Einkanalelektrode) kann vorteilhaft ein Zugang über eine posteriore Tympanotomie gewählt werden, da die Unterbringung nur einer Spule in Umgebung des Knochendefektes der Mastoidektomie leichter möglich ist. Eine stabile Fixierung einer Elektrode an der Promontorialwand ist möglich, wenn man die plättchenförmige Elektrode in einem schmalen, keilförmigen, mit einem Fissurenbohrer angelegten Knochenschlitz einklemmt. Die Operationswunde soll zur Vermeidung eines Seroms durch einige Tage drainiert bleiben. Die Entfernung der Nähte erfolgt am 8.–9. postoperativen Tag. Die ersten Elektrostimulationen können am 14. postoperativen Tag begonnen werden. Ziel der ersten Stimulation ist es, für alle Elektroden die Schwellen und den Dynamikbereich festzustellen, ebenso wird der differenzierbare Frequenzbereich bestimmt. Mit Hilfe dieser Daten kann der am besten funktionierende Kanal festgelegt und ein Sprachprozessor anhand der individuellen Testdaten adaptiert werden. Während die anderen Arbeitsgruppen alle implantierten Elektroden stimulieren, verwendet die Wiener Arbeitsgruppe nur einen, und zwar den bestfunktionierenden Kanal; dies bedingt auch, daß der Sprachprozessor nur für einen Kanal

— kleiner und handlicher als zur Versorgung von mehreren Kanälen —
ausgelegt sein kann.

Es widerspricht allen bisherigen theoretischen Überlegungen — je
mehr Elektroden, desto besseres Sprachverständnis — daß die Wiener
Arbeitsgruppe mit der von ihr angewandten Einkanalstimulierung die
besten Ergebnisse bezüglich Wort- und Sprachdiskrimination erreichen
konnte. Untersuchungen zur Aufklärung dieses Phänomens sind derzeit
im Gange. Es kann sich allerdings manchmal als zweckmäßig erweisen,
im Laufe der Zeit die stimulierte Elektrode zu wechseln, was auch den
Vorteil bietet, daß bei Versagen der Stimulationselektrode Ersatzelektroden verfügbar sind.

6. Rehabilitationsprogramm

Nach Anpassung des Sprachprozessors beginnt das Rehabilitationspro-
gramm, das primär die diskriminatorischen Fähigkeiten des Patienten zu
üben hat, etwa die Unterscheidung verschiedener akustischer Ereignisse
(Umweltgeräusche) und deren Herausfilterung aus Hintergrundgeräuschen.
Am Ziel dieser Trainingsabschnitte soll der Patient fähig sein, optische,
akustische sowie situationsabhängige Informationen maximal zu erkennen und auszunützen.

Danach wird das **Sprachtraining** begonnnen, das primär dem Training
einer selektiven, akustischen Aufmerksamkeit gewidmet ist. Dies ist auch
deswegen sehr wichtig, weil die meisten der Implantat-Patienten jahre-
lang eine solche Aufmerksamkeit nicht mehr geübt haben. Das weitere
Training erfolgt *mit sprachfreiem Material,* z.B. Erkennung von Dauer,
Frequenz und Intensität eines akustischen Signals. Danach wird die Diskrimination von verbalen und nichtverbalen Signalen geübt — etwa derart,
daß der Patient zwischen Sprache und Umweltgeräuschen oder nichtverbalen menschlichen Geräuschen und Umweltgeräuschen oder Sprache
unterscheiden lernt. In einer höheren Phase des Trainings wird mit *suprasegmentalen Anteilen der Spracherkennung* gearbeitet (z.B. Sprachrhythmen, Betonung bestimmter Silben). Zum Training der segmentalen
Sprachanteile werden Wortpaare gewählt, die anfangs sehr unterschiedlich sind, später immer ähnlicher und dadurch schwerer unterscheidbar
werden. Weitere Übungen betreffen das Training, Sprache und Alltags-
phrasen zu erkennen und aus einem Hintergrundgeräusch herauszufiltern.

Als höchste Stufe des Trainings wird versucht, die suprasegmentalen
Sprachanteile wie Rhythmik, Sprachmelodie und Lautheitsunterschiede
zu verbessern. Es zeigt sich, daß alle Patienten laufend die Lautheitskontrolle ihrer eigenen Sprache zu verbessern lernen.

Es ist klar, daß aufgrund des beschränkten diskriminierbaren Frequenzbereiches sowie auch des engen Dynamikbereiches die diskriminatorischen Fähigkeiten des Patienten beschränkt sind. Fast alle Patienten erlernen es relativ rasch, Töne sowie Klänge zu unterscheiden und suprasegmentale Sprachanteile zu erkennen. Die Erkennung von freier Sprache ist beschränkt und erreichte nur bei einem unserer Patienten den Höchstwert von 65% (ohne Hilfe des Lippenlesens) und in Kombination mit Lippenlesen 100%. Bei den übrigen Patienten lagen diese Werte zwischen 7 und 25%, bzw. zwischen 70 und 80%. Die hier angegebenen Werte wurden während des weiteren Trainings verbessert und liegen zur Zeit der Korrektur bereits wesentlich günstiger.

7. Ergebnisse

Faßt man die von den einzelnen Arbeitsgruppen berichteten Ergebnisse zusammen, so kann man zwei Gruppen unterscheiden:

a) Die wesentlich größere Gruppe, von der bei Verwendung von Einkanaloder Mehrkanal-Elektroden nur über eine Hör- und Diskriminationsfähigkeit für Geräusche sowie Erkennung von Wortlängen und -rhythmen berichtet wird. Bereits diese Diskriminationsleistungen vermögen in Verbindung mit dem Lippenlesen auch zu einer gewissen Verbesserung des Wort- und Sprachverständnisses zu führen. Über nicht viel schlechtere Ergebnisse wird übrigens auch bei der Verwendung einer extracochleären Einkanal-Elektrode berichtet (Douek et al. 1977).

b) Die zweite, wesentlich kleinere Gruppe berichtet neben diesen Leistungen auch über ein mehr oder minder gutes Verständnis für Worte und offene Sprache ohne Mithilfe des Lippenlesens (Burian 1979, Hochmair-Desoyer et al. 1981, Clark et al. 1981).

Im folgenden werden die Ergebnisse der Wiener Arbeitsgruppe mitgeteilt:

Bisher wurden 13 Patienten implantiert. Die Zeit zwischen Ertaubung und Implantation lag zwischen 1 1/2 und 40 Jahren. Lediglich zwei prälingual Ertaubte wurden mit Implantaten versorgt. Bei drei Patienten mußte das Implantat wieder entfernt werden; zweimal wegen eines technischen Fehlers im Implantat, einmal weil der Patient keinerlei Nutzen empfand. Alle anderen Patienten zeigten mäßige bis sehr gute Resultate (Tabelle 1).

Als Erfolg wurden folgende Fakten gewertet:

1. Verbesserung der akustischen Orientierung (Warnfunktion).
2. Verbesserung der Lautheitskontrolle der eigenen Sprache.

Tabelle 1. Ergebnisse mit endocochleären Mehrkanal-Implantaten

Name	Alter	Taubheit seit Jahren	Ursache	Implantation	Datum u. Ursache der Explantation	Verständnis von Freiburger Einsilbentest (%)	Marburger Satztest (%)
H.R. männl.	28	22	hereditär	Dez. 77	März 79 techn. Fehler	Kein Sprachverständnis	
V.K. männl.	26	12	hereditär	März 78	Juli 78 techn. Fehler	Kein Sprachverständnis	
R.B. männl.	24	präling.	unbek.	Mai 78	Nov. 80 ohne Effekt	Kein Sprachverständnis	
L.P. weibl.	42	4	kongen. Lues	Sept. 78		0% / 18% / 57%	7% / 30% / 70%
C.K. weibl.	25	3	hereditär	Aug. 79		24% / 45% / 77%	65% / 45%
F.W. männl.	30	13	Trauma	Juli 80		9% / 35% / 63%	10% / 47% / 73%
S.S. weibl.	19	12	Mumps	Juli 80		9% / 32% / 42%	24% / 57% / 77%
S.H. weibl.	14	8	Meningitis	Juli 80		Kurze geschlossene Wortlisten	
E.L. männl.	42	2	Runde Fenster-	März 81		Gutes initiales Resultat. 6 Wochen p.op. Ausgleiten d. Elektrode aus der Scala	
S.O. weibl.	29	17	Trauma	Juni 81		0% / 34% / 64%	9% / 59% / 73%

□ Elektrostimulation
▨ nur Lippenlesen
▨ Lippenlesen und Elektrostimulation

3. Mehr Selbstvertrauen im Umgang mit anderen Menschen.
4. Verbesserung der Sprache.
5. Wesentliche Verbesserung des Sprachverständnisses im Alltagsleben durch Kombination von Elektrostimulation und Lippenlesen.
6. Begrenzter Gebrauch des Telefons.
7. Begrenztes bis gutes Verständnis von offener Sprache ohne Lippenlesen.
8. Von Beginn der Elektrostimulation an beschreiben die Patienten ihr Sprachgehör als gleich oder zumindest sehr ähnlich der Sprache, wie sie früher empfunden wurde.

Lautheitsempfindung. Der Dynamikbereich liegt zwischen 8 und 20 dB und ist für verschiedene Frequenzen unterschiedlich. Bei vier Patienten mit extracochleärer Elektrode liegt der Dynamikbereich im unteren Grenzbereich.

Tonhöhenerkennung. Von allen Patienten konnten Tonhöhenunterschiede bis wenigstens 1 kHz erkannt werden. Das Tonhöhenunterscheidungsvermögen war unabhängig von der gewählten Stimulusform (Sinus, kurze biphasische oder monophasische Pulse oder Rechteckpulse).

Frequenzen unter 70 Hz werden sehr unterschiedlich empfunden, oft als hohe Töne. Zwischen 70 und 1000 Hz wird eine monotone Tonhöhensteigerung angegeben. Über 1000 Hz kommt es allmählich zu einer Sättigung, dennoch können größere Frequenzsprünge wahrgenommen werden, wenngleich wahrscheinlich aufgrund von Qualitätsunterschieden der Empfindungen. Sowohl mit endo- wie extracochleären Elektroden können Frequenzen bis 15 Hz wahrgenommen werden. Die Sättigungsfrequenz (ca. 1000 Hz) ist für alle endocochleären Elektroden, gleichgültig, wo sie in der Cochlea gelegen sind, annähernd gleich. Werden verschiedene Kanäle mit der gleichen Frequenz stimuliert, dann werden zwar unterschiedliche Tonhöhen empfunden, jedoch ist deren Tonhöhenunterschied immer wesentlich geringer , als es der Lage der Elektroden entsprechen würde. Aus all diesen Beobachtungen kann der Schluß gezogen werden, daß bei der Elektrostimulation dem Periodizitätsprinzip größere Bedeutung zukommt als dem tonotopen Prinzip.

Sprachverständnis. Die Ergebnisse von 10 Patienten, die mit endocochleären 4-Kanalelektroden versorgt wurden, von denen aber nur eine Elektrode stimuliert wurde, sind in Tabelle 1 ausgewiesen. Aus den schon erwähnten Gründen wurde bei drei Patienten das Implantat wieder entfernt.

Die Patientin C.K. erreichte eine sehr beachtliche Verständlichkeit für offene Sprache (der Patientin unbekannte Listen von Worten und Sätzen) ohne Hilfe des Lippenlesens. Dabei handelt es sich offenbar um kein Zufallsergebnis, denn ein Vergleich der im Jahre 1978 (L.P.) und 1980 (F.W., S.S.) implantierten Patienten ergibt gleichfalls relativ gute Ergebnisse. Bei einigen dieser Patienten fällt allerdings ein Mißverhältnis zwischen dem Erfolg bei alleiniger Elektrostimulation (0–24%) gegenüber dem wesentlich besseren Ergebnis bei Kombination von Elektrostimulation und Lippenlesen auf (42–77%). (Bezüglich Details siehe Hochmair-Desoyer et al. 1981.)

Bei 4 Patienten, die noch minimale Hörreste aufwiesen, wurde extracochleär ein Einkanalsystem implantiert. Eine Patientin (F.M.) entwickelte kurze Zeit nach der Operation eine schwere Depression, so daß

weder ein Training noch weitere Kontrollen möglich waren. Die Patientin
E.K. ertaubte im 2. Lebensjahr nach einer beiderseitigen, angeblich entzündlichen Ohrerkrankung. Obwohl nur kurze Zeit zum Training aufge-
wendet wurde, ist die Patientin fähig, neben der Diskrimination von
Umweltgeräuschen auch geschlossene Wortlisten zu verstehen, hingegen
kann sie offene Sprache nicht verstehen. Der prälingual ertaubte Patient
G.W. konnte sein Verständnis für geschlossene einsilbige Wortlisten von
72% bei alleinigem Lippenlesen auf 88% bei zusätzlicher Elektrostimulation steigern. Der Patient K.S. kann nicht beurteilt werden, da sich die
Elektrode wenige Wochen nach der Operation von der Promontorialwand
gelöst hat und eine weitere Elektrostimulation nicht mehr möglich war.

Für alle extracochleären Einkanalsysteme gilt die Beobachtung, daß
der Dynamikbereich geringer ist als bei den endocochleären Systemen
(8–12 dB anstatt 15–20 dB). Dies bedeutet zweifellos einen beträchtli-
chen Nachteil, den man in Zukunft durch eine bessere Kompression des
Eingangssignals versuchen wird auszugleichen.

Die Erfahrung der Wiener Arbeitsgruppe mit extracochleären Einkanalsystemen ist derzeit noch unzureichend, doch wird es in Zukunft
notwendig sein, sich mit diesem Problem intensiver zu befassen, dies um
so mehr, als gerade diese Arbeitsgruppe mit der endocochleären Stimulation nur einer Elektrode außergewöhnlich gute Ergebnisse erzielen konnte.
Im Prinzip entspricht die extracochleäre Stimulation auch einer Einkanal-
reizung, lediglich mit dem Unterschied, daß zur Durchdringung der
Schneckenwand größere Energien erforderlich sind und das Problem des
geringeren Dynamikbereiches noch gelöst werden muß.

Tabelle 2. Ergebnisse mit extracochleären Einkanalsystemen

Name	Alter	Taubheit	Ursache	Implantation	Explantation	Sprachverständnis
R.M. weibl.	50	3a	progr. Hörverlust unbekannter Ätiologie	März 80	–	Keine weitere Kontrolle infolge Depression
E.K. weibl.	42	40a	postotitisch	Mai 80	–	Geschlossene Wortlisten
G.W. männl.	20	präling.	nach Varizellenimpfung (1 Lj.)	Febr. 81	–	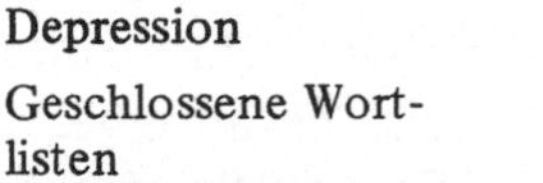 72% / 88% Geschlossene Liste von 20 einsilbigen Worten
S.K. männl.	47	33a	traumatisch	Nov. 81	–	Kein Effekt, nach Lösung der Elektrode vom Promontorium

▨ nur Lippenlesen; ▨ Lippenlesen und Elektrostimulation

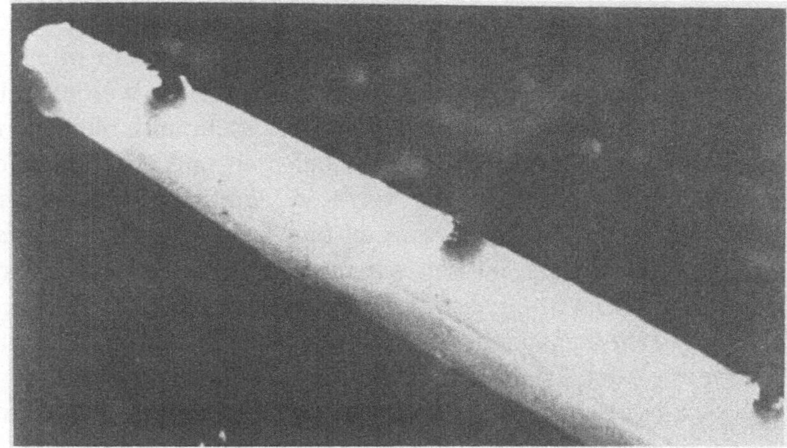

Abb. 3. Mehrkanalelektrode. Flexibler Elektrodenschaft mit den an der Oberfläche liegenden Platin-Iridium-Kontaktkügelchen

8. Zusammenfassung

Der heutige Stand der Cochlearimplantat-Forschung läßt eindeutig erkennen, daß es sich dabei nicht mehr um eine utopische Wunschvorstellung handelt, sondern daß wir am Beginn deren klinischer Anwendung stehen. Es kann als erwiesen gelten, daß man mittels Elektrostimulation des Hörnerven akustische Empfindungen vermitteln kann, die beiderseits völlig ertaubten Menschen die Möglichkeit bieten, Umweltgeräusche zu erkennen und zu unterscheiden, Frequenzen zumindest bis 1000 Hz in relativ kleinen Unterschiedsschwellen zu differenzieren, Wortlängen und Betonungen zu diskriminieren und dadurch in Verbindung mit dem Lippenlesen das Sprachverständnis und die eigene Sprache wesentlich zu verbessern. Neben diesen „Minimalerfolgen” ist es der Wiener Arbeitsgruppe auch gelungen, bei einigen Patienten durch alleinige Elektrostimulation und ohne Hilfe des Lippenlesens ein Verständnis für offene Sprache zu erlangen. Viele Fragen und Probleme sind auf diesem Gebiet freilich noch offen geblieben. So etwa die Frage, wieso die Wiener Arbeitsgruppe durch Stimulation nur einer Elektrode ein Verständnis für offene Sprache erreichen kann, während dies anderen Arbeitsgruppen bei Stimulation von mehreren Elektroden — der physiologischen Erkenntnis der Tonotopie folgend — bisher nicht möglich war. Daraus ergibt sich unter anderem die Frage, ob die Signalverarbeitung bei der Elektrostimulation über die Zeitstruktur der Erregungsmuster der Nervenfasern erfolgt und ob dieser Mechanismus auch für den Normalhörenden zutrifft. Durch die Weitergabe der Patente der Wiener Hörprothese an die Industrie werden in absehbarer Zeit Cochlearimplantate eine breitere Anwendung finden. Nachdem die Träger solcher Prothesen aber einer sehr intensiven technischen und hörpadagogischen Betreuung bedürfen, werden solche Versuche vorerst noch auf einzelne Zentren beschränkt bleiben müssen, die sich speziell mit diesen Problemen befassen und über die erforderlichen technischen Voraussetzungen verfügen. Wenngleich auf diesem Gebiet große Fortschritte erreicht wurden und in Zukunft eine breitere Anwendung zu erwarten ist, müssen wir unseren prospektiven Implantatpatienten den experimentellen Charakter einer solchen Maßnahme mit aller Klarheit bewußt machen, so daß nur solche Patienten für eine Implantation verbleiben, die eine besondere Motivation mitbringen und bereit sind, sich an einem solchen Experiment zu beteiligen.

Literatur

Arnold W, Funk W, Kauffmann G, Helus J (1978) Modell einer Elektrode zur multiaxonalen Reizung des N. acusticus. Z Laryngol Rhinol 57:949–954

Banfai P, Hortmann G, Wustrow F (1978) Erste Beobachtungen nach einer Cochlear-Implantat-Operation. HNO 26:377–380

Banfai P, Hortmann G, Kubik S, Wustrow F (1979) Cochlear-Implantat mit Multielektroden ohne Eröffnung der Innenohrräume. Z Laryngol Rhinol 58:526–534

Banfai P, Hortmann G, Wustrow F (1981) Meßdaten und psychoakustische Auswertung mit 8-Kanal-Hörprothese. HNO 29:22–26

Burian K (1979) Klinische Erfahrungen mit der Elektrostimulation des Hörorgans. Arch Otorhinolaryngol 223:139–166

Chouard CH, McLeod P (1973) La réhabilitation de surdités totales. Press Med 2:2958

Clark GM, Hallworth R (1976) A multiple electrode array for a cochlear implant. Z Laryngol Rhinol 90:623–627

Clark GM, Tong YC, Martin FA, Busby PA (1981) A multichannel cochlear implant. Acta Otolaryngol (Stockh) 91:173–175

Djourno A, Eyries C (1957) Prothèse auditive par excitator électrique à distance du nerf sensoriel à l'aide d'un bobinage inclus à demeure. Press Med 35:14–17

Douek E, Fourcin AJ, Moore BCJ, Clark CP (1977) A new approach to the cochlear implant. Proc R Soc Med 70:379–383

Hochmair ES (1981) System optimization for improved accuracy in transcutaneous signal and powertransmission. IEEE Trans Biomed Eng 28:226

Hochmair-Desoyer IJ, Hochmair ES, Burian K, Fischer RE (1981) Four years of experience with cochlear protheses. Med Prog Technol 8:107–119

House WF (1976) Cochlear implants. Ann Otol Rhinol Laryngol 85 [Suppl 27] No 3 P 2

Mladejovski MG, Eddington DK, Brackmann DE, Dorbelle WH (1975) Artificial hearing of the deaf by cochlear stimulations. Trans Am Soc Artif Intern Organs 21: 1–6

Pailoux P, Chouard CH, McLeod P (1976) Physiological and clinical aspects of the rehabilitation of total deafness by implantation of multiple intracochlear electrodes. Acta Otolaryngol (Stockh) 81:436–444

Simmons FB (1966) Electric stimulation of the acoustic nerve in man. Arch Otorhinolaryngol 84:24–76

Zrunek M, Lischka M, Hochmair-Desoyer IJ, Burian K (1981) Dimensions of the Scala tympani in relation to the diameters of multichannel electrodes. Arch Otorhinolaryngol 229:3–4

Spätfolgen radikaler Nebenhöhlenoperationen und ihre therapeutischen Konsequenzen

H. Ganz

1. Eingrenzung des Themas

Wenn im Folgenden über Spätfolgen bzw. Spätkomplikationen nach radikalen Operationen gesprochen wird, so sind damit gemeint:

a) Nachteilige Veränderungen im Operationsgebiet, die erst nach einem längeren symptomlosen Intervall manifest werden
   Schulbeispiel: die Mukozele
b) Postoperative Beschwerden bzw. objektive Veränderungen, die sich auch nach einem Zeitraum von Monaten bis Jahren nicht zurückgebildet haben
   Beispiel: Reizzustand des Nervus trigeminus
c) Veränderungen, die unter ständigen Brückensymptomen sich entwikkeln und erst nach längerer Zeit ihren Endzustand erreicht haben
   Beispiel: Absenkung des Orbitabodens nach Kieferhöhlenoperation; bedingt auch der Ostienverschluß nach Stirnhöhlenradikaleingriff.

Eine einigermaßen objektive Beurteilung von Spätfolgen und damit auch Wertung des Primäreingriffs ist nur möglich, wenn Nachuntersuchungen an größeren Patientenkollektiven durchgeführt werden. Solche Nachuntersuchungen in größerem Umfang bei Nebenhöhleneingriffen sind erst während der letzten 15 Jahre bekannt geworden. Bis dahin galten die zu untersuchenden Eingriffe als sichere und weitgehend unproblematische Verfahren zur Ausheilung von schweren Sinusitiden bzw. von Sinusitiskomplikationen.

In diesem Beitrag sollen besprochen werden die Spätfolgen

a) der **Stirnhöhlenoperation von außen** (Ritter-Jansen, Killian, Riedel)
b) der **Kieferhöhlenradikaloperation** (Caldwell-Luc).

Prinzipiell gehört auch die **Siebbeinoperation von außen** hierher. Jedoch wird bei diesem Eingriff eigentlich immer die Stirnhöhle mit eröffnet. Andererseits räumt man bei jeder Stirnhöhlenoperation auch das Siebbein mit aus. Die Spätkomplikationen der Stirnhöhlenoperation gelten somit sinngemäß auch für die Siebbeinausräumung von außen. Die endonasale und transmaxilläre Siebbeinoperation schließlich sind keine radikalen Eingriffe.

Eine **Radikaloperation der Keilbeinhöhle** dürfte in der Praxis zu den großen Seltenheiten gehören, während sie in großen Kliniken im Rahmen der Gesichtsschädeltraumatologie, der Tumorchirurgie und als Zugangseingriff für Operationen an der Hypophyse etwas häufiger vorkommt. Am ehesten wird der niedergelassene HNO-Arzt noch die Keilbeinhöhle im Rahmen der Stirnhöhlen- und Kieferhöhlenoperation mit eröffnen. Mangels eines gravierenden entzündlichen Befundes — diese Höhle erkrankt bekanntlich fast nie isoliert und bei entzündlichem Geschehen in allen Nebenhöhlen am wenigsten intensiv — ergibt sich meist keine Indikation zur radikalen Ausräumung.

Wenn die Keilbeinhöhle auch selten erkrankt, so haben Keilbeinhöhlenentzündungen andererseits die höchste Komplikationsrate von allen Sinusitiden, mit Osteomyelitis, Hypophysenabszeß, Meningitis, Orbitaspitzensyndrom, Mukozelenbildung (s. Ganz 1978, Weaver and Gates 1979).

Bewußt weggelassen wurde die Besprechung der Spätfolgen nach **traumatologischen** und **Tumoroperationen** am Gesichtsschädel. Diese lassen sich zwar prinzipiell dem nachstehenden Schema einordnen, stellen jedoch infolge ihrer Schwere und der besonderen Probleme ihrer Beseitigung ein Thema für sich dar.

Im Prinzip sind die *Spätfolgen radikaler Nebenhöhlenoperationen* (an Stirnhöhle und Kieferhöhle) folgendermaßen auflistbar:

I. Funktionelle und kosmetische Störungen infolge unerwünschter Narbenbildung
II. Ausfälle und Reizerscheinungen am Nervus trigeminus
III. Mukozelenbildung.

2. Spätfolgen nach Stirnhöhlenradikaloperation

I. Alle klassischen Operationsverfahren haben neben der äußeren Schnittführung unter der Augenbraue und am Nasenabhang gemeinsam, daß der Stirnhöhlenboden und ein Teil der lateralen Nasenwand weggenommen werden, mit Schaffung eines Weichteil-Zugangsschachtes zur Nasenhöhle. Das bedeutet ein Auslösen der Periorbita, in der Regel auch der Trochlea und des Tränensackes. Am Ende des Eingriffes fehlt diesen Strukturen die reguläre knöcherne Unterlage. Hieraus ergeben sich im Prinzip schon die bekannten Möglichkeiten postoperativer Störungen durch unerwünschte Narbenbildung, nämlich

die **Restenosierung des Zuganges** bis zum Verschluß desselben mit Rezidivsinusitis und Komplikationsgefahr (Osteomyelitis, Infektion der Orbita, Mukozele usw.). Amerikanische Autoren haben bis zu 30% solcher Restenosierungen mit Folgen angegeben (Goodale 1942, Weille 1946). Diese Stenosen sind nicht immer Ausdruck fehlerhafter Operationstechnik. Bei Heranwachsenden kommen sie infolge der großen Wachstumspotenz des Gewebes besonders häufig vor.

Die Operationslehren sind voll mit Vorschlägen zur Beseitigung des Zugangsverschlusses, von denen indes keiner voll befriedigt. Genannt seien: Nachoperation an alter Stelle mit Herstellen eines neuen, weiteren Zuganges, Resektion der mittleren Muschel, Auskleidung des Zuganges mit Spalthaut, längeres Liegenlassen von Dilatationsröhrchen bzw. Pipettenhütchen. Eine besonders wichtige Methode ist die *Mediandrainage* nach O. Mayer, bei der Septum interfrontale und oberster Nasenseptumanteil·weggenommen werden, mit dem Ergebnis einer Drainage beider Stirnhöhlen nach beiden Nasenlumina hin. Wichtig erscheint auch der Hinweis, bei der Erstoperation von der *orbitalen knöchernen Begrenzung des Siebbeinschachtes* möglichst nichts wegzunehmen, damit die Periorbita nicht in den Zugangsschacht vorfallen und diesen einengen kann. — Bei nicht mehr belüftbarer Stirnhöhle empfiehlt sich osteoplastisches Vorgehen mit *Obliteration* z.B. mittels Fettgewebe.

Doppelbilder. Führt man sich die anatomischen Verhältnisse in der Orbita vor Augen (Abb. 1), dann muß man sich wundern, daß bleibende Doppelbilder nach Stirnhöhlenoperation nicht häufiger vorkommen. Im Gegenteil, sogar unmittelbar nach dem Eingriff, bei liegender Tamponade und eindeutig dislozierter Periorbita, sind Doppelbilder nicht die Regel. Später findet die abgelöste Trochlea in der ihr als Hypomochlion bleibenden „Hängebrücke" aus Periorbitalgewebe offensichtlich genug Halt, auch ohne die von Ritter propagierte Zügelnaht am Periost des Supraorbitalrandes (Brüggemann 1926), so daß in den meisten Fällen keine dauernde Störung zurückbleibt.

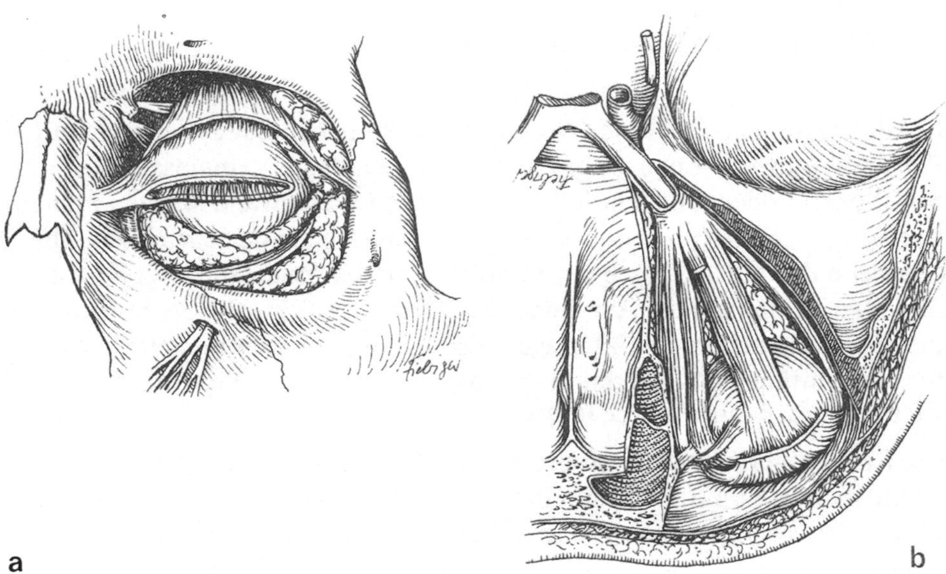

a   b

Abb. 1a,b. Topographie der Trochlea (Ansicht von vorn und oben). Bei größerer Stirnhöhle ist die Auslösung des Muskelansatzes im Rahmen der Ritter-Jansenschen Operation kaum vermeidbar

Schroeder, Welge-Lüssen und Glanz (Schroeder et al. 1981) haben 160 Patienten nachuntersucht, bei denen eine Stirnhöhlenoperation nach Ritter-Jansen ausgeführt worden war. In 23,8% wurden passagere, in 8,1% bleibende Sehstörungen angegeben. Bei mehrfach operierten Kranken waren bleibende Doppelbilder zweimal so häufig. Auch besonders tiefe Stirnhöhlen scheinen zu pathologischen synoptometrischen Befunden nach Stirnhöhlenoperation zu disponieren, wohl weil sich die anheilende Trochlea hier mehr in die Tiefe verlagern kann. Zwecks Vermeidung von bleibenden Doppelbildern raten die Autoren, Periorbitaverletzungen zu vermeiden bzw., falls eingetreten, sorgfältig zu nähen, den Periostschnitt zwecks besserer Adaptationsmöglichkeit auf die Stirnhöhlen*vorderwand* zu legen, im übrigen häufiger die osteoplastische Operationstechnik anzuwenden. Wird wegen der Doppelbilder eine *Nachoperation* erforderlich, die in der Regel in einer Vorwärtsverlagerung der Trochlea besteht, so sollte diese 6–9 Monate nach dem Ersteingriff vorgenommen werden.

Tränenwegstenosen. Über dieses als Komplikation einer Stirnhöhlenoperation sehr seltene Geschehen siehe den Beitrag Wilhelm und Schätzle in diesem Band.

Kosmetische Entstellung. Sie kann resultieren aus

1. **Keloidbildung** und/oder **Verziehung** der Hautnarbe, besonders nach traumatologischen Eingriffen.

2. **Fistelbildung** in der Narbe oder im Bereich der Stirnhöhlenvorderwand. Hier muß immer an eine chronische **Osteomyelitis** gedacht werden. Das bedeutet, die einfache Exzision der Fistel reicht nicht aus, das ganze Gebiet muß erneut breit aufgedeckt werden. Für die

Korrektur von narbigen Verziehungen und Fistelbildungen in der
Nasenwurzelgegend hat sich mir der *Insellappen* von der Stirn bewährt,
ein an einem subkutanen Gefäßbindegewebsstiel hängendes und deshalb gut durchblutetes Hautstückchen, das als äußere wie innere
Bedeckung verwendet werden kann (Ganz 1977).

3. **Dellenbildung** infolge Resektion der Stirnhöhlenvorderwand im Rah-
    men einer Riedelschen Operation, gelegentlich auch am Nasenabhang
    nach sehr gründlicher Zugangsplastik. – Zur Auffüllung eignet sich
    autologer nativer Knorpel oder Beckenkammknochen. Von den Kunst-
    stoffen hat Silasticschwamm den Vorteil der Nachgiebigkeit. Alle diese
    Implantate müssen so intra- bzw. subkutan eingesetzt werden, daß sie
    keine Verbindung zum Stirnhöhlen- oder Nasenlumen bekommen, eine
    Bedingung, die angesichts der Narbenhaut zuweilen schwer zu erfüllen
    ist. Es kann weiser sein, eine gewisse Unterkorrektur in Kauf zu nehmen,
    als die Haut zu sehr zu belasten, was zur Abstoßung der Implantate führt.
    Zehm (1973) empfiehlt eine Tantalplatte, die fest angeschraubt wird.

4. Als **Pseudohypertelorismus** bezeichnet man eine Verbreiterung des
    Abstandes der medialen Lidwinkel voneinander bei normalem Pupil-
    lenabstand. Er kann auch mit Epikanthus einhergehen. Derartige Ver-
    änderungen wurden besonders nach doppelseitiger, mehrfacher und
    Unfalloperation der Stirnhöhlen beobachtet. – Die *operative Korrek-
    tur* ist nicht ganz einfach. Angegeben wurden elliptische Exzisionen
    des Hautüberschusses zwecks Beseitigung des Epikanthus, weiter
    Anhebung der Nasenwurzel durch Knorpel- oder Knochenimplantate,
    schließlich die Y-V-Plastik der medialen Lidwinkel (Converse 1972).

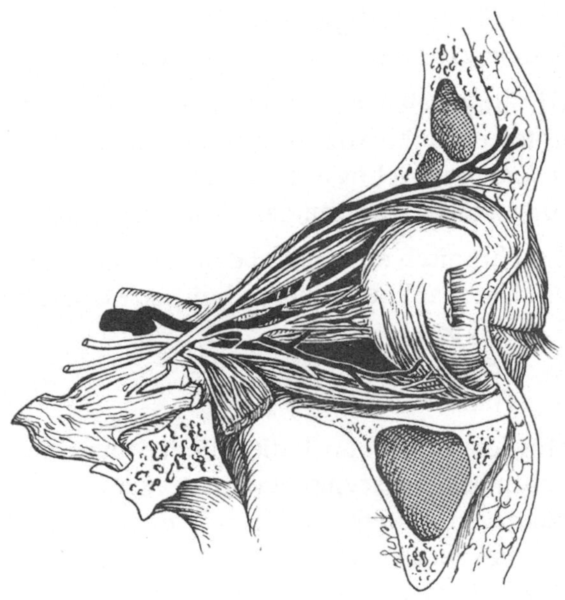

Abb. 2. Verlauf des N. frontalis N.V. Beim Augenbrauen-
schnitt werden zwangsläufig
Äste dieses Nerven durch-
trennt

II. Ausfälle und Reizerscheinungen am 1. Trigeminusast. Schon bei der äußeren Schnittführung ist der *R. medialis des N. frontalis* besonders gefährdet. Zumindest der absteigende Ast zur Oberlidhaut wird häufig durchtrennt, doch ist das Lid dreifach sensibel versorgt (auch vom N. supra- und infratrochlearis), so daß hierdurch ein bleibender Schaden kaum entstehen dürfte. Der Nervenstamm selbst wird besonders bei der Operation sehr großer Stirnhöhlen leicht in der Inzisur überdehnt oder sogar abgerissen.

Durchtrennung des R. medialis führt zu einseitiger *Anästhesie* der Stirn, die sich jedoch nach Wochen bis Monaten in der Regel spontan zurückbildet (Naumann 1974). Werden über noch längere Zeit Klagen geäußert, steckt meist eine neurasthenische Grundhaltung dahinter.

Ernster zu bewerten ist die *postoperative Neuralgie* des 1. Trigeminusastes, ausgelöst durch Narbenzug oder versehentliche Ligatur von Nervenästen im Rahmen der Blutstillung (Brüggemann 1926). Auch ein *Neurom* kann hierbei entstehen (Naumann 1974). Diese postoperative Neuralgie sollte bei katamnestischen Erhebungen unterschieden werden von der schon präoperativ vorhandenen, die mit der Grund für die Operation war, durch diese aber nicht behoben werden konnte. Cave auch hier psychopathologische Persönlichkeiten! — Nach Marx (1950) sind Supraorbitalisneuralgien deutlich häufiger als die infraorbitalen. *Therapeutisch* empfiehlt Naumann (1974) zunächst den Versuch mit lokaler Wärme, Tegretal und Impletolinjektionen. Bei Mißerfolg lege man den Nervenstumpf frei. Findet sich ein Neurom, wird dieses entfernt. Sonst faßt man den Nervenstumpf mit feiner Klemme und dreht ihn heraus, bis er — möglichst tief — abreißt (Exhairese). Zusätzlich kann man mit feiner Nadel elektrokoagulieren. Gelegentlich sind indes nach der Exhairese unbeeinflußbare Schmerzzustände im Sinne der *Kausalgie* zurückgeblieben.

III. Mukozelen von Stirnhöhle und Siebbein. Ganz allgemein versteht man unter einer Mukozele eine mit Schleim gefüllte, dilatierte Nebenhöhle. *Ätiologie:* Wichtigster ätiologischer Faktor ist der Verschluß des Ausführungsganges. Es kann dazu kommen durch

1. chronisch entzündliche Schleimhautschwellung
2. Narbenbildung (besonders nach Operation)
3. Polypen
4. Frakturen
5. Tumoren.

Möglich ist aber auch die Abriegelung einer seitlichen Nebenhöhlenbucht besonders bei atypischer Anatomie (tiefer lateraler Rezessus bei flachem medialem Anteil der Höhle). Entscheidend für die Entstehung der Zele ist, daß ein schleimhauttragender Nebenhöhlenanteil/eine Nebenhöhle die nasale Drainage verliert. Eine eigene Erhebung ergab bei der Stirnhöhle in 80% eine traumatische (operationstraumatische) Genese der Abriegelung zur Nase mit Zelenbildung. Man muß bei der Stirnhöhlenradikaloperation von außen in etwa 12% mit einer Mukozele rechnen (Ganz 1977).

Diagnose der Mukozele der oberen Nebenhöhlen
Subjektive Beschwerden: Erste Anzeichen sind Kopfdruck bis dumpfer Kopfschmerz in der Gegend der operierten Höhle. Hat die Zyste die Grenzen der Nebenhöhle (in Richtung Orbita) überschritten, wird über Doppelbilder geklagt. Zelen des hinteren Siebbeins und der Keilbeinhöhle machen auch Sehstörungen bis zur Erblindung, auch einmal ein Augenhöhlenspitzensyndrom (Ono 1975).

Als Apex orbitae-Syndrom (Smith 1958) wird ein durch die Volumenzunahme in der Augenhöhlenspitze mit Gefäß- und Nervenkompression induziertes Bild bezeichnet, mit Sehverschlechterung bis -verlust, Lidptose, Doppeltsehen, temporoparietalen Schmerzen sowie Exophthalmus. Es ist immer Anzeichen einer ernsten Erkrankung.

Ist die Zele infiziert (Pyozele), entwickeln sich die Beschwerden rascher, sind intensiver und können im Sinne einer Orbitalphlegmone fortschreiten.

Befunde: Klinisch ist die Mukozele erst diagnostizierbar, wenn die Zyste die Grenzen der Nebenhöhle überschritten hat. Da die orbitale Stirnhöhlen- und Siebbeinwand am dünnsten ist, auch bei der Operation weitgehend schon weggenommen wurde, entwickelt sich die Zele fast immer in Richtung Augenhöhle. Man tastet eine prallelastische Schwellung über dem medialen Augenwinkel, wenn Stirnhöhle und vorderes Siebbein Ausgangspunkt des Prozesses sind. Das Auge wird langsam zunehmend (bei Pyozele rascher) nach lateral-unten verdrängt. Bei Mukozele des hinteren Siebbeins und der Keilbeinhöhle fehlt die äußere Vorwölbung, das Auge steht mehr nach unten-vorn (Abb. 3). Ein Durchbruch durch die *Stirnhöhlenvorderwand* oder durch die *Schädelbasis* kommt viel seltener vor, in der Regel nur bei sehr großen Zelen. In solchen Fällen muß immer an einen *Tumor* gedacht werden.

Ein 63jähriger Mann klagt seit 3 Monaten über zunehmende neuralgiforme Schmerzen im Ausbreitungsbereich des 1. Trigeminusastes links. Seit 8 Wochen schwillt die Gegend der Stirnhöhlenvorderwand zunehmend an. Mukozele? Eine Stirnhöhlenoperation war *nicht* vorausgegangen. Röntgenologisch sieht man eine scharf begrenzte Aufhellung mit Zerstörung auch der Hinterwand der Stirnhöhle (Abb. 4). – Bei der Operation findet sich zwar – im Siebbein – die vermutete Mukozele. Dahinter wird jedoch ein die ganze Stirnhöhle ausfüllender Tumor aufgedeckt, der die Vorder- und Hinterwand zerstört und bereits die Dura durchwachsen hat. Histologisch handelt es sich um ein anaplastisches Karzinom (!).

Gelegentlich wird angegeben, daß die äußere Vorwölbung in ihrer Größe wechsele. Dies spricht nicht unbedingt gegen eine Mukozele, denn es gibt Fälle mit intermittierendem Ostienverschluß.

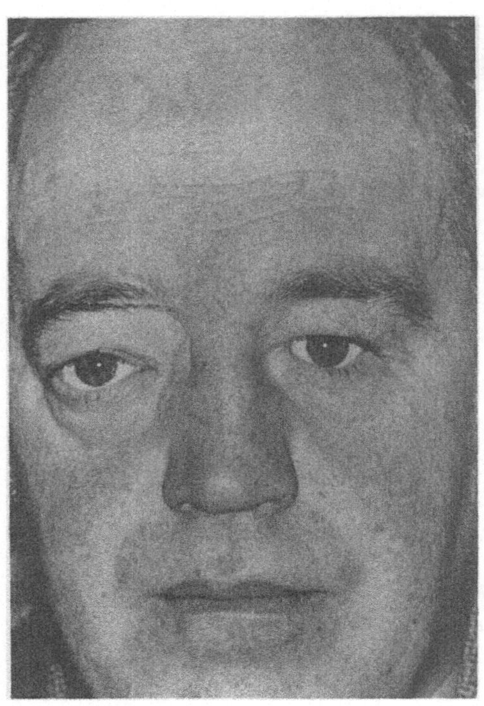

Abb. 3. Mukozele des hinteren Siebbeins rechts nach Stirnhöhlenoperation. Der Augapfel ist in erster Linie vorwärts verlagert (Protrusio)

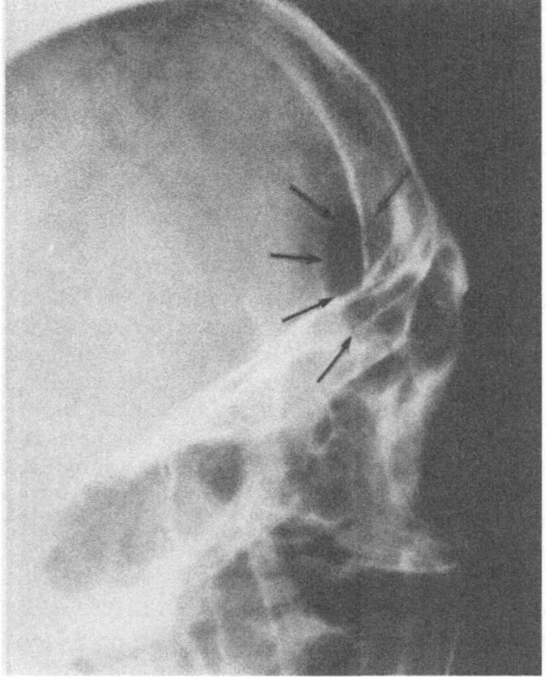

Abb. 4. Seitliche Röntgenaufnahme des Gesichtsschädels. Zerstörung der Stirnhöhlenhinterwand durch ein anaplastisches Karzinom, das sich hinter einer Mukozele entwickelt hatte

Differentialdiagnostisch kommen weiterhin in Frage: paramediane Dermoidzysten, Meningoenzephalozele (nach Unfall fragen), gutartige Tumoren, schließlich die seltenen äußeren Gliome der Nasenregion.

Röntgenbefunde: Die Nebenhöhlenaufnahme läßt in der Regel so lange im Stich, wie die Zele die Grenzen der Höhle noch nicht überschritten hat. Später ist die Zyste überwiegend mehr als scharf begrenzte Aufhellung denn als Verschattung zu erkennen. Große Kliniken werden mit Erfolg die *Computertomographie* einsetzen, die nach neueren Arbeiten frühere und sicherere Information zu geben vermag als die normale Röntgenaufnahme (Hesselink 1979).

Therapie: Einzige Möglichkeit ist die *Nachoperation* der schuldigen Nebenhöhle, in der Regel mit ausgiebiger Reanastomosierung zur Nase. Sind Schwierigkeiten mit dem neuen Zugang zu erwarten, ist die osteoplastische Operation – mit oder ohne Obliteration der Höhle – eine gute Alternative. Dieses Vorgehen erfordert peinlich exaktes Ausräumen auch der kleinsten Schleimhautreste, was am besten mit der Fräse unter dem Mikroskop gelingt.

Manche Fälle widersetzen sich indes einer schulmäßigen Versorgung.

Ein 50jähriger Mann hat im 2. Weltkrieg eine schwere Gesichtsschädelverletzung erlitten, mit Verlust des rechten Auges und der knöchernen Nase sowie großen Hautdefekten der Stirn rechts. Durch Hauttransplantationen und Beckenknochenimplantation ist er kosmetisch einigermaßen wiederhergestellt worden. 25 Jahre später entwickelt er eine große Mukozele beider Stirnhöhlen. Röntgenologisch sind die Stirnhöhlen riesig, sie reichen beiderseits bis zur Temporalschuppe. Rechts hat die Zele die Hinterwand bereits ausgedehnt zerstört. Der Patient verbietet dem operierenden Autor, an Nasenspan und Hautplastik etwas zu verändern, auch einen Bügelschnitt lehnt er ab. Da so ein Zugang zur Nase nicht herstellbar ist, wird lediglich die Zystenwand so weit wie möglich entfernt, die Dura abgedeckt und dann eine Fistel durch das rechte Oberlid nach außen angelegt, die zuverlässigen Sekretabfluß ermöglicht. Der Patient trägt ohnehin rechts eine Augenklappe. Diese Lösung ist wahrlich nicht elegant, doch funktioniert sie.

3. Spätkomplikationen nach Kieferhöhlenradikaloperation

Während von der Stirnhöhlenoperation schon immer bekannt war, daß man auch mit unerwünschten Spätfolgen rechnen müsse, galt die Kieferhöhlenoperation nach Caldwell-Luc nicht nur als eine sichere, sondern auch als eine praktisch komplikationsfreie Methode. So schrieb Nühsmann (1926) im Handbuch von Denker/Kahler:

„Gelegentlich auftretende Komplikationen und Folgen unangenehmer Art, wie sie bei jeder Durchtrennung menschlicher Gewebe vorkommen, können, zumal sie im Verhältnis zur Häufigkeit des Eingriffes nur in verschwindender Zahl beobachtet werden, dieses Urteil (ideale Operationsmethode) nicht beeinträchtigen.”

Inzwischen haben wir aber lernen müssen, daß Spätfolgen nach solchen Kieferhöhlenradikaloperationen doch häufiger sind, als dem Operateur lieb ist.

I. Unerwünschte Narbenbildung kann auch bei der Kieferhöhle zu funktionellen und kosmetischen Nachteilen führen.

So ist die *Narbe im Dom des Vestibulum oris* bei Prothesenträgern schlecht belastbar und erschwert durch Schrumpfung das Tragen des Zahnersatzes. Legler (1980) empfiehlt, wie früher schon Uffenorde (1952), den Schnitt oberhalb = außerhalb der Umschlagsfalte zu legen, was auch im Hinblick auf die Sensibilitätsstörungen (s.u.) besser ist.

Schon immer war bekannt, daß das Lumen der operierten Kieferhöhle sich in vielen Fällen durch *Narbenplattenbildung* erheblich verkleinert. Diese Narbenplatten üben aber offensichtlich auch einen Zug auf die knöchernen Wandungen der Höhle aus, mit teilweise störenden kosmetischen Folgen.

Ristow (1969) hat als erster gezeigt, daß röntgenologisch der Augenhöhlenboden nach kaudal und die laterale Kieferhöhlenwand nach medial verlagert erscheinen können. Die Orbitaabsenkung fand er bei nicht weniger als 29 von 40 Patienten, allerdings nur in einem Falle mit klinisch auffälligem Enophthalmus. Inzwischen ist diese Beobachtung auch von anderen Autoren bestätigt worden (Lange 1980, Legler 1980). Bei einem eigenen Fall war diese Spätfolge klinisch und röntgenologisch besonders deutlich:
Eine 29jährige, sehr attraktive Frau ist vor 3 Jahren wegen dentogener Kieferhöhleneiterung links mit Fistel vom Kieferchirurgen nach Caldwell-Luc operiert worden. Seit der Operation klagt sie über ein Taubheitsgefühl der Frontzähne links, Druckschmerzhaftigkeit des Foramen infraorbitale und in letzter Zeit auch Weiterwerden der Lidspalte. Bei der Untersuchung fällt ein deutlicher Enophthalmus auf. Die Lidspalte erscheint tatsächlich etwas weiter als rechts, der Augapfel steht etwas tiefer. Röntgenologisch wird eine erhebliche Absenkung des hinteren Orbitabodens deutlich, aber auch eine starke Medialverlagerung der lateralen Kieferhöhlenwand (Abb. 5).

Bisher läßt sich weder absehen, wie häufig bzw. selten diese auch klinisch störenden Spätfolgen der Vernarbung sind, noch wodurch sie letztlich in dieser Stärke entstehen (anatomisch schwache Wandungen? Zu energisches Abkratzen der Schleimhaut?).

Tränenwegsstenosen werden auch nach Kieferhöhleneingriffen mit Anlegen eines Fensters zum unteren Nasengang beobachtet. Nach Draf (1982) sollen sie nach Caldwell-Luc etwa doppelt so häufig vorkommen wie nach alleiniger (endonasaler) Kieferhöhlenfensterung, wo sie in weniger als 1% beobachtet wurden (Therapie siehe bei Wilhelm und Schätzle).

II. Ausfälle und Reizerscheinungen vom 2. Trigeminusast sind jedem Operateur geläufig. Vergegenwärtigt man sich die Neuroanatomie des Oberkiefers, so muß man zugeben, daß die Durchtrennung von Nervenästen bei Vorgehen vom Mundvorhof aus praktisch gar nicht vermieden

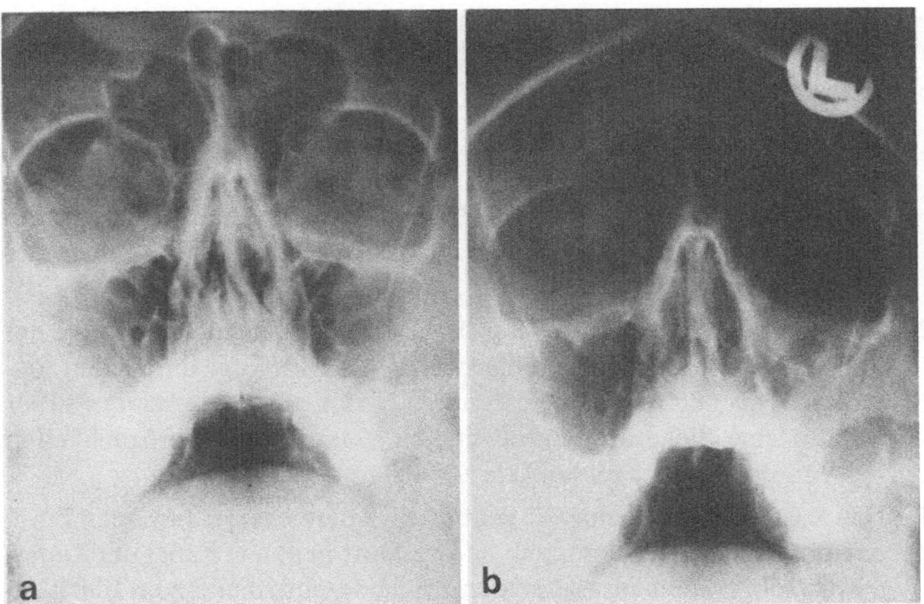

Abb. 5.a,b. Starke Absenkung des Orbitabodens links nach Caldwell-Lucscher Operation wegen dentogener Kieferhöhleneiterung. Röntgenaufnahme vor (**a**) und 3 Jahre nach der Operation (**b**)

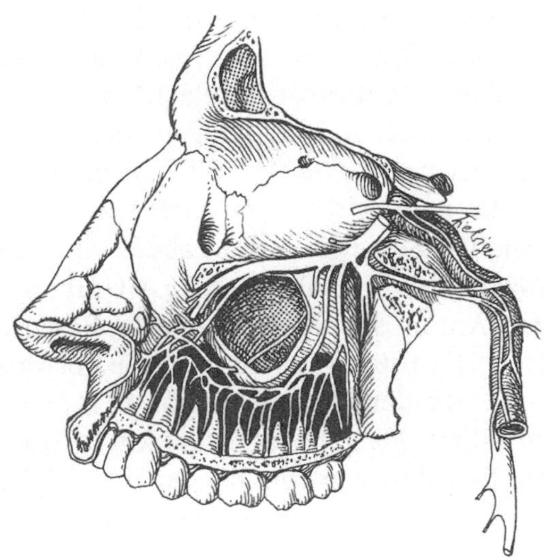

Abb. 6. Verlauf der Äste des N. infraorbitalis N.V. (nach Rauber-Kopsch)

werden kann. Wie Abb. 6 zeigt, sind an der Versorgung der Oberkiefer-
zähne und der Wange bzw. Lippe drei Äste des N. maxillaris trigemini
beteiligt:

1. Die Nn. alveolares posteriores. Sie ziehen teilweise an der Außenfläche
   des Tuber maxillare, teilweise in unvollständigen Kanälen der Kiefer-
   höhlenseitenwand (!) zu den Molaren und ihrem Zahnfleisch. Sie
   können also durch Kürettieren an der lateralen Kieferhöhlenwand
   verletzt werden. Praktisch kommt das nicht oft vor.

2. Der R. alveolaris medius. Dieser Ast zieht ebenfalls in einer Rinne der
   lateralen Kieferhöhlenwand nach vorn und versorgt die beiden Prämolaren, vorher mit den posterioren Ästen anastomosierend. Hier
   ist also eine Sicherung eingebaut, die Kompensationsmöglichkeiten
   bei Verletzung eines dieser Äste zuläßt.

3. Der R. alveolaris anterior. Er geht erst im Bereiche des Foramen infraorbitale vom Nervenstamm ab und verläuft in einem Kanal der *Kiefer-
   höhlenvorderwand* medial zu den Schneidezähnen und zum Eckzahn.
   Dieser Nerv ist besonders gefährdet, wenn man das Zugangsfenster
   sehr weit nach medial ausdehnt, bzw. bei der Operation nach Denker
   (völliges Wegnehmen der Apertur).

4. Die Rr. labiales maxillares. Sie ziehen vom Foramen infraorbitale aus
   zwischen Knochen und Muskulatur in die Oberlippe hinein. Schont
   man beim Abschieben der Weichteile das Periost sorgfältig, müßten
   diese Nervenäste ungeschädigt bleiben können. Das Foramen infraorbitale zu schonen, lernt jeder Kieferhöhlenoperateur mit als Erstes.
   Hier ist auch die „leichte Hand" des Hakenhalters von Wichtigkeit.

Soweit die Anatomie. Wie sieht die Praxis aus?

Nach Legler (1980) wird knapp ein Drittel der Patienten nach Caldwell-Luc-Operation nicht ganz beschwerdefrei. Hauptsächlich wird über
Sensibilitätsstörungen geklagt. Aber auch der neuralgische Gesichtsschmerz
ist nicht selten. Nach Hilgenstöhler (1972) liegt der Prozentsatz bei 13,
Pfeiffer und Schmitz (1973) eruierten sogar in 37% leichte und in 7,5%
starke neuralgische Beschwerden, und zwar im 1. bis 5. Jahr nach dem
Eingriff. Siehe auch die Tabelle von Lambrecht und Schmidseder (1981)
sowie Rolffs et al. (1979). Allerdings ist nach Flemming et al. (1967)
der Anteil an *objektivierbaren* Beschwerden nur halb so hoch. Brusis
(1979) weist darauf hin, daß die postoperativen Beschwerden nicht selten
auch vor dem Eingriff schon vorhanden waren, daß manche Patienten
auffällige Persönlichkeitsmerkmale boten, und daß schließlich auch an
ein Fixationssyndrom bei Gutachtenfällen gedacht werden müsse.

Grad, Dauer und Häufigkeit der postoperativen *Zahnstörungen*
schließlich sind nach Eckel (1964) noch nicht übereinstimmend geklärt.

Tabelle 1. Langzeitbeschwerden nach Kieferhöhlenradikaloperation (nach Lambrecht und Schmidseder 1981)

Langzeitbeschwerden nach Kieferhöhlen-radikaloperationen	Hermann 1962	Büchs u. Lautenbach 1968	Seela u. Pinkert 1971	Rink 1972	Pfeifer u. Schmitz 1973	Vesić 1975	Grossehelleforth u. Düker 1976	Lambrecht u. Schmidseder 1981
Nachuntersuchte Patienten	94	501	55	144	107	100	114	186
Zeit nach Caldwell-Luc-Operation (Jahre)	3–5	1–16	2–4	5–12	1–5	5–9	1–5	1–7
Völlige Beschwerdefreiheit	79 (84%)	469 (93,7%)	39 (70,9%)	34 (23,6%)	59 (55,1%)	51 (51%)		91 (49%)
Postoperative Langzeitbeschwerden	15 (16%)	32 (6,3%)	16 (29,1%)	110 (76,4%)	48 (44,9%)	49 (49%)		95 (51%)
Wetterfühligkeit	+	53		50		24		62
Druckgefühl, Kopfschmerzen	+		+	22		14		44
Sensibilitätsstörungen: An-, Hyp-, Parästhesien	+	12	+	16		10	30%	79
Anästhetische Zähne	+		+			4		21
Neuralgieforme Beschwerden		20		11		4		28
Chronische Rhinitis			+	4		4		30
Nasensekret		9		5		6		26

+ = Beschwerden vorhanden

Bei der Denkerschen Operation ist mehr eine Schädigung von Eck- und Schneidezähnen zu befürchten, nach Caldwell-Luc eine solche der Prämolaren. Die Denkersche Methode habe deutlich mehr bleibende Anästhesien zur Folge. Sensibilitätsverlust bedeutet im übrigen nicht Vitalitätsverlust des Zahnes. Nach Zange (1950) sind trophische Störungen beim Erwachsenen nicht, wohl aber beim Kinde, zu befürchten.

Die nachstehende Tabelle folgt im wesentlichen Brusis (1979).

Tabelle 2

Operationsschritte beim Caldwell-Luc	Schnittführung	Fenster	Schleimhautresektion
Klassisches Vorgehen	Horizontalschnitt	groß, Nierenform	total (Kürette)
Komplikationen:			
Durchtrennung von Nerven	dto.		zirkuläre Vernarbung mit Schrumpfung
Neurologische Folgen:			
Sensibilitätsstörung Wange/Oberlippe	Sensibilitätsverlust Zähne, Vitalität?		dumpfer Mittelgesichtsschmerz
Vorschlag Brusis für geringeres Risiko	Vertikalschnitt	kleines Fenster, nicht medial-oben	nur veränderte Schleimhaut entfernen

Über den Nutzen des Vertikalschnittes im Mundvorhof ist man sich noch nicht ganz einig. Sonst liest man überall ähnliche Vorschläge zur Reduzierung des Operationsrisikos, so bei Eckel (1964):

1. Zugangsfenster möglichst weit lateral und oben anlegen.
2. Über den Zahnwurzelspitzen möglichst wenig vom Knochenrand resezieren.
3. Die Schleimhaut am Kieferhöhlenboden nur stumpf ablösen, keinen scharfen Löffel verwenden.

Zur Schonung der Nervenversorgung entferne ich die Schleimhaut seit vielen Jahren so, daß sie zunächst an der lateralen Nasenwand bis zum Boden mit einem Septumelevatorium abgeschert wird. In die entstandene Tasche wird ein Spitztupfer eingelegt. Durch Vorschieben dieses Tupfers mit Elevatorium oder Weilscher Zange läßt sich die gesamte Kieferhöhlenschleimhaut ohne Traumatisierung der Wandung ablösen.

Den Vorfall von Wangenweichteilen in die Kieferhöhle kann man mittels der *osteoplastischen Kieferhöhlenoperation* von Feldmann (1978) vermeiden. Bei diesem Eingriff wird ein trapezförmiger Deckel der Vorderwand entnommen, der nach Beendigung der Ausräumung einzusetzen und über Bohrlöcher mit Drahtnähten zu fixieren ist.

Therapeutisch ist beim neuralgischen Schmerz nach Kieferhöhlenoperation sinngemäß das Gleiche möglich wie bei der Stirnhöhlenoperation. Pfeifer und Schmitz (1973) decken das Mundvorhofsfenster mit Lyodura ab, was Draf (1980) prophylaktisch schon bei der Erstoperation tut.

III. *Postoperative Mukozelen der Kieferhöhle.* Mukozelen der Kieferhöhle stehen in den großen Häufigkeitsstatistiken nach denen von Stirnhöhle und Siebbein erst an dritter Stelle (Ganz 1979). Das Schlußlicht bildet die Keilbeinhöhle, von der bisher erst 60 Mukozelen beschrieben sind (Weaver u. Gates 1979). Während bei Stirnhöhle und Siebbein ein wenn auch kleiner Prozentsatz der Zelen ohne vorangegangenes Trauma entsteht, sind die Kieferhöhlenmukozelen *praktisch ausschließlich postoperative Bildungen.*

Nach einer eigenen Erhebung (Ganz 1979, Wallenreiter 1974) kommt auf ca. 150 Kieferhöhlenoperationen eine Mukozele. Neuere Ergebnisse scheinen darauf hinzuweisen, daß die Zelenhäufigkeit in der Kieferhöhle tatsächlich noch größer ist bzw. wird.

Besonders von japanischen Autoren wurden in den letzten Jahren enorme Fallzahlen publiziert: Inuma (1972) − 226; Harada (1978) − 126; Sato (1979) −108; Hasegawa (1979) − 132.

Ich selbst hatte in meiner Praxis in den neun Jahren seit 1974 10 postoperative Kieferhöhlenzelen zu operieren. Vorher waren bei einer Erhebung aus 12 Jahren Universitätsklinik nur 15 Fälle zusammengekommen (Wallenreiter 1974).

Nach dem Entwicklungsmodus unterscheiden wir zwei Typen von Kieferhöhlen-Mukozelen:

a) die sogenannte *Antritis dilatans,* das heißt eine die ganze Kieferhöhle einschließende Zele.
    Ursache: Fenster- und Ostienverschluß zur Nase.

b) die *seitliche Mukozele,* die nur den oberen, seltener den unteren lateralen Anteil der Kieferhöhle befällt.
    Ursache: Bei offenem Fenster zur Nase muß eine narbige Abriegelung eines − offensichtlich Schleimhaut tragenden − lateralen Rezessus entstanden sein.

Typisch für die hohe laterale Mukozele ist die Zerstörung des Orbitabodens (Mennig 1956; siehe Abb. 7).

Bei einem meiner letzten Fälle war durch den fazialen Knochendefekt Wangengewebe in die Kieferhöhle prolabiert und mit dem nach oben verzogenen Hautplastiklappen des Nasenfensters flächenhaft so verwachsen, daß dahinter eine *laterale untere Mukozele* entstehen konnte.

Nach der *Ausbreitungsrichtung* können wir sogar vier Typen von Kieferhöhlenzelen unterscheiden:

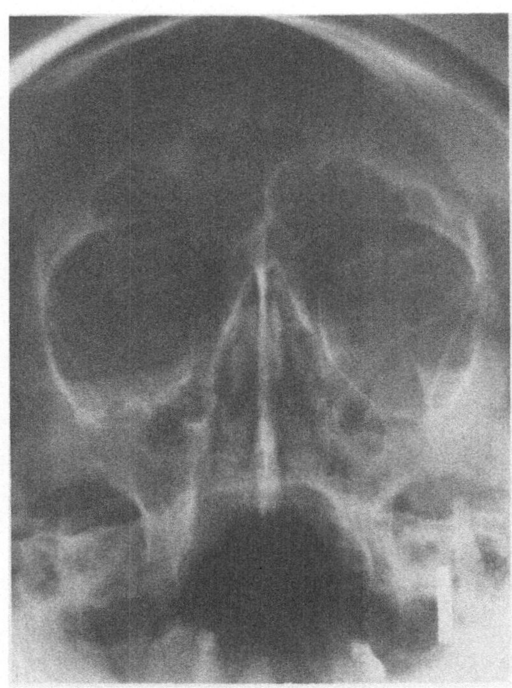

Abb. 7. Im Röntgenbild gut erkenn-
bare Auflösung des Orbitabodens
durch postoperative Mukozele der
linken Kieferhöhle

- Ausbreitung nach vorn in Richtung des geringsten Widerstandes, da ja
  der Knochen der fazialen Wand entfernt wurde. Hierher gehören die
  meisten Fälle von Antritis dilatans, doch können sehr große Zelen
  dieses Typs auch den Augenhöhlenboden zerstören. – Häufigster Typ.
- Ausbreitung in Richtung Orbitaboden, bei Ausgang vom oberen lateralen Rezessus. – Wesentlich seltener.
- Multiple Zelen. Diese sind nur denkbar bei atypischen knöchernen
  Verhältnissen wie Kammerung der Kieferhöhle oder schlecht verheil-
  ten Frakturen. – Sicher recht selten. – Ich habe eine doppelte Kiefer-
  höhlenzele nach Reposition einer Jochbeinimpressionsfraktur gesehen und operiert (Abb. 8).
- Ausbreitung durch den harten Gaumen. Von dieser Rarität ist mir
  bisher erst ein einziger Fall bekannt geworden (Kruse und Neumann
  1974). Man wird hier immer zuerst an einen Tumor denken.

Diagnose der Kieferhöhlenmukozele

Vorgeschichte: Am wichtigsten überhaupt ist, daß man angesichts einer
zurückliegenden Caldwell-Luc-Operation an eine Mukozele *denkt,* und
zwar gerade dann, wenn dieser Eingriff schon sehr lange her ist. Als mittleren Zeitabstand zwischen Erstoperation und Mukozelenmanifestation
haben wir aus 23 Fällen für die Kieferhöhle 17 Jahre errechnet. Sato et al.

Abb. 8. Röntgenbefund bei Doppel-Mukozele der linken Kieferhöhle nach operativer Versorgung einer Jochbeinfraktur

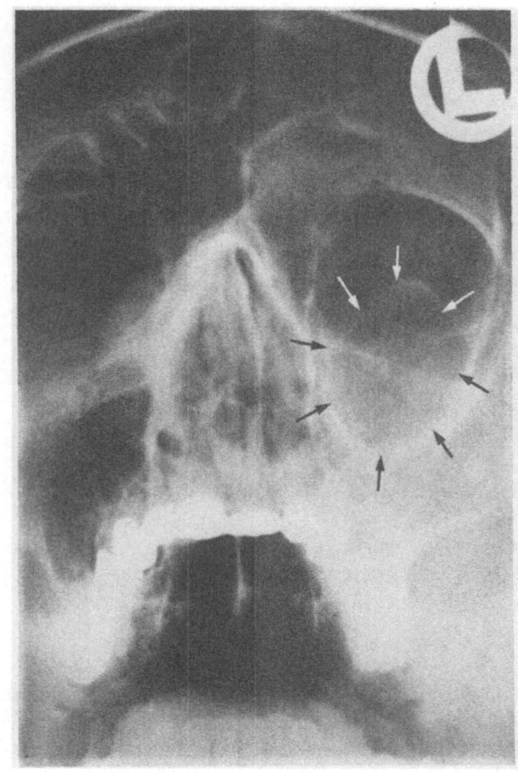

(1979) kamen auf 21,4 Jahre. Das ist deutlich länger als bei der Stirnhöhle (12–14 Jahre).

Im Prinzip sind die Klagen gleicher Art wie bei der Stirnhöhlen-Siebbeinzele: Kopfdruck, auch neuralgische Schmerzen vom 2. Trigeminusast, besonders bei Infektion der Zele. Bei Ausbreitung in die Orbita sind Doppelbilder möglich.

Der klinische Befund hängt von der Ausbreitungsrichtung der Mukozele ab. Am häufigsten wird eine prallelastische, wenig druckschmerzhafte Schwellung im Mundvorhof nachweisbar, mit gleichzeitiger Vortreibung der Wange. Starker Druckschmerz spricht für Pyozele. — Zerstörung des knöchernen Orbitabodens bedeutet Anhebung des Auges und Einengung der Lidspalte von unten her. Bei Infektion kann das Bild eines entzündlichen Orbitaödems entstehen, sogar das einer interstitiellen Phlegmone.

Eine 45jährige Frau, Zustand nach Caldwell-Luc rechts vor 26 Jahren, erkrankt an einer „Orbitalphlegmone" mit heftigen Schmerzen, Orbitaödem und Unterlidschwellung. Auch nach antibiotischer Behandlung und Rückgang der akut entzündlichen Erscheinungen bleibt ein Hochstand des Bulbus oculi bestehen (Abb. 9). Röntgenologisch ist eine Auflösung des Augenhöhlenbodens erkennbar, wie auf Abb. 7. Die Revision der Kieferhöhle ergibt eine große Mukozele bei offenem Fenster zur Nase.

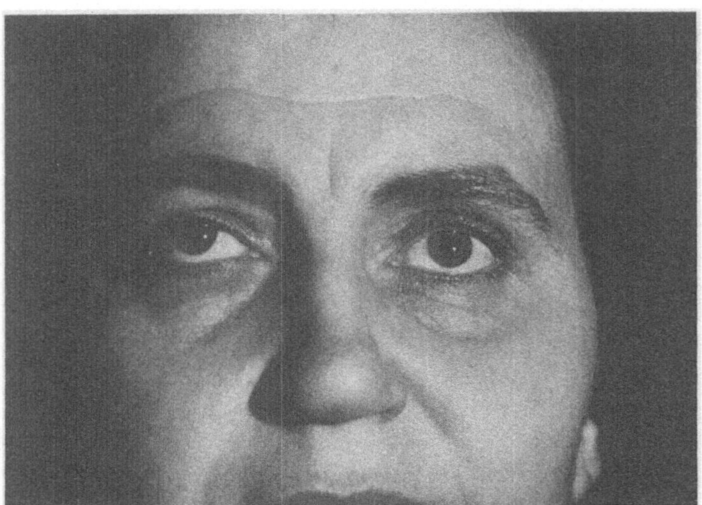

Abb. 9. Verdrängung des rechten Augapfels nach oben durch Mukozele der Kieferhöhle, welche den Augenhöhlenboden zerstört hatte

Ausräumung und Abstützung des Orbitabodens mit Merthiolatknorpel. Auch postoperativ bleiben neuralgiforme Schmerzen vom N. infraorbitalis zurück, die die Patientin so quälen, daß 5 Jahre später vom Kieferchirurgen eine Exhairese durchgeführt wird, ohne Erfolg. Noch 10 Jahre nach der Mukozelenoperation wird weiterhin über blitzartig einschießende neuralgische Schmerzen geklagt.

Röntgenbefunde: Prinzipiell gilt das schon bei der Stirnhöhle Gesagte (s. Abb. 7 und 8). Nicht selten ist die Röntgenaufnahme weniger aufschlußreich als der klinische Befund.

Differentialdiagnose: Abzugrenzen sind
- große chronisch-entzündliche Schleimhautzysten (keine Voroperation, in der Regel keine Knochendestruktion)
- odontogene Zysten mit Beteiligung der Kieferhöhle (zahnärztliche Röntgenuntersuchung, Zahn in der Zyste)
- zystische Tumoren (bei kleinen Kindern Lymphangiome; Ameloblastome). Die Mukozelenwand sollte in jedem Falle histologisch untersucht werden.

Ein 60jähriger Mann entwickelt 7 Jahre nach Kieferhöhlenoperation eine zystische Wangenschwellung, die entfernt wird. Schon ein Jahr später tritt ein Rezidiv auf, jetzt mit Verdrängung des Auges nach oben. Diesmal wird histologisch untersucht: es findet sich ein zystisches Adamantinom (Ameloblastom). Die ausgiebige Aufklappung ergibt breites Einwachsen in die Orbita bis an den Canalis opticus. Trotz Oberkieferresektion mit Exenteratio orbitae treten weitere Rezidive auf, schließlich mit Einwachsen in die vordere Schädelgrube.

Therapie der Kieferhöhlenmukozelen. *Punktionen* und *Inzisionen* bringen nur diagnostische Klarheit und temporäre Entlastung. Einzig sinnvolles Vorgehen ist die *Kieferhöhlen-Nachoperation* mit Entfernung der Zystenwand (Histologie!) und weiter Reanastomosierung zur Nase.

Psakhis et al. (1977) haben die Obliteration der Kieferhöhle mit konserviertem Fettgewebe empfohlen, doch bisher kaum Nachahmer gefunden.

Bei Zerstörung des knöchernen Orbitabodens muß die Periorbita abgestützt werden. Ich habe dazu mehrfach merthiolatkonservierten Septumknorpel verwendet.

4. Therapeutische Konsequenzen

4.1 Äußere Eingriffe an Stirnhöhle und Siebbeinzellen

Die Liste der Komplikationsmöglichkeiten und negativen Spätfolgen bei Stirnhöhlenradikaloperation ist lang. Doch gibt es negative Auswirkungen bei jeder Operation. Trotzdem wird ein operativer Eingriff ganz allgemein zumindest immer dann vertretbar sein, wenn der für den Patienten erreichbare Nutzen die Summe der möglichen negativen Folgen überwiegt, und wenn der gleiche Nutzen durch konservative Maßnahmen oder kleinere Eingriffe nicht erreichbar ist. In diesem Sinne muß an der **Indikation zur Radikaloperation** nach wie vor festgehalten werden für
— manifeste Komplikationen der Sinusitis frontalis oder ethmoidalis wie Durchbruch in die Orbita mit superiostalem Abszeß oder Phlegmone, Stirnbeinosteomyelitis, endokraniellen Verwicklungen (Ganz 1977),
— Nachoperationen bei Ostienverschluß mit Rezidivsinusitis oder Mukopyozele,
— die Versorgung frontobasaler Frakturen,
— die Tumorchirurgie.

Nicht primär indiziert scheint mir die Radikaloperation von außen bei
— drohender Komplikation der Sinusitis (Stadium des Lidödems),
— stark schmerzhafter akuter Sinusitis frontalis (Spiegelbildung im Röntgenbild).

In solchen Fällen sollte immer zuerst die **Stirnhöhlenanbohrung** versucht werden. Nach Kümmel und Beck geht man durch die *Vorderwand* ein. Das hat drei Nachteile:
a) Die Vorderwand ist meist ziemlich dick.
b) Man muß durch Spongiosa fräsen (Osteomyelitisgefahr).

c) Die Fräsrichtung geht genau in Richtung Stirnhöhlenhinterwand und
    damit vordere Schädelgrube (Gefahr bei flacher und atypisch pneu-
    matisierter Stirnhöhle).

Diese Nachteile werden durch *Anbohrung des Stirnhöhlenbodens* vermieden.

Es genügt ein etwa 1 cm langer Hautschnitt unter dem medialen Augenbrauenwinkel.
Man führe den Schnitt nicht in die Tiefe bis ins Periost (starke Blutung!), sondern
ritze nur die Haut und dränge Muskulatur und Periost mit feinem Elevatorium auseinander. Nach Anlegen des Bohrloches mit einer Spiralfräse wird eine Kanüle oder
ein Plastikschläuchlein eingeführt und mit einer Hautnaht fixiert. Die Originalkanüle
von Kümmel/Beck mit verstellbarem Blatt ist nicht unbedingt erforderlich. Ich
benutze einfach eine gekürzte Einmal-Flügelkanüle (Strauß-Kanüle; s. Abb. 10). Man
versucht nun, zuerst Eiter anzusaugen (Vakuumschmerz!). Ich injiziere dann physiologische Kochsalzlösung durch die Kanüle, gemischt mit Privin. Hierdurch wird Rest-
eiter aufgeschwemmt und die Schleimhaut abgeschwollen. Ist das Ostium nach mehr-
fachem Aspirieren und Spülen frei geworden, hat man in der Regel gewonnen (Indiz:
bitterer Geschmack der Spülflüssigkeit im Hals). Zusätzlich kann ein Antibiotikum
wie Vibravenös in die Stirnhöhle instilliert werden. Die Kanüle bleibt 4–5 Tage
zwecks täglicher Spülungen liegen. – Von den 11 Patienten mit akuter Sinusitis frontalis im Präkomplikationsstadium, die ich mit der Anbohrung behandelt habe, konnte
ich 9 vor der Stirnhöhlenradikaloperation bewahren. Moszynksi und Krocska-Malinkowska (1979) erreichten durch Stirnhöhlendrainage bei akuter Sinusitis 100%, bei
subakuter 80% und bei chronischer Sinusitis 50% Ausheilungen. – Durch den Bohr-
kanal kann auch eine Endoskopie der Stirnhöhle gemacht werden.

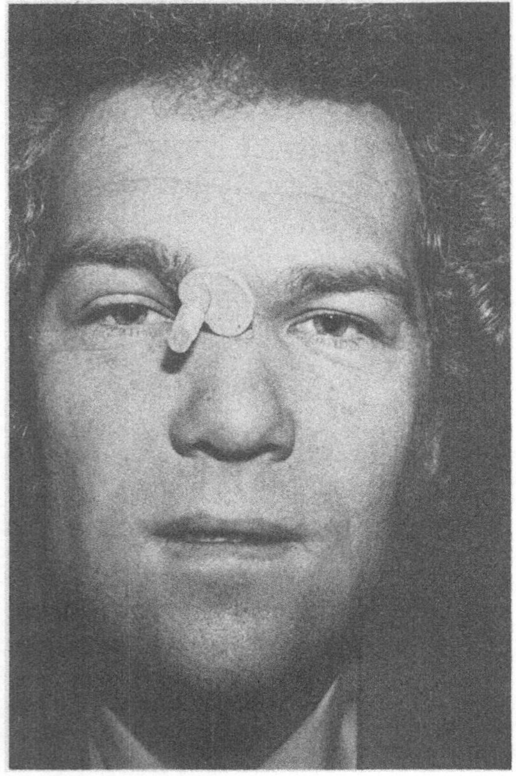

Abb. 10. Situation nach Anbohrung der rechten Stirnhöhle
wegen Empyems. Es wurde eine
gekürzte Strauß-Einmalkanüle
verwendet

Statt der klassischen Stirnhöhlenoperation vom Lidschnitt aus wählt man besser die **osteoplastische Stirnhöhlenoperation** bei

— sehr großen Stirnhöhlen,
— Fällen, in denen der Ausführungsgang geschont werden kann bzw. soll (Stirnhöhlenosteome, isolierte Vorderwandfrakturen, Fremdkörper, diagnostische Eröffnung bei unklaren Schmerzzuständen),
— Fällen, bei denen eine Anastomosierung der Nebenhöhle zur Nase aus pathologisch-anatomischen Gründen nicht mehr möglich ist. Hier wird man die Höhle in der Regel auch obliterieren (freies Fett-Transplantat).

4.2 Konsequenzen bei Eingriffen an der Kieferhöhle

Der HNO-Arzt wird in seiner Indikationsstellung zur Caldwell-Lucschen Operation heute zunehmend verunsichert durch

a) die Wiederentdeckung der endonasalen Fensterung und die endoskopischen Operationsverfahren, die teilweise mit großer Vehemenz propagiert werden.
So empfiehlt Wigand (1981) jüngst die endonasale Kieferhöhlenoperation sogar für alle Formen der chronischen Sinusitis und will der Caldwell-Lucschen Methode vom Mundvorhof aus als Indikationen nur noch lassen
— das Rezidiv nach Caldwell-Luc,
— das Mehrfachrezidiv nach endonasaler Voroperation,
— die komplizierte Kieferhöhlenfraktur,
— Mißbildungen des Oberkiefers,
— Indikationen der Tumorchirurgie.

Für die chronische Sinusitis gibt Wigand Ausheilungen in 58%, Besserungen in 33% und die Notwendigkeit einer Revision in 9% an. Einerseits verderbe man mit der endonasalen Operation nichts und könne gegebenenfalls ohne weiteres den Caldwell-Luc anschließen, andererseits sei aber das Umgekehrte in der Regel nicht möglich.

b) Die Arbeiten Messerklingers (1979, 1980) über die zentrale Stellung des Siebbeins, speziell des Infundibulums, in der Nebenhöhlenpathologie. Die Kieferhöhle wird aus dieser Sicht ein Erkrankungsherd zweiter Ordnung mit allen Konsequenzen auch für die zugehörige operative Therapie.

Macht man sich Messerklingers Vorstellungen zu eigen, so muß man eigentlich immer erst die (endonasale) operative Sanierung des Siebbeinprozesses versucht haben, bevor man die Kieferhöhle angeht.

In neuester Zeit melden sich aber auch wieder solche Autoren zu Wort, die die Kieferhöhlenradikaloperation verteidigen. So hat Schreiner (1982) ihre Berechtigung bei chronisch-eitriger und ausgeprägter polypöser Sinusitis wieder herausgestellt. In seinem Krankengut gab es nur bei etwa 4% der Patienten bleibende Beschwerden nach dem Caldwell-Luc.

Ich selbst sehe in dieser Zeit der Unsicherheit für die **Kieferhöhlenradikaloperation** vom Mundvorhof aus noch folgende Indikationen:

— Irreversible rhinogene und dentogene chronisch-entzündliche Schleimhautveränderungen der rein eitrigen und gemischt polypös-eitrigen Form,

— die durch endonasales Vorgehen nicht beherrschbare Sinusitis,

— die massive Polyposis von Nebenhöhlen und Nase, wenn endonasale Polypenabtragungen und allergologische Behandlung nichts gebracht haben,

— die Mukozele,

— Kopfschmerzen verursachende große entzündliche Solitärzysten, die sich von der Nase aus nicht befriedigend beseitigen lassen.

Ein 27jähriger Student ist vor 3 Jahren wegen einer großen Kieferhöhlenzyste endonasal operiert worden. Die Zystenwand wurde mit dem Laser teilweise abgetragen. Jetzt wieder Kopfschmerzen. Im unteren Nasengang tastet man eine Vorwölbung. Bei Zug mit dem Zängchen platzt dieselbe, und es entleert sich reichlich gelbliche Flüssigkeit. Schwellung und Kopfschmerzen rezidivieren nach sehr kurzer Zeit wieder, weshalb schulmäßig nach Caldwell-Luc operiert und die Zystenwand entfernt wird.

— Schließlich die hier nicht zu besprechenden Indikationen der Traumatologie und Tumorchirurgie (vgl. Draf 1982).

Hinsichtlich der Indikationsstellung für die **endonasalen Eingriffe** an der Kieferhöhle ergibt sich noch kein einheitliches Bild. Allgemein anerkannt dürften die folgenden sein:
— Ungenügende Drainage der Kieferhöhle durch Insuffizienz des Ostiums,
— konservativ nicht ausheilbare kindliche Sinusitis,
— (bedingt) Patienten mit komplettem Frontzahngebiß.

Zweckmäßigerweise schlüsselt man aber die nicht radikalen Operationsverfahren weiter auf in
— die reine **Kieferhöhlenendoskopie** (mit und ohne Eingriff),
— die **endonasale Kieferhöhlenfensterung**,
— die **Kieferhöhlenrevision** vom Mundvorhof aus, mit grundsätzlichem Anlegen eines Fensters zur Nase, jedoch Belassen von nicht oder wenig veränderter Schleimhaut (Bünger u.a.). Diese Art der Operation dürfte heute auch von den (noch) Anhängern des klassischen Verfahrens bevorzugt werden, da sie das Ausmaß der postoperativen neuralen Schädigungen bereits stark reduziert.

Draf (1982) nennt als *Indikationen der reinen Endoskopie* mit Eingriff:

1. Spülbehandlung bei eitriger Sinusitis (statt der bisher üblichen „spitzen" Spülung),
2. Behandlung des sog. Mukosinus (nicht zu verwechseln mit der Mukozele),
3. Abtragung solitärer Zysten,
4. Entfernung von Zahnwurzelresten und Wurzelfüllungen, die lose in der Kieferhöhle liegen.

Hinsichtlich der *Indikationen der (nasalen) Kieferhöhlenfensterung* sind die Ansichten noch sehr geteilt. Draf (1982) nennt sie die Behandlungsmethode der ersten Wahl bei nahezu jeder chronischen Sinusitis maxillaris und stellt ihre Überlegenheit bei Sinusitiden im Kindesalter und besonders bei der Mukoviszidose heraus.

Wer weiter geht und praktisch für alle entzündlichen Situationen das endonasale Vorgehen empfiehlt, sollte vielleicht doch bedenken, daß

1. die endonasalen Verfahren nicht neu sind und schon einmal – zugunsten eben der Caldwell-Lucschen Operation – wieder verlassen wurden, und daß sie
2. die Berechtigung ihrer Wiedergeburt unter den günstigeren Voraussetzungen des *Antibiotikazeitalters* erst durch echte Langzeitergebnisse zu beweisen haben. Zur Erinnerung: die mittlere Latenzzeit der Kieferhöhlenmukozele liegt bei 17 Jahren (!).

5. Résumé und Ausblick

Stirnhöhlen- und Kieferhöhlenradikaloperationen bringen mehr Komplikationsmöglichkeiten und Spätfolgen mit sich, als man gern wahrhaben möchte. Dennoch sind diese Eingriffe heute *keinesfalls obsolet*.

Sicher ist in der Vergangenheit von manchem zu oft oder zu früh radikal operiert worden, so bei chronischer Schleimhautschwellung der Kieferhöhle im Röntgenbild ohne stärkere Beschwerden, und sicher heilt ein Teil der konservativ inkurablen Sinusitiden bei Anwendung nicht radikaler Operationsverfahren aus. Andererseits sollte man angesichts der Primärerfolge z.B. der endonasalen Kieferhöhleneingriffe nicht sofort ins andere Extrem verfallen und alles auf diesem Wege machen wollen. Die Protagonisten dieser Einstellung werden weitere Erfahrungen sammeln und auch ihre Spätergebnisse vorlegen. Ob diese Anlaß zu allgemeinem Umschwenken sein werden, bleibt abzuwarten.

Die hier aufgelisteten Spätfolgen der Nebenhöhlenradikaloperation sollen nicht verschrecken, sondern zum gründlichen Überdenken der operativen Möglichkeiten im aktuellen Krankheitsfall erziehen. Hat man sich unter Anwendung strenger Indikationsprinzipien zum radikalen Eingriff durchgerungen, dann sollte man diesen aber auch *schulmäßig durchführen.* Kleine Löcher mit schlechtem Überblick vermeiden Komplikationen nicht, sie bedeuten aber meist eine nicht ausreichend sanierte Nebenhöhle.

Literatur

Brüggemann A (1926) Die entzündlichen Erkrankungen der Stirnhöhle. In: Denker, Kahler (Hrsg) Handbuch der Hals-Nasen-Ohrenheilkunde, Bd II/2. Springer, Berlin und Bergmann, München

Brusis T (1979) Wie können neuralgische Beschwerden nach Kieferhöhlenoperationen vermieden werden? Laryngol Rhinol Otol (Stuttg) 58:54

Bünger B (1982) Kieferhöhlenrevision — Klinische, röntgenologische und endoskopische Befunde. ZWR 91:38

Converse JM, Wood-Smith D (1972) A new technique for the correction of orbital hypertelorism. Laryngoscope 82:1455

Draf W (1980) Der Gesichtsschmerz nach Caldwell-Luc-Operation. Prophylaxe und Therapie. Laryngol Rhinol Otol (Stuttg) 59:308

Draf W (1982) Die chirurgische Behandlung entzündlicher Erkrankungen der Nasennebenhöhlen (Referat). Arch Otorhinolaryngol 235:133

Eckel W (1964) Die operative Behandlung der Nasen- und Nebenhöhlenentzündungen. In: Berendes, Link, Zöllner (Hrsg) Hals-Nasen-Ohren-Heilkunde, Bd I. Thieme, Stuttgart

Feldmann H (1978) Osteoplastische Kieferhöhlenoperation. Laryngol Rhinol Otol (Stuttg) 57:373

Flemming J, Hommerich KW, Osterland U (1967) Katamnestische Untersuchungen nach Kieferhöhlen-Siebbeinoperationen. Laryngol Rhinol Otol (Stuttg) 46:271

Ganz H (1977) Komplikationen der unspezifischen Nasen- und Nebenhöhlenentzündungen. In: Berendes, Link, Zöllner (Hrsg) Hals-Nasen-Ohren-Heilkunde in Praxis und Klinik, 2. Aufl, Bd I. Thieme, Stuttgart

Ganz H (1977) Die Insellappenplastik — Grundsätzliches und Anwendungen im Kopfbereich. HNO (Berl) 25:147

Ganz H (1979) Postoperative Mukozelen der Kieferhöhle. HNO (Berl) 27:267

Goodale R (1942) Some causes of failure in frontal sinus surgery. Ann Otol Rhinol Laryngol 51:648

Grossehelleforth A, Düker J (1976) Sensibilitätsstörungen nach Kieferhöhlenoperationen. In: Schuchardt (Hrsg) Fortschritte der Kiefer-Gesichts-Chirurgie, Bd XXI. Thieme, Stuttgart, S 82

Harada Y et al (1978) Clinical observation of the postoperative maxillary cyst. Otol Fukuoka 24:806

Hardy JM, Montgomery WW (1976) Osteoplastic frontal sinusectomy. An analysis of 250 operations. Ann Otol Rhinol Laryngol 85:523

Hasegawa M et al (1979) Postoperative mucoceles of the maxillary sinus. Rhinology 17:253

Herrmann A (1968) Gefahren bei Operationen an Hals, Ohr und Gesicht und die Korrektur fehlerhafter Eingriffe. Springer, Berlin Heidelberg New York

Hesselink JR et al (1979) Evaluation of the paranasal sinuses with computed tomography. Radiology 133:397

Hilgenstöhler G (1972) Ergebnisse der operativen Behandlung von isolierten Kieferhöhlen- und kombinierten Kieferhöhlen-Siebbein-Keilbeinentzündungen. Inaug Diss Aachen

Inuma T (1972) Postoperative cysts of the maxilla. Otolaryngol (Tokyo) 44:545

Kruse CG, Neumann OG (1974) Nasennebenhöhlen-Mukozelen mit der Symptomatik maligner Tumoren. HNO (Berl) 22:105

Lambrecht JT, Schmidseder R (1981) Langzeitbeschwerden nach Radikaloperationen der Kieferhöhle. Zahnärztl Wochenschr 4:48

Lange G (1977) Operative Behandlung der entzündlichen Nasennebenhöhlen-Krankheiten. In: Berendes, Link, Zöllner (Hrsg) Hals-Nasen-Ohrenheilkunde in Praxis und Klinik, 2. Aufl, Bd I. Thieme, Stuttgart

Lange G (1980) Die operative Therapie von entzündlichen Erkrankungen des Siebbeines und der Stirnhöhle. Laryngol Rhinol Otol (Stuttg) 59:14

Legler U (1980) Zur operativen Therapie entzündlicher Erkrankungen der Kieferhöhle. Laryngol Rhinol Otol (Stuttg) 59:6

Marx H (1950) Über Fehler und Gefahren bei Nasen- und Ohrenoperationen. Arch Klin Exp Ohr Nas Kehlk Heilk 158:1

Mennig H (1956) Zur Pathogenese der Kieferhöhlenmukozelen. Arch Klin Exp Ohr Nas Kehlk Heilk 169:466

Messerklinger W (1979) Das Infundibulum ethmoidale und seine entzündlichen Erkrankungen. Arch Otorhinolaryngol 222:11

Messerklinger W (1980) Diagnostische und therapeutische Möglichkeiten des niedergelassenen HNO-Arztes bei der Sinusitis. In: Ganz H (Hrsg) HNO-Praxis Heute, Bd 1. Springer, Berlin Heidelberg New York

Moszynski B, Krocska-Malinkowska L (1979) Value of the external drainage in the diagnosis and treatment of frontal sinusitis. Otolaryngol Pol 33:583

Naumann HH (1974) Chirurgie der Nasennebenhöhlen. In: Naumann HH (Hrsg) Kopf- und Halschirurgie, Bd II/1. Thieme, Stuttgart

Nühsmann T (1926) Entzündliche Erkrankungen der Kieferhöhle. In: Denker, Kahler (Hrsg) Handbuch der Hals-Nasen-Ohrenheilkunde, Bd. II/2. Springer, Berlin und Bergmann, München, S 728

Ono Y et al (1975) Clinical manifestation of muco- and pyocele of the sphenoid and ethmoid sinuses. Neurol Surg 3:681

Petzel JR, Minderjahn A, Kreidler J (1980) Das Syndrom der operierten Kieferhöhle. Klinische, röntgenologische und sinuskopische Befunde. Dtsch Z Mund Kiefer Ges Chirurg 4:144

Pfeifer G, Schmitz R (1973) Über Schmerzen im Oberkiefer nach Kieferhöhlenoperationen. Dtsch Zahnärztl Z 28:989

Price HI, Danziger A (1980) Computerized tomographic findings in mucoceles of the frontal and ethmoid sinuses. Clin Radiol 31:169

Psakhis BI et al (1977) Surgical obliteration of the maxillary sinus with formalin-treated homoadipose tissue. Vestn Otorinolaringol 39:50

Ristow W (1969) Röntgenologische Befunde nach Kieferhöhlenoperation. Z Laryngol Rhinol 48:842

Rolffs J, Schmelzle R, Schwenzer N, Neumann V (1979) Zur chirurgischenTherapie der odontogenen Sinusitis maxillaris. Ein Bericht über 397 Fälle. Dtsch Zahnärztl Z 34:30

Sato M et al (1979) Clinical and electron microscopic observation of the postoperative maxillary cysts. Otol Fukuoka 25 [Suppl 1]:205

Schreiner L (1982) Vortrag auf der Jahresversammlung der Münchner oto-rhino-laryngologischen Gesellschaft, November 1982

Schroeder H-G, Welge-Lüssen H, Glanz H (1981) Bewegungsstörungen des Augapfels nach Stirnhöhlenoperationen (Formen, Vermeidung, Therapie). Laryngol Rhinol Otol (Stuttg) 60:113

Seegers D, Brusis T (1980) Die Kieferhöhlenoperation nach Caldwell-Luc. Nachunter-
   suchungsergebnisse und Folgerungen. HNO (Berl) 28:71
Smith AT (1958) Orbital apex syndrome. Ann Otol Rhinol Laryngol 67:742
Uffenorde W (1952) In: Uffenorde H (Hrsg) Anzeige und Ausführung der Eingriffe
   an Ohr, Nase und Hals, 2. Aufl. Thieme, Stuttgart
Wallenreiter P (1974) Über Mukozelen der Nasennebenhöhlen. Inaug Diss Marburg
Weaver RG, Gates GA (1979) Mucoceles of the sphenoid sinus. Otolaryngol Head
   Neck Surg 87:168
Weille F (1946) The problem of secondary frontal sinus surgery. Ann Otol Rhinol
   Laryngol 55:372
Wigand ME (1981) Transnasale endoskopische Chirurgie der Nasennebenhöhlen bei
   chronischer Sinusitis. II. Die endonasale Kieferhöhlenoperation. HNO(Berl)29:263
Zange J (1950) Operationen im Bereich der Nase und ihrer Nebenhöhlen. In: Thiel
   (Hrsg) Ophthalmologische Operationslehre, Bd IV. Thieme, Leipzig
Zehm S (1973) Der Stirnbeindefekt und seine plastische Versorgung unter besonderer
   Berücksichtigung von Tantal. HNO (Berl) 21:79

Erkrankungen der Mundschleimhaut in der Praxis

V. Jahnke

Die Mundschleimhaut kann bei vielen inneren, dermatologischen und neurologischen Krankheiten mitbeteiligt sein, ihre einfache Beobachtung ermöglicht häufig die Frühdiagnose einer allgemeinen Krankheit. Für eine zuverlässige Diagnostik sollte die Mundschleimhaut aber als „Spiegel des Organismus" ebenso wie die Zunge als „Spiegel der Ernährung" nicht überschätzt werden, da örtliche Faktoren wie Sekundärinfektion das Bild oft verfälschen. Bei zahlreichen Läsionen der Mundschleimhaut darf auf die Konsultation anderer Fachdisziplinen, vor allem der Inneren Medizin, der Kinderheilkunde, der Dermatologie, der Neurologie sowie der Zahn-, Mund- und Kieferheilkunde nicht verzichtet werden.

Von den vielgestaltigen Krankheiten der Mundschleimhaut wurden für diesen Beitrag diejenigen ausgewählt, deren Diagnostik und Therapie in der HNO-ärztlichen Praxis aktuell sind (Jahnke 1978, Schätzle 1980). Besonders berücksichtigt werden dabei Veränderungen der Zunge, vor allem Karzinome der zur Mundhöhle gehörenden vorderen zwei Drittel der Zunge (Zungenkörper; oraler, beweglicher Zungenanteil).

1. Untersuchungsmethoden

Die sorgfältige **Inspektion** der Mundschleimhaut ist eine für jeden Arzt einfache und ergiebige Routineuntersuchung. Sie geschieht am besten mit dem Stirnreflektor unter indirekter Beleuchtung. Mit Hilfe von zwei Mundspateln lassen sich die Wandungen der Mundhöhle, die Zunge einschließlich ihrer Unterfläche und seitlichen Anteile, der Mundboden sowie die Ostien der großen Speicheldrüsen beurteilen. Für die Früherkennung maligner Tumoren ist insbesondere auf Verhornungsanomalien sowie exophytische und ulzerierende Läsionen der Mundschleimhaut zu achten.

Die **Palpation** ist unerläßlich für die Beurteilung aller Krankheiten der Mundhöhle, welche keine sichtbaren Veränderungen der Schleimhautoberfläche verursachen. Insbesondere Schleimhautverdickungen und Infiltrationen in der Umgebung von Karzinomen lassen sich meistens nur durch Palpation wahrnehmen. Zur Bestimmung der Tiefenausdehnung einer sichtbaren oder unsichtbaren Veränderung sowie für die Untersuchung von Mundboden und regionären Lymphknoten ist die bimanuelle Palpation erforderlich.

Röntgenuntersuchungen können zusätzliche Informationen geben, insbesondere Unterkieferaufnahmen bei Malignomen mit Verdacht auf Knochenbeteiligung. Mundschleimhautveränderungen sind besonders gut zugänglich für eine gezielte **Probeexzision**; die Hauptindikation ist Tumorverdacht, aber auch bei spezifischen Entzündungen (Tuberkulose, Lues) und Mykosen ermöglicht häufig erst eine histologische Untersuchung die endgültige Diagnose. *Bei jeder ulzerierenden Mundschleimhautveränderung von mehr als drei Wochen Dauer muß unbedingt eine Biopsie durchgeführt werden.* Sie sollte in einer Klinik erfolgen, welche ggf. die endgültige Therapie durchführen kann.

Laboruntersuchungen (Blutbild, Serologie, Bakteriologie, Mykologie u.a.) können bei der Differentialdiagnose der Mundschleimhauterkrankungen entscheidend sein. Die **Zytologie** spielt in der Mundhöhle für die Diagnose maligner Tumoren keine wichtige Rolle. Der Abstrich ersetzt niemals die genaue Beurteilung der Mundhöhle durch einen erfahrenen Untersucher und die zur endgültigen Tumordiagnose stets notwendige Biopsie; selbst als Screening-Test ist die Zytologie in diesem Bereich überflüssig. Die für die Früherkennung von Mundschleimhautkarzinomen angegebene *Toluidinblaufärbung* hat sich uns nicht bewährt.

2. Zungenbelag und Haarzunge

Die normale Zunge ist fleischfarben, hat ausreichende Feuchte, körnige Ausbildung der glänzenden rötlichen Papillae fungiformes und einen zartweißlichen Belag durch die Spitzen der verhornenden Papillae filiformes. Im Einzelfall ist die Entscheidung schwer, ob es sich um eine noch normale oder schon pathologisch veränderte Zunge handelt. Dies gilt insbesondere für die Beurteilung von **Zungenbelag;** denn Zungenbeläge sind meist vieldeutig und oft sekundärer Natur. Im allgemeinen sind sie weißlich-grau; ihre Färbung ist abhängig von Farbstoffen in der Nahrung oder Arzneimitteln, Pilzen und Bakterientätigkeit sowie vom Grad der Verhornung der Papillae filiformes, im Extremfall bis zur sog. schwarzen **Haarzunge.** Diese an sich harmlose, aber oft als Krankheit empfundene Haarzunge (Lingua villosa) entsteht nämlich durch verstärkte Verhornung der filiformen Papillen mit manchmal zentimeterlangen Hyperkeratosen. Zwischen den hyperkeratotischen Schichten finden sich zahlreiche Pilze und Bakterien. Die Verfärbung wird auf den Einfluß von Mikroorganismen und deren Stoffwechselprodukten bei einer veränderten Mundhöhlen- und Darmflora zurückgeführt. Als disponierende Reize kommen besonders Nikotinabusus, Soor, Dysbakterie des Darms, Kortikosteroide, schließlich auch psychische Faktoren in Betracht; in der Praxis sieht man als Ursache einer schwarzen Haarzunge am häufigsten eine Antibiotikabehandlung. *Therapeutische Maßnahmen,* insbesondere mechanischer oder chemischer Art (Behandlung mit einer Zahnbürste bzw. Spülungen mit scharfen Lösungen) sind in der Regel nicht angezeigt, nach Möglichkeit aber die Ausschaltung ursächlicher Faktoren.

3. Entwicklungsanomalien der Zunge

Aufgrund ihrer embryologischen Entwicklung kann die Zunge Ort vielgestaltiger angeborener Fehlbildungen sein. Selbst schwere Hypoplasien der Zunge schließen nicht eine normale Ernährung und Sprache aus.

3.1 Die kongenitale Ankyloglossie

Hier ist das Frenulum linguae verkürzt und höher als normal am Alveolus angesetzt. Das dürfte nur selten zu Störungen bei der Nahrungsaufnahme oder Kaufunktion führen; als Ursache von Sprachstörungen wird diese Entwicklungsvariation meistens überschätzt, so daß eine Operation in der Regel nur bei einer Entwicklungsstörung der dentoalveolären Strukturen indiziert ist und vor dem fünften Lebensjahr allgemein abgelehnt wird. Wegen Veränderungen an den übrigen Weichteilen verspricht nur eine Z-Plastik dauernden Erfolg. Das einfache Durchschneiden des Zungen-bändchens war früher ein häufiger Eingriff bei Neugeborenen und Säug-lingen, um das ungehinderte Saugen zu gewährleisten; in alten Hebammen-büchern findet sich der Hinweis, das Zungenbändchen mit dem scharfen Fingernagel zu durchtrennen. Heute kommt eine *Durchschneidung des Zungenbändchens* in diesem Lebensalter lediglich für schwerste Fälle in Frage, ein Wiederverwachsen wird dann gewöhnlich durch die ständige Zungenbewegung verhindert. Im Alter kann der Eingriff notwendig wer-den, falls die Ankyloglossie nach Versorgung mit einer Zahnprothese Schwierigkeiten beim Essen und Sprechen verursacht. Die Verkürzung und Sklerosierung des Frenulum gilt als Frühsymptom der progressiven Sklerodermie.

3.2 Die Landkartenzunge (Lingua geographica, Exfoliatio areata linguae)

ist eine familiär gehäufte, harmlose Konstitutionsanomalie; sie ist charak-terisiert durch unregelmäßige rote Flecken auf der Oberfläche der vorde-ren zwei Zungendrittel, welche „wandern" infolge Heilung an einer Grenze und Fortschreiten an einer anderen. *Therapeutisch* ist vor allem bei gleichzeitigem Zungenbrennen oder Schmerzempfindungen eine reiz-lose Kost, Verzicht auf Rauchen und ggf. zahnärztliche Behandlung zu empfehlen.

3.3 Die Faltenzunge (Lingua plicata, Lingua scrotalis)

ist in etwa 20% der Fälle mit einer Lingua geographica kombiniert; sie gehört zum sicher sehr seltenen Melkersson-Rosenthal-Syndrom (Falten-zunge, rezidivierende angioneurotische Lippenödeme und Fazialisparese) und kommt bei etwa 30% der Patienten mit Down-Syndrom (Syn. Mon-golismus, Trisomie 21) vor. Die tiefen engen Zungenfalten treten oft erst deutlich hervor, wenn die Zunge seitlich gedehnt wird; die anaeroben Bedingungen in der Tiefe der Furchen begünstigen Infektionen und kön-nen insbesondere als Eintrittspforte für Soor, Herpes simplex, Lues und

Tbc dienen. Bei *Schmerzen* infolge Epithelerosionen am Boden der Furchen hat sich Volon-A-Haftsalbe bewährt; saure oder gewürzte Speisen sind zu vermeiden.

3.4 Die angeborene mediane rautenförmige Glossitis (Glossitis rhombica mediana)

ist charakterisiert durch einen roten, etwas vorgewölbten Bezirk in der Medianlinie des Zungenrückens unmittelbar vor den Papillae circumvallatae mit starker Verdickung des Plattenepithels (Abb. 1). Eine Behandlung dieser meistens asymptomatischen, zufällig entdeckten, bisweilen aber auch Krebsangst verursachenden Veränderung ist selten erforderlich (Ganz 1982). In ihrer Lokalisation identisch mit der Glossitis rhombica mediana ist die *chronisch-hyperplastische Candidiasis,* welche typischerweise aber abgeschabt werden kann.

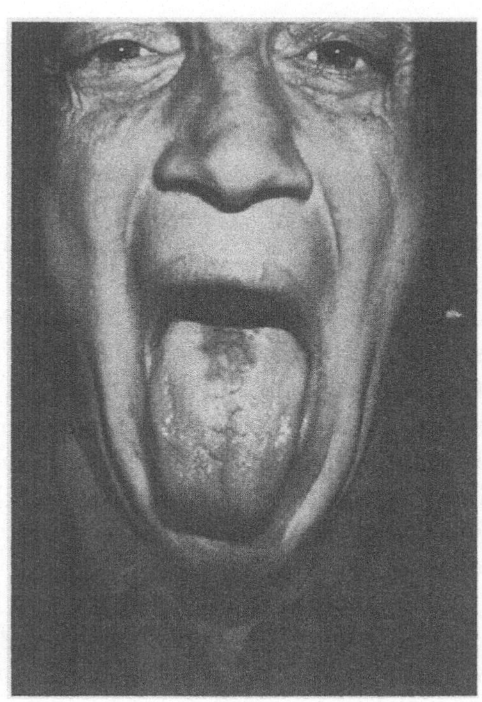

Abb. 1. Typisches klinisches Bild einer Glossitis rhombica mediana (Ganz 1982)

3.5 Makroglossie

Unter diesem Symptom versteht man eine ausgeprägte, umschriebene oder diffuse Volumenzunahme der Zunge, die meistens angeboren ist. Ursächlich handelt es sich häufig um Hämangiome oder Lymphangiome,

welche als echte Tumoren anzusehen sind. Angeborene Zungenverände-
rungen gibt es auch bei Myxödem, Akromegalie, Neurofibromatose,
Glykogenspeicherkrankheit und Lues. Makroglossie wurde ferner bei
verschiedenen *Mißbildungssyndromen* beschrieben, zum Beispiel Down-
Syndrom. Schon geringgradige Makroglossien verursachen unter Umständen Schwierigkeiten beim Kauen, Schlucken und bei der Kontrolle des
Speichelflusses. Auch Sprachstörungen, Beeinträchtigungen der Zahnent-
wicklung oder Malokklusion können als funktionelle Folgen einer Makroglossie auftreten. Eine operative *Zungenverkleinerung* ist indiziert, wenn
der Zungenrand sich beim Sprechen oder Schlucken über die Kauflächen
der Zähne ausbreitet. Die erwünschte Verkürzung und Verschmälerung
wird am besten durch Keilexzision erreicht, oder man reduziert die Rän-
der symmetrisch, bis die Zunge ohne Schwierigkeiten in der Mundhöhle
Platz hat. Die Zungenresektion wird *vor* einer kieferchirurgischen Korrektur der knöchernen Deformität durchgeführt, welche durch die Makroglossie verursacht wurde.

4. Infektionen der Mundschleimhaut

4.1 Spezifische Entzündungen

Unter den chronischen Infektionskrankheiten sind vor allem die **spezifischen** Entzündungen von Interesse. Es ist wichtig, trotz der Seltenheit
dieser Infektionen an die Möglichkeit ihres Vorkommens zu denken. Da
sie im makroskopischen Bild sehr ähnlich sind, ergeben sich oft differen-
tialdiagnostische Schwierigkeiten. Zu berücksichtigen ist auch *das gleichzeitige Vorhandensein* einer oder sogar von zwei verschiedenen dieser
Infektionen *mit einem Karzinom.* Zur endgültigen Abklärung ist neben
einer sorgfältigen Anamnese und klinischen Beurteilung eine genaue
bakteriologisch-serologische Untersuchung und eine *Probeexzision* notwendig.

Die erworbene **Lues** gewinnt durch das zahlenmäßige Wiederansteigen
der Lues in den letzten Jahren an Bedeutung. Der Primäreffekt ist ein
induriertes Ulkus mit starker regionaler Lymphknotenvergrößerung, die
Schleimhautveränderungen des Sekundärstadiums (Plaques muqueuses)
sind sehr infektiös und gehen mit positiven serologischen Reaktionen ein-
her. Die indolenten und destruierenden *Gummen* im tertiären Stadium
der Lues sind meistens umschrieben und neigen zur Ulzeration; eine charakteristische Manifestation an der Zunge ist die tertiär-luische atrophische
und interstitielle Glossitis, welche als „fakultative" Präkanzerose angesehen wird. Die Behandlung der Lues erfolgt durch den Dermatologen.

Die **Mundhöhlentuberkulose** ist seit Einführung der Chemotherapie sehr selten, gewöhnlich handelt es sich um eine sekundäre, meist ulzerierend auftretende Schleimhauttuberkulose in Zusammenhang mit der Krankheit anderer Organe (gewöhnlich einer Lungentuberkulose). Differentialdiagnostisch sind vor allem Lues, Karzinom und Trauma abzugrenzen, wobei auf Zeichen einer aktiven oder abgelaufenen Tuberkulose, besonders der Lunge (Thoraxaufnahme!), zu achten ist.

4.2 Candida albicans

In der normalen Mundhöhle verhalten sich zahlreiche potentiell pathogene Mikroorganismen symbiotisch zum Wirt und werden erst bei Resistenzminderung die Ursache einer Mundschleimhauterkrankung. Dies gilt insbesondere für Candida albicans, den häufigsten fakultativ-pathogenen Sproßpilz der Mundhöhle, dessen Nachweis ohne deutlichen klinischen Befund nicht Anlaß für eine entsprechende Therapie sein darf. Man muß stets *zwischen einer symptomlosen Candidabesiedelung und einer Candidainfektion mit klinischen Erscheinungen unterscheiden.* Bei jeder Candidiasis der Mundhöhle stellt sich die Frage nach begünstigenden Grundkrankheiten oder örtlichen Faktoren. Wichtigste *prädisponierende Faktoren* sind: Tabak; Behandlungen mit Antibiotika, Chemotherapeutika und Kortikosteroiden; Allgemeinkrankheiten und Stoffwechselstörungen (insbesondere Diabetes); Leukämie; maligne Tumoren und Strahlentherapie. Bei der häufigsten oberflächlichen pseudomembranösen Form („Soor") mit entzündlicher Schleimhautrötung lassen sich die weißlichen Beläge leicht abwischen, und es bleibt eine blutende Oberfläche zurück. Seltener sind Ulzerationen oder eine leukoplakische Epithelhyperplasie mit stärkerer entzündlicher Infiltration; sie muß von einer präkanzerösen Leukoplakie unterschieden werden, zumal auch bei dieser häufig eine sekundäre Candidabesiedlung auftritt.

Die *Diagnose* der Candidainfektion wird gewöhnlich durch das Abstrichergebnis gesichert, in Zweifelsfällen durch eine Probeexzision mit Spezialfärbung für die Myzelien.

Therapeutisch wird vor allem Nystatinum (Moronal) empfohlen, ferner Pinselungen mit ein- bis zweiprozentigem Gentianaviolett oder zweiprozentiger Pyoktaninlösung[1].

---

1 Besonders geeignet ist auch Dequonal®, das Hefepilze innerhalb von 30 s abtötet. Siehe Rieth (1979, 1981) (Red.)

4.3 Stomatitis herpetica

Im Gegensatz zur Candidainfektion handelt es sich bei der akuten Stomatitis herpetica um eine Primärinfektion der Mundhöhle durch das Herpesvirus. Sie ist am häufigsten bei *Jugendlichen* und vergesellschaftet mit schweren Lokalerscheinungen, Fieber und Lymphknotenvergrößerungen. Die an der gesamten Mundschleimhaut, besonders aber der Gingiva auftretenden Bläschen platzen rasch, und es entstehen Ulzerationen mit gelblichen Belägen. Später kommt es oft zur bakteriellen Sekundärinfektion mit stärkeren Schmerzen, die Läsionen verschwinden ohne Narben innerhalb von ein bis zwei Wochen. Die Behandlung ist symptomatisch, nach bakterieller Sekundärinfektion helfen auch Tetracyclin-Mundspülungen bei diesem primären Virusinfekt. An der Herpesinfektion können schon Säuglinge und Kleinkinder erkranken; verbleibt das Virus im Körper, kann es zu rezidivierenden Infektionen kommen, am häufigsten als **Herpes labialis** bei fieberhaften Erkrankungen, Sonnenexposition und psychischer Belastung. Die virustatische Lokalbehandlung mit Virunguent® oder mit Viru-Merz Serol® erfüllt häufig nicht die Erwartungen.

Die **Herpangina** wird *nicht* durch Herpesviren, sondern Coxsackieviren verursacht; sie unterscheidet sich von der Stomatitis herpetica durch die vorwiegende Lokalisation der Bläschen am weichen Gaumen, eine geringe Symptomatik und eine raschere Heilung.

4.4 Nicht-infektiöse Aphthosis

Eine dermatologische Krankheit an der Mundschleimhaut, welche auch der Hals-Nasen-Ohrenarzt häufiger sieht, ist die nicht-infektiöse Aphthosis. Es handelt sich um entzündliche pseudomembranöse Lasionen mit oberflächlichem grau-weißem Belag und hochroter Randzone. Die solitären oder häufiger multiplen, scharf begrenzten Epitheldefekte in der Mundschleimhaut sind sehr schmerzhaft und heilen innerhalb von ein bis zwei Wochen ohne Narben aus; sie kommen bei 20% der erwachsenen Bevölkerung vor und rezidivieren häufig (habituelle rezidivierende Aphthen).

Zu der Gruppe der benignen Aphthosis gehören auch die narbenbildenden großflächigen Ulzera *(Typ Sutton)* und die herpetiformen Ulzera *(Type Cooke);* bei letzteren handelt es sich lediglich um einen deskriptiven Terminus, *nicht* aber um eine Herpesinfektion.

Zu den nicht-infektiösen Aphthosis-Formen gehört ferner der **Morbus Behçet** als **maligne Aphthosis** (Trias von Aphthen, Hypopyon-Iritis und Genitalulzera).

Die *Differentialdiagnose* rezidivierender oberflächlicher oraler Ulzerationen ist ein Problem. Wegen ihrer Ähnlichkeit bei unterschiedlichen Krankheiten helfen oft Unterscheidungsmerkmale wie Lokalisation,

Lebensalter und gleichzeitige anderweitige Veränderungen, besonders an der Haut.

Die *Ätiologie* rezidivierender benigner Aphthen ist unklar. Bei prädisponierten Personen hat man bestimmte Charakterstrukturen und Verhaltensweisen, eine familiäre Häufung und eine neurovegetative Labilität festgestellt. Ferner kommen in Frage psychischer Streß, autoimmunologische Reaktionen, Nahrungsmittelallergien und hormonelle Faktoren.

Die *Therapie* der Aphthosis ist ein Dilemma und kann nur symptomatisch sein. Zur Abkürzung der Schübe und zur Schmerzlinderung werden kortikosteroidhaltige Mundpasten oder Volon-A-Haftsalbe ® empfohlen sowie Spülungen mit Myrrhentinktur, Wasserstoffsuperoxyd oder Kamille; bewährt haben sich nach vorheriger Applikation von einprozentigem Pantocain auf die Läsionen Pinselungen mit zweiprozentiger wässriger Pyoktaninlösung, zehnprozentigem Silbernitrat, Albothyl, oder Povidon-Jod (Betaisodona ®). Starke Schmerzen sprechen auch gut auf visköses Xylocain ® an.

5. Mundschleimhauterkrankungen bei dermatologischen Krankheiten

Bei zahlreichen dermatologischen Krankheiten kann die sorgfältige Beobachtung der Mundhöhle die Frühdiagnose ermöglichen. Wegen der notwendigen Beschränkung des Themas sollen hier nur die oralen Schleimhautveränderungen beim Lichen ruber planus und beim Erythema exsudativum multiforme besprochen werden.

5.1 Der orale Lichen ruber planus

ist für den Hals-Nasen-Ohrenarzt von besonderer Bedeutung, da die oft symptomarmen Läsionen leicht mit einer präkanzerösen Leukoplakie verwechselt werden. Charakteristisch sind weiße netzförmig angeordnete Streifen vorzugsweise im Bereich der Wangenschleimhaut, welche konfluieren können und dann von einer Leukoplakie nur durch den mikroskopischen Befund abzugrenzen sind. Neben der nicht erosiven Form können Schleimhauterosionen unterschiedlichen Ausmaßes das Bild bestimmen. Die Ursache der Krankheit ist unbekannt. Die Prognose ist gut.

5.2 Das Erythema exsudativum multiforme

gehört zu den bullösen Erkrankungen und bevorzugt Jugendliche. Die oralen Läsionen zeigen sich als sehr schmerzhafte Erosionen oder pseudomembranöse Beläge mit hämorrhagischen Krusten vor allem an den Lippen.

Der Allgemeinzustand mit den Zeichen eines schweren fieberhaften Infektes ist stark beeinträchtigt. Die besonders schwere Form des Krankheitsbildes ist als **Stevens-Johnson-Syndrom** beschrieben. Die *Ätiologie* ist nicht sicher bekannt, eine Arzneimittelüberempfindlichkeit (gegen Penicillin, Sulfonamide, Barbiturate, Antipyretica u.a.) kann aber häufig nachgewiesen werden. Die Behandlung erfolgt ebenso wie beim Lichen ruber planus durch den Dermatologen.

6. Allergische Reaktionen

Allergische Reaktionen an der Mundschleimhaut gibt es nach Serum- oder Antibiotikainjektionen, Phenothiazingaben (lebensbedrohliches angioneurotisches Ödem nach Chlorpromazin und Prochlorperazin), durch Pyrazolonabkömmlinge, Aspirin, Sulfonamide, Hydantoin, Lokalanästhetika (z.B. Novokain) oder Nahrungsmittel. Das überwiegend allergisch bedingte Quincke-Ödem bevorzugt neben dem Larynx und den Augenlidern die Ober- und Unterlippe sowie die Wangen. Diese akuten Ödeme sind meist blaß, unscharf begrenzt und nur flüchtig; die Ursache ist oft nicht klar erkennbar.

Bekannt ist auch der lebensbedrohliche Verlauf der anaphylaktischen Reaktionen nach *Bienen- und Wespenstichen* mit akuter Volumenzunahme der Zunge. Bei durch Anamnese, Hauttests und allergenspezifische IgE-Bestimmung nachgewiesener Allergie ist eine spezifische Hyposensibilisierung indiziert; während diese bisher mit den Ganzkörperextrakten des Insekts erfolgte, stehen jetzt gereinigte Giftextrakte zur Verfügung.

Eine medikamentenbedingte Mundschleimhautveränderung ist die Gingivahyperplasie (**Makrulie**) durch Diphenyl-Hydantoin als Folge einer antiepileptischen Behandlung; möglicherweise handelt es sich um eine Überempfindlichkeitsreaktion. Die charakteristischen diffusen Verdickungen können durch gute Mundhygiene wieder verschwinden, andernfalls sollte man das Antikonvulsivum wechseln.

7. Zungenbrennen

Verschiedenartige Schmerzempfindungen der Zunge (Glossodynie), besonders aber „Zungenbrennen", vorwiegend an der Zungenspitze und am Zungenrand, treten als Symptom bei zahlreichen, vor allem internistischen Krankheiten auf:

Lokale Reizzustände infolge Infektionen, Trauma oder Tumor, zahnärztliche Materialien, exogene Noxen

Röntgenbestrahlung, alimentäre *Allergene*

Allgemeininfektionen, neurogene Störungen und *Mangelkrankheiten* (am häufigsten bei gestörter Magen- und Leberfunktion mit typischer Atrophie der Zungenoberfläche); *Sialosen* mit Sicca-Syndrom; *Diabetes mellitus;* psychische Faktoren.

Die Zungensymptome müssen unter Berücksichtigung aller differentialdiagnostischen Kriterien genau abgeklärt werden, gegebenenfalls mit Hilfe einer gründlichen internistischen, dermatologischen, neurologischpsychiatrischen und zahnärztlichen Untersuchung. Bei Patienten mit nachweisbaren Veränderungen, welche die Zungensymptomatik erklären könnten, ist oft eine kausale Therapie der örtlichen oder allgemeinen Störung möglich. Häufiger sind die Fälle, in denen die Symptome sich nicht durch einen entsprechenden organischen Befund oder pathologische Veränderungen objektivieren lassen. Nicht selten kommt es z.B. bei Frauen im Rückbildungsalter zu brennenden Mißempfindungen oder auch zu Druck-, Taubheits- und Spannungsgefühl an der Zunge. Diese Patienten sind beunruhigt und haben häufig schon mehrere Ärzte konsultiert. Man muß sie nach eingehender Untersuchung überzeugen, daß keine ernsthafte Erkrankung vorliegt. Der Versuch einer lokalen oder analgetischen Behandlung ist gelegentlich angezeigt. Psychiatrische Konsultation kann erwogen werden, u.U. helfen Psychopharmaka.

Zahnärztliche Materialien werden sicher häufig zu Unrecht als Ursache von Zungenbrennen angeschuldigt. Zwar kann Prothesenmaterial sowohl lokale Reizzustände als auch in seltenen Fällen eine Allergie hervorrufen, die zu erwartende Rötung der Gaumenschleimhaut im Bereich des Kontaktes mit der Prothese wird dann aber durch Nichttragen der Prothese ebenso wie die Beschwerden verschwinden. Die Verwendung verschiedener Metalle in der Mundhöhle, vor allem von Amalgam-Füllungen (Quecksilberverbindung mit Silber) in direktem Kontakt mit Goldfüllungen mit daraus angeblich resultierenden Potentialdifferenzen ist als ätiologischer Faktor sehr umstritten; am ehesten könnten elektrochemische Prozesse, welche der Patient als Zungenbrennen oder sauren bzw. metallischen Geschmack empfindet, nach einer frischen Amalgamfüllung für kurze Zeit (bis zur Oxydation der Füllungen) auftreten.

Manche Diabetiker klagen über quälendes Zungenbrennen („**Diabeteszunge**") infolge einer Mundtrockenheit; diese wird mit einer diabetischen Funktionsstörung der Speicheldrüsen sowie mit der azidotischen Stoffwechsellage und vermehrten allgemeinen Exsikkation erklärt. Das Symptom des Zungenbrennens wird hier zumindest teilweise auch auf eine *diabetische Neuropathie* des sensiblen N. lingualis zurückgeführt.

Zungenbrennen begleitet häufig auch das **Plummer-Vinson-Syndrom**, welches durch eine rote glatte Zunge, eine hypochrome Eisenmangelanämie sowie eine Atrophie der Oesophagus- und Magenschleimhaut mit dysphagischen Beschwerden charakterisiert ist. Dieses Syndrom ist ein konditionierender Faktor für Karzinome des Larynx und Hypopharynx.

8. Xerostomie

Bei dem oft quälenden Symptom der chronischen Mundtrockenheit (Xerostomie) sind zahlreiche ursächliche Faktoren zu berücksichtigen: Störungen des Wasser- und Elektrolythaushaltes, z.B. Dehydratation infolge Erbrechen oder Diarrhoe; Diabetes mellitus, Urämie, progressive Sklerodermie; Medikamente (Phenothiazine, Antihypertensiva, Diuretica, Belladonna, Psychopharmaka) Sialadenitiden und Sialadenosen mit vermindertem Speichelfluß; psychische Faktoren, altersbedingte Trockenheit.

Eine häufige Ursache ist das **Sjögren-Syndrom** (Syn. myoepitheliale Sialadenitis, benigne lymphoepitheliale Läsion). *Klinisch* findet man neben der Mundtrockenheit mit zähem klebrigem Speichel oft eine papillenarme, glatte und rote Zunge („Firniszunge"), ferner eine meist beidseitige Parotisschwellung, eine Keratokonjunctivitis sicca, sowie chronisch-rezidivierende Gelenkbeschwerden mit hohen Rheumafaktortitern.

Praktisch wichtig ist die bei *bestrahlten Tumorpatienten* nach 10–15 Gy (1000–1500 rad) beginnende Fibrose der sekretorischen Elemente in den großen und kleinen Speicheldrüsen infolge Reduktion der Drüsendurchblutung; der dadurch verminderte Speichelfluß mit zunehmender Viskosität ruft das Symptom Mundtrockenheit hervor. Die **strahleninduzierte Sialadenitis** ist in ihrem Ausmaß vom Strahlenfeld, von der Strahlendosis und von der Fraktionierung der Bestrahlung abhängig. Bei der „Mukositis" als Strahlenreaktion der Mundschleimhaut handelt es sich um pseudomembranöse grau-weiße Läsionen, welche unter Umständen eine Unterbrechung bis zum Abklingen der Reaktion und eine anschließend stärkere Fraktionierung der Strahlendosis erfordern; ähnliche Mundschleimhautveränderungen können durch *Zytostatikabehandlung* verursacht werden.

Die *Behandlung* der Xerostomie soll nach Möglichkeit kausal sein. Symptomatisch sind zu empfehlen: Mundpflege; häufiges Trinken kleiner Mengen von Wasser, Milch oder alkoholarmem Bier; Pilocarpin-Tropfen in individueller Dosierung; Mucinol; synthetischer Speichel (Glandosane®).

Verminderte Speichelbildung spielt möglicherweise auch eine Rolle bei der Entstehung von Mundhöhlenkarzinomen.

9. Foetor ex ore

Das Symptom Foetor ex ore (Mundgeruch) ist eine subjektive Geruchs-
mißempfindung, welche zahlreiche Ursachen haben kann. Für den Internisten sind charakteristische Mundgerüche bei bestimmten Systemkrank-
heiten von diagnostischem Wert, insbesondere bei der Differentialdiagnose
von Bewußtseinsstörungen: der obstartige Azetongeruch im Coma diabe-
ticum, der süßliche Foetor hepaticus beim endogenen Leberzerfallskoma
und der urinartige urämische Foetor.

Mit üblem Mundgeruch als einzigem Symptom suchen Patienten gelegentlich Rat in der Praxis des HNO-Arztes, wobei auch die Frage nach der
Notwendigkeit einer Tonsillektomie und bei Kindern einer Adenotomie
gestellt wird. Zweifellos kann habituelle Mundatmung durch Vermehrung
und Veränderung der Mundflora Foetor verursachen, ebenso wie akute
und chronische Tonsillitis sowie vor allem eine Angina Plaut-Vincent
und ein Peritonsillarabszeß. Dabei wird Foetor ex ore aber in der Regel
nur als zusätzliches Symptom bewertet und ist nicht entscheidend für
die Indikation zur Operation.

In den meisten Fällen ist übler Mundgeruch *Folge einer nachlässigen
Mund- und Zahnpflege;* häufige Ursachen sind Zahnkaries, Zahnstein und
Parodontopathien. Aber auch Erkrankungen der Nasennebenhöhlen und
maligne Tumoren der oberen Luft- und Speisewege gilt es ursächlich aus-
zuschließen, ferner ein Zenkersches Hypopharynxdivertikel, Magenleiden
(säuerlicher Geruch), Bronchiektasen (fauliger Geruch) und Agranulozy-
tose; als charakteristisch gilt der süßliche Geruch bei Rachendiphtherie.
Foetor ex ore ist bei Männern (insbesondere Rauchern) häufiger als bei
Frauen und läßt sich auch vermehrt bei alten Menschen feststellen[2]. Die
Behandlung von üblem Mundgeruch sollte nach Möglichkeit kausal sein,
symptomatisch wird man eine gute Mund- und Zahnhygiene empfehlen.

10. Präkanzerosen und Leukoplakien

Diesen Läsionen gilt die besondere Aufmerksamkeit des HNO-Arztes in
der Praxis und Klinik, da sie der sorgfältigen Inspektion, regelmäßigen
Beobachtung und gegebenenfalls gezielten Probeexzisionen in der Mundhöhle sehr gut zugänglich sind.

---

2 Morgendlicher Mundgeruch mit Sekretion ist auch Leitsymptom der Thornwaldt-
   schen Krankheit (Bursitis epipharyngica). Therapie: breite Eröffnung der Bursa
   (Red.)

10.1 Präkanzerosen

Sie sind definiert als morphologisch verändertes Gewebe, in welchem sich ein Karzinom mit größerer Wahrscheinlichkeit entwickelt als in dem ihm entsprechenden normal erscheinenden Gewebe. Einige Läsionen haben eine sehr große Wahrscheinlichkeit (20% oder mehr) der Kanzerisierung, andere eine viel geringere, während das Potential vieler präkanzeröser Veränderungen unbekannt ist. Präkanzerosen der Mundschleimhaut sind die Leukoplakie, der Morbus Bowen, die Erythroplasie, der Morbus Dubreuilh sowie sonstige potentielle/fragliche Präkanzerosen. Diese Diagnosen können nur unter Berücksichtigung des klinischen Bildes durch eine histologische Untersuchung gestellt werden.

10.2 Leukoplakie

Klinisch werden die in der Mundhöhle bevorzugt an Zunge und Mundboden lokalisierten Präkanzerosen meistens als Leukoplakie diagnostiziert. Nicht jede Leukoplakie ist aber eine Präkanzerose, andererseits können das sog. Carcinoma in situ und das invasiv wachsende Plattenepithelkarzinom ebenfalls als Leukoplakie in Erscheinung treten; ferner kommen an der Mundschleimhaut auch histologisch eindeutige Präkanzerosen ohne leukoplakische Oberfläche vor.

Dieses morphologische Dilemma hat dazu geführt, einer möglichst einfachen, klinischen Definition den Vorrang zu geben; sie wurde von Pindborg (1963) vorgeschlagen und durch die WHO 1967 übernommen:

Leukoplakie = weißer, nicht abwischbarer, keiner definierten Krankheit zuzuordnender Schleimhautbezirk

Die leukoplakischen Veränderungen reichen von leichten Epitheltrübungen bis zu dicken weißen Plaques und verrukösen Knötchen unterschiedlicher Größe und Ausdehnung. 20—30% der Leukoplakien sind mit *Candida* superinfiziert.

Einer Leukoplakie liegt eine Verdickung und Hyperkeratose der oberflächlichen Epithellagen der Mundschleimhaut zugrunde, ihre genaue Einordnung ist nur aufgrund der *histologischen Untersuchung* möglich.

Die einzelnen Angaben im Schrifttum über eine **maligne Entartung** von Leukoplakien der Mundhöhle liegen zwischen 2,4% bei Patienten mit der klinischen Diagnose Leukoplakie und 36,4% bei Patienten mit der histologischen Diagnose Leukoplakie. Das Zeitintervall zwischen dem Beginn der Leukoplakie bis zum Nachweis eines Karzinoms wird im Durchschnitt auf etwa zehn Jahre geschätzt.

11. Tumoren der Mundhöhle

11.1 Gutartige Tumoren der Mundhöhle

Mit Abstand am häufigsten handelt es sich um Papillome, es folgen Hämangiome, Lymphangiome und Fibrome. **Papillome** sieht man vor allem im Bereich des weichen Gaumens, des Zungenrückens im hinteren Drittel und der Zungenunterfläche; sie sind meist gestielt, rezidivieren selten und neigen in der Mundhöhle im Gegensatz zum Kehlkopf auch nicht zur malignen Entartung. Von den kleinen Speicheldrüsen der Mundschleimhaut nehmen muköse Zysten (Mukozelen; Ranula) und die seltenen pleomorphen Adenome ihren Ursprung. Die klinisch gutartigen Tumoren erfordern zum Ausschluß eines Malignoms die Entfernung in toto, damit die Diagnose stets histologisch gesichert wird.

11.2 Maligne Tumoren der Mundhöhle

Man schätzt sie auf 3−5% aller erfaßten bösartigen Tumoren ein. Für ihre Entstehung werden vor allem exogene Noxen verantwortlich gemacht, welche chronisch-entzündliche Schleimhautveränderungen hervorrufen, insbesondere Tabak- und Alkoholabusus. Vernachlässigte Mundhygiene und chronische mechanische Traumen bei dentalen Reizzuständen (scharfe Zahnkanten, schlecht sitzende Prothesen) sind wahrscheinlich als ursächliche Faktoren überschätzt worden.

Histologisch handelt es sich fast ausschließlich um Plattenepithelkarzinome. Daneben sind am häufigsten die von den kleinen Speicheldrüsen ausgehenden adenoid-zystischen Karzinome („Zylindrome"); sie sind charakterisiert durch oft lange Zeit nicht erkanntes submuköses Wachstum unter intakter Schleimhaut, die sehr starke Rezidivneigung und den chronischen Verlauf über Jahre oder sogar Jahrzehnte.

In der Mundhöhle entstehen Schleimhautkarzinome am häufigsten am *Zungenkörper* und *Mundboden.* Tumoren der anderen Mundhöhlenregionen (Tabelle 1) sollte der HNO-Arzt ebenfalls beurteilen können, die Therapie erfolgt aber meistens durch den Kieferchirurgen.

Das *diagnostische Leitsymptom* der biologisch sehr aggressiven Mundhöhlenkarzinome ist das Ulkus mit palpatorisch nachweisbarer umgebender Induration; selten ist ein vergrößerter Lymphknoten das Anfangssymptom.

Tabelle 1. Klassifizierung der Mundhöhlenkarzinome

Regionen
Mundschleimhaut   Unterer Alveolarkamm   Oberer Alveolarkamm   Harter Gaumen
Zungenkörper (vordere zwei Drittel der Zunge)   Mundboden
T_1 = Tumor mißt 2 cm oder weniger in seiner größten Ausdehnung T_2 = Tumor mißt mehr als 2 cm, aber nicht mehr als 4 cm in seiner größten Ausdehnung T_3 = Tumor mißt mehr als 4 cm in seiner größten Ausdehnung
Das innere Lippenrot ist einbezogen in die Region Mundschleimhaut

11.3 Erstbehandlung von Mundhöhlenkarzinomen

Die Radikalität ist praktisch immer entscheidend für den Erfolg. Die
Mehrzahl dieser Tumoren wird gegenwärtig operativ behandelt, davon
viele kombiniert mit einer meistens postoperativen Bestrahlung. Da eine
Verbesserung der Heilungsraten neben der Frühdiagnose von einer wirk-
sameren Behandlung der fortgeschrittenen Karzinome zu erwarten ist,
werden die Bemühungen um eine kombinierte Behandlung fortgesetzt,
wobei die Chemotherapie als weitere Therapiemöglichkeit neben Operation und Bestrahlung in den letzten Jahren aufgewertet worden ist. Wir
haben Cisplatin als wirksamste Einzelsubstanz in Kombination mit
Methotrexat und Bleomycin erfolgreich eingesetzt (Jahnke 1980), verbreitet ist auch das „Heidelberger Schema" mit Methotrexat, Vincristin
und Bleomycin (Weidauer 1981). Die Chemotherapie wird angewendet
als Palliativmaßnahme für Rezidive, als adjuvante Therapie zur Rezidiv-
prophylaxe sowie präoperativ bei nicht vorbehandelten Patienten mit
nachfolgender Operation oder Bestrahlung.

Eine zu wenig genutzte Möglichkeit, Schmerzen, Foetor und Blu-
tungsbereitschaft bei inkurablen Tumoren zu vermindern, ist die *kryo-
chirurgische Behandlung* (s. HNO-Fachalmanach 1976).

Die wichtigste Grundlage für die Wahl der geeigneten Therapie bei
Mundhöhlenkarzinomen ist die **Klassifikation** nach dem TNM-System
(Schwab 1982) (Tabelle 1). Wegen der Häufigkeit tastbar vergrößerter
Halslymphknoten und mikroskopischer, also klinisch okkulter Metasta-
sen ist die Behandlung der abführenden Lymphwege in das Konzept der
radikalen Entfernung des Primärtumors integriert.

11.4 Lymphabfluß

Der Lymphabfluß der Mundhöhle (Abb. 2) führt vorwiegend in die submentalen und submandibulären Lymphknoten und kann auch kontralateral erfolgen. Weitere Stationen sind die oberen, mittleren und unteren Jugularislymphknoten.

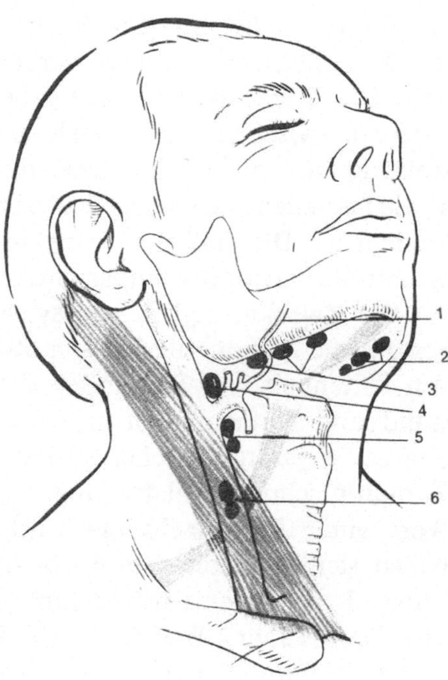

Abb. 2. Lymphabfluß der Mundhöhle. *1* V. facialis, *2* submentale Lymphknoten, *3* submandibuläre Lymphknoten, *4* obere Jugularislymphknoten, *5* mittlere Jugularislymphknoten, *6* untere Jugularislymphknoten (Jahnke 1978)

11.5 Chirurgie

Die Chirurgie der Mundhöhlenkarzinome hat sich in den letzten Jahren gewandelt (Jahnke 1982), die Eingriffe zur Resektion sind vielfältiger geworden, für die Erhaltung der Funktion (plastische Wiederherstellung der Weichteile und ggf. Unterkieferrekonstruktion) gibt es neue Methoden. Besonders bewährt für rekonstruktive Maßnahmen im Bereich der Mundhöhle hat sich der vielseitige und sehr zuverlässige **myokutane Lappen** vom Pectoralis major, welcher von der A. thoracoacromialis vaskularisiert ist. Eine andere rekonstruktive Methode aus den letzten Jahren sind freie Lappenplastiken mit **mikrovaskulärer Anastomose**, ein allerdings sehr zeit- und personalaufwendiges Vorgehen.

11.6 Behandlungsergebnisse

Selbst die besten Behandlungsergebnisse beim Mundhöhlenkarzinom sind gegenwärtig noch unbefriedigend wegen des meist fortgeschrittenen Wachstumsstadiums bei der Anfangsuntersuchung. Unter Berücksichtigung aller Krankheitsstadien kann man nur mit Dauerheilungsziffern von 20% oder weniger rechnen. Eine Verbesserung der Fünfjahresheilung wäre durch eine *frühzeitigere Diagnose* der Mundhöhlenkarzinome zu erzielen, welche im Anfangsstadium symptomarm sind und in der Regel eine hohe Wachstums- und Infiltrationsrate haben; denn weniger als 25% der Mundhöhlenkarzinome werden als T_1-Tumoren diagnostiziert. Deshalb ist es eine wichtige Aufgabe, das im Durchschnitt mehrmonatige Intervall zwischen den ersten Krankheitserscheinungen und der Klinikeinweisung zu vermeiden, welches durch Indolenz und Angst des Patienten sowie bisweilen auch mangelhafte Diagnostik des erstbehandelnden Arztes bedingt ist. Die malignen Veränderungen und ihre Vorstadien sind in der Mundhöhle leicht erkennbar und einer Probeexzision gut zugänglich.

Die Zweckmäßigkeit von systematischen **Krebsvorsorgeuntersuchungen** für die Mundhöhle bei symptomlosen Patienten ist wegen der relativen Seltenheit von Mundhöhlenkarzinomen und der Relation von Aufwand und Nutzen noch umstritten. Dies gilt selbst für Risikogruppen (starke Zigarettenraucher, Alkoholiker), bei denen fortgeschrittene Tumoren schon in relativ jungen Lebensjahren (unter 40) auftreten. Der Wert einer **Krebsnachsorge** wird dagegen überall anerkannt; bewährt haben sich Kontrollen in 4-wöchigen (erstes Jahr), 8-wöchigen (zweites Jahr), 3-monatigen (drittes Jahr) bzw. 6-monatigen Abständen (viertes und fünftes Jahr). Wichtig ist die Kenntnis, daß nach erfolgreich behandeltem Mundhöhlenkarzinom bei Männern in 10−15% und bei Frauen in über 80% **Zweitkarzinome** im Bereich der oberen Luft- und Speisewege auftreten, und zwar in über 90% innerhalb von zwei Jahren nach Behandlung des ersten Karzinoms.

Abschließend sei nochmals die Mahnung ausgesprochen, bei jeder Mundhöhlenläsion an den Beginn eines Malignoms zu denken und bei auch nur geringstem Verdacht eine Probeexzision zu veranlassen. Andererseits sind die benignen Mundhöhlenveränderungen in der Praxis häufiger und rufen heute bei den Patienten sehr oft Krebsangst hervor; diese sollte nicht durch diagnostische Unsicherheit einer der manchmal zahlreichen aufgesuchten Ärzte gefördert werden, was am ehesten durch eine gute Kenntnis der vielgestaltigen Mundhöhlenkrankheiten und eine interdisziplinäre Zusammenarbeit vermieden werden kann.

Literatur

Ganz H (1982) Glossitis rhombica mediana — ein Beitrag zur Differentialdiagnose der Zungentumoren. Arch Otorhinolaryngol 235:663—665

Jahnke V (1978) Krankheiten der Zunge. In: Berendes, Link, Zöllner (Hrsg) Handbuch der Hals-Nasen-Ohrenheilkunde, 2. Aufl, Bd III. Thieme, Stuttgart

Jahnke V (1980) Erfahrungen mit dem neuen Zytostatikum Cisplatin bei Plattenepithelkarzinomen im Kopf-Halsbereich. HNO (Berl) 28:405—408

Jahnke V (1982) Die Chirurgie der Zungenkörper- und Mundbodentumoren. Verhandlungen der Deutschen Krebsgesellschaft. Fischer, Stuttgart New York

Rieth H (1979, 1981) Pilzdiagnostik — Mykosentherapie, Bd I und II, 2. Aufl. Notabene medici, Melsungen

Schätzle W (1980) Entzündliche Erkrankungen der Lippen und der Mundschleimhaut. Monatsk Ärztl Fortb 30:963—974

Schwab W (1982) Praxis der Krebsbehandlung in der Oto-Rhino-Laryngologie. HNO (Berl) 30:18—24

Weidauer H (1981) Antineoplastische Chemotherapie bei fortgeschrittenen Kopf-Halstumoren. HNO (Berl) 29:374—380

Zur Diagnostik und Therapie
der Tränenwegserkrankungen

H.-J. Wilhelm und W. Schätzle

1. Einleitung

Aufgrund ihrer Lage stellen die Tränenwege ein *Grenzgebiet zwischen Ophthalmologie und Rhinologie* dar. Erkrankungen in diesem Bereich können sowohl ophthalmologische als auch rhinologische Ursachen haben, was eine enge Zusammenarbeit zwischen dem Ophthalmologen und Rhinologen erfordert. Die betroffenen Patienten klagen häufig über rezidivierende Schwellungen und Eiterungen im medialen und kaudalen Nasen-Augen-Winkel sowie über ein beständiges Tränenträufeln (Epiphora), was der Patient als sehr lästig empfindet. Zur Vermeidung bleibender Komplikationen im Bereich der Tränenwege sollte deshalb unter Berücksichtigung der topographischen Verhältnisse eine eventuelle ophthalmologische oder rhinogene Ursache gefunden und die Erkrankung einer entsprechenden Behandlung zugeführt werden.

Aus Abb. 1 gehen deutlich die topographischen Beziehungen zwischen den Tränenwegen und der Nase hervor. Den größten Anteil der ableitenden Tränenwege bilden der Tränensack (Saccus lacrimalis) und der Tränennasengang (Ductus nasolacrimalis). Etwa 90% der Tränenflüssigkeit wird über einen Canaliculus lacrimalis inferior, 10% über einen Canaliculus lacrimalis superior und einen gemeinsamen Canaliculus lacrimalis communis in den Tränensack abgeleitet. Dieser liegt eng mit dem Periost

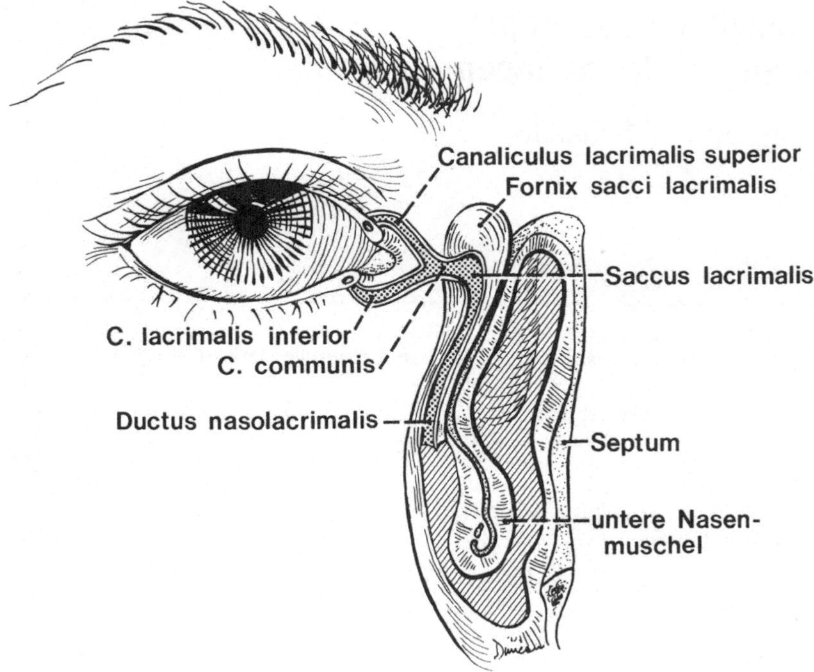

Abb. 1. Topographie der Tränenwege und ihre Beziehungen zur Nase

verbunden in der Tränensackgrube, die durch das Tränenbein und den Oberkieferstirnfortsatz (Proc. frontalis der Maxilla) gebildet wird. In seinem unteren Stück verengt sich der Sack etwas und geht unter Bildung einer Schleimhautfalte in den Tränen-Nasengang über, der unterhalb des Ansatzes der unteren Muschel in den unteren Nasengang mündet.

2. Symptome, Ursachen und Krankheitsbilder von Tränenwegserkrankungen

2.1 Symptome

Bei fast allen Tränenwegserkrankungen lassen sich Tränenträufeln (Epiphora) sowie Schwellungen im inneren Lidwinkel unterhalb des Ligamentum canthi internum feststellen. Gelegentlich kommt es auch bei entzündlich fortgeleiteten Erkrankungen zu Eitersekretion in den Bindehautsack.

Nicht rhinogene Ursachen der entsprechenden Symptome können in Krankheiten der Tränendrüse, Exophthalmus, Fremdkörpern im Bindehautsack sowie Entzündungen der Lider, der Bindehaut, der Hornhaut, der Iris oder der Sklera und Entropium liegen (Eckel 1977). Ebenso kann ein Abstehen des Unterlides (Ektropium) infolge peripherer Fazialislähmung Ursache eines Tränenträufelns sein.

Für den Rhinologen stellen rhinogene Entzündungen, Traumen und Tumoren die wichtigsten Ursachen bei einer Verlegung der ableitenden Tränenwege dar. Relativ leicht lassen sich bei länglichen, gewöhnlich scharf begrenzten Schwellungen im inneren Lidwinkel unterhalb des Ligamentum canthi internum differentialdiagnostisch Komplikationen von Nebenhöhlenentzündungen, Phlegmonen und Periostitiden des lateralen Nasengerüstes abgrenzen, da diese mehr durch diffuse Lidschwellungen, teilweise mit Knochenverdickungen am Orbitalrand, einhergehen. Als wichtigste entzündliche Erkrankung im Bereich der Tränenwege sind die Tränensackentzündungen (Dakryozystitis) und die Tränensackphlegmone zu nennen.

2.2 Ursachen und Krankheitsbilder

Ursachen für eine Dakryozystitis können Entzündungen der Nase, des Siebbeins, der Kieferhöhle oder des Bindehautsackes sein. Auch Traumen führen nicht selten zu diesem Krankheitsbild. Die Entzündung kann akut oder chronisch verlaufen und auf unspezifischen oder spezifischen Infektionen beruhen. Erwachsene erkranken viel häufiger als Kinder, Frauen häufiger als Männer, was auf den beim weiblichen Geschlecht engeren Tränen-Nasenkanal zurückgeführt wird. Schmerzen fehlen gelegentlich bei unkomplizierten Entzündungen. Die Dakryozystitis stellt jedoch für die Kornea, für Bulbusverletzungen und intraokuläre Operationen eine ernste Gefahr dar. Deshalb bedarf sie unbedingt der sofortigen Behandlung. Bei längerdauernden Dakryozystitiden kann es plötzlich zu heftigen Schmerzen, Fieber und einer Tränensackphlegmone kommen. Nicht selten treten eine Abszedierung, Durchbruch und Fistelbildung auf. *Als Spätfolge der Dakryozystitis droht die Tränenwegsstenose.*

Nicht selten sind die *Ursachen für eine Tränenwegsverlegung* in *Verletzungen* zu suchen. Hierbei treten vor allem Traumen der Nase, der Nebenhöhlen, des Mittelgesichts (Fraktur des Proc. frontalis maxillae) und Lidverletzungen in den Vordergrund. Gelegentlich kommen auch iatrogene Verletzungen nach operativen Nebenhöhleneingriffen und rhinoplastischen Operationen in Frage.

Bösartige Tumoren im Bereich der Tränenwege treten relativ selten auf und können im Anfangsstadium mit entzündlichen Erkrankungen verwechselt werden. Eine Diagnose kann hier nur durch eine Gewebsprobe und histologische Untersuchung gesichert werden.

Stenosen der ableitenden Tränenwege. Ist der konservativen Behandlung der oben beschriebenen Krankheitsbilder kein Erfolg beschieden, so können diese ebenso wie Verletzungen durch Traumen zu Stenosierungen im Bereich der abfließenden Tränenwege führen. Damit ist die Indikation zu operativen Eingriffen, die zu einer Rekanalisierung führen, gegeben. Von entscheidender Bedeutung für die Prognose eines rekanalisierenden Eingriffes ist die Unterscheidung in präsaccale Stenosen (einschl. funktioneller Saccuseingangsstenosen) und saccale sowie postsaccale Stenosen. Zu den präsaccalen Stenosen einschl. funktioneller Saccuseingangsstenosen werden Canaliculostenosen, Saccuseingangsstenosen sowie alle tieferen Verschlüsse mit subtotaler Obliteration des Saccuslumens gerechnet. Stenosierungen im unteren Anteil des Sackes sowie des Ductus nasolacrimalis zählen zu den saccalen bzw. postsaccalen Stenosen. Die Wiederherstellung des Tränenabflusses, insbesondere bei präsaccalen Stenosen, erfordert vom Operatueur eine besondere Erfahrung bezüglich der Darstellung der vorhandenen anatomischen Verhältnisse im Tränenwegssystem und der daraus notwendigen Konsequenz für den nachfolgenden Eingriff. Eine ausführliche präoperative Diagnostik zur Bestimmung der Lage der Stenosierung ist somit unumgänglich.

3. Präoperative Diagnostik

Vor den geplanten Eingriffen an den Tränenwegen sollten rhinologische Kontraindikationen ausgeschlossen werden. Bei der Inspektion der Nasengänge ist insbesondere auf *Veränderungen im Bereich des Septums und der Nasenmuschel* zu achten. Es ist sinnvoll, eine ausgeprägte Septumdeviation vor dem tränenwegschirurgischen Eingriff zu korrigieren. Ebenfalls sollten chronische *Entzündungen der Nebenhöhlen* präoperativ behoben werden. Bei posttraumatischen Zuständen mit längerer Latenzzeit sollten *ossäre Fehlstellungen* ausgeschlossen werden. Wertvolle Hinweise auf die Genese der Stenose und die vorhandene Lagebeziehung können Operationsberichte vorher ausgeführter Eingriffe an Nase und Nasennebenhöhlen geben.

Die **Diagnose** einer Stenosierung im Bereich der abfließenden Tränenwege wird oft nach den Kardinalsymptomen Epiphora und Unwegsamkeit der Sondierung bzw. Spülung gestellt und daraus die Indikation zu operativen Eingriffen abgeleitet. Die Methode der Spülung des Tränensacks ist einfach, gibt aber über Art und Höhe des Verschlusses keine Auskunft. Mit Hilfe von Metall- oder elastischeren Kunststoffsonden kann man die Durchgängigkeit der Tränenwege überprüfen und die Höhe des Hindernisses feststellen. Jedoch ist die Sondierung nicht ungefährlich, da man leicht eine „Via falsa" schaffen kann und somit vermeintliche Stenosen aufspürt. Häufig werden dadurch Patienten einer Operation unterzogen, die vermeidbar gewesen wäre.

Röntgendiagnostik. Die beste Methode zur Feststellung und Lokalisation evtl. vorhandener Stenosen stellt die *Röntgenkontrastmitteldarstellung* der ableitenden Tränenwege dar. Sie gibt darüber hinaus Auskunft über die Beschaffenheit des Tränensackes, evtl. vorhandener Ektasien und Schrumpfungen. Jedoch ist die herkömmliche Technik mit mehreren Risiken behaftet. Neben einer unvollständigen Füllung kann es zu Tränengangsperforationen durch spitze Metallkanülen kommen. Deshalb haben wir zur Verfeinerung der Diagnostik die seriendakryozystographische Röntgenuntersuchung nach der von Gulotta und v. Denffer (1976) proklamierten Mikrokathetermethode eingeführt. Dazu benutzen wir einen 0,5 mm dicken Polyäthylenkatheter mit einem Lumendurchmesser von 0,25 mm. Diese Katheter sind so dünn, daß eine Dilatation des Punctum lacrimale unnötig ist und somit eine Verletzung im Bereich der präsaccalen Tränenwege vermieden werden kann. Die Kontrastmittelfüllung erfolgt unter Durchleuchtungskontrolle. Somit können Überspritzungen bzw. unvollständige Füllungen des lacrimalen Systems vermieden werden. Verschiedene Phasen des Füllungszustandes bzw. des Abflusses werden mit einer Schnellbildkamera mit einem Fokus von 100 mm festgehalten. Als Kontrastmittel kamen verschiedene Substanzen zum Einsatz. Ungeeignet erscheint uns, ebenfalls wie von Gulotta und v. Denffer beschrieben, das ölige Kontrastmittel Lipiodol U.F. wegen seiner hohen Viskosität. Es verlangt nicht nur einen erhöhten Injektionsdruck, sondern kann auch zu Verstopfungen der engen Tränengänge und zu simulierten Obstruktionen an physiologischen Engen führen. Deshalb benutzen wir das wasserlösliche Kontrastmedium Angiografin 65%, das auch bei Verbleib in den Tränenwegen eine schnelle Resorption zeigt.

Die folgenden Abbildungen zeigen einige typische dakryozystographische Befunde (Abb. 2, 3, 4). In der Regel sind bei dieser Methode exakte Wiedergaben der wirklichen anatomischen Verhältnisse zu erwarten, wenn die Auffüllung des Kontrastmittels lege artis durchgeführt wurde. Falsche Befunde können sich ergeben, wenn der Mikrokatheter bzw. die Spülkanüle nicht exakt und weit genug in das Tränenröhrchen eingeführt wird und sich so durch Fältelung des Kanälchenendothels eine Pseudostenose darstellt. Ebenfalls kann eine pralle Auffüllung der tieferen Abschnitte des Sacks mit Schleim- und Tränenflüssigkeit eine Pseudosaccusstenose simulieren. Als letzter Störfaktor wären Unruhe und Liderkneifen des Probanden anzuführen, die eine sachgemäße Durchführung der Auffüllung verhindern. In diesen Fällen ist ein Eintropfen von anästhesierenden Augentropfen in den Konjunktivalsack sehr hilfreich.

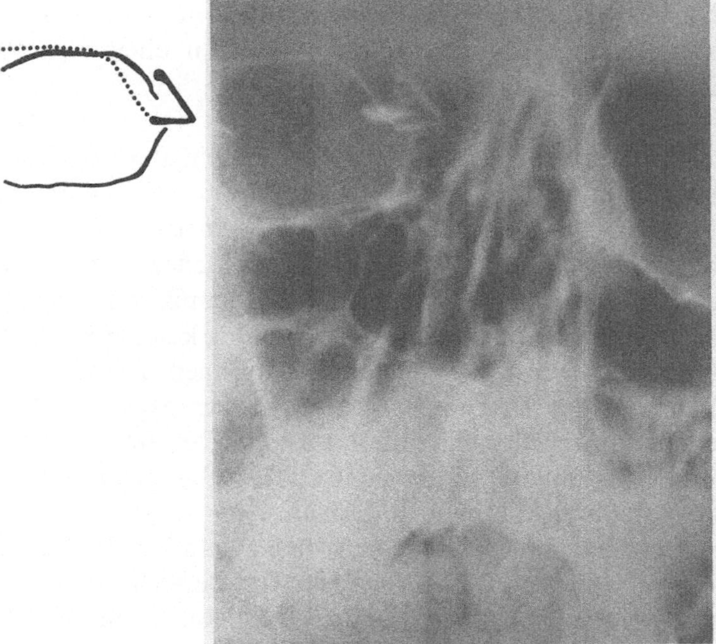

Abb. 2. Dakryozystogramm rechts: Canaliculus communis-Eingangsstenose rechts;
Zustand nach rezidivierenden Entzündungen

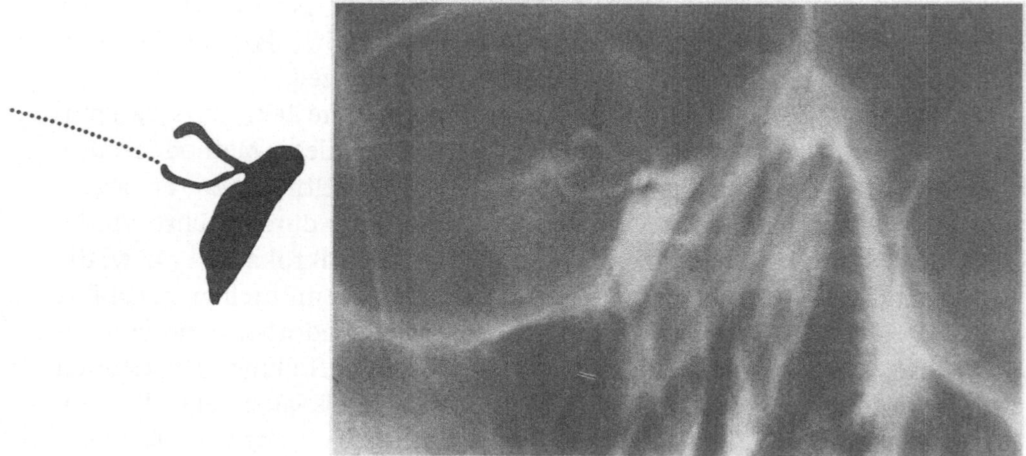

Abb. 3. Dakryozystogramm rechts: Postsaccale Tränensackstenose rechts mit zystisch
erweitertem Tränensack; Zustand nach rezidivierenden Entzündungen

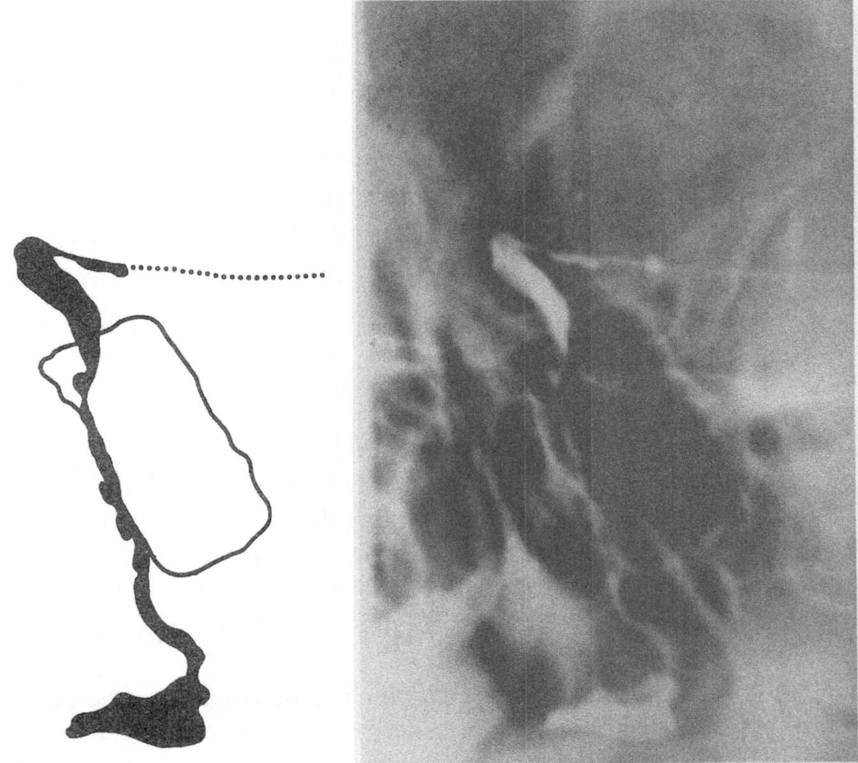

Abb. 4. Dakryozystogramm links: Funktionelle Saccusausgangsstenose. 55jährige Patientin, die wegen des Verdachtes einer postsaccalen Stenose einer Operation zugeführt werden sollte. Bei Kontrastmittelfüllung imponierte zunächst das Bild einer postsaccalen Stenose. Nach weiterer Injektion gegen einen etwas erhöhten Widerstand entleerte sich das Kontrastmittel spontan in das Nasenlumen. Nach antiphlogistischer und antibiotischer Therapie kamen bei einer späteren Kontrolluntersuchung normale Tränenwege zur Darstellung

Weiterhin ermöglicht die Kontrastmitteldarstellung die Unterscheidung des Krankheitsbildes in relative funktionelle und absolute Stenosen. Im Falle des relativen Verschlusses besteht ein partieller Durchfluß zum Nasenraum, wo sich ein röntgenpositiver Schatten von Kontrastmittel nachweisen läßt (Abb. 4). Bei tiefer gelegenen relativen Stenosen zeigt sich eine subtotale Auffüllung des Saccus- und Ductusbereiches einschl. der Saccuskuppel, die bei vollständiger Durchgängigkeit nicht darstellbar ist.

Szintigraphische Diagnostik. Zur Erhärtung des Verdachtes einer funktionellen Stenose kann eine *szintigraphische Prüfung* der Durchgängigkeit unter physiologischen Bedingungen bei bildlicher Dokumentation durchgeführt werden. Hierzu benutzen wir die von Dressler (1974) empfohlene szintigraphische Tränenwegsdarstellung mit radioaktiv markiertem Technetium. Dabei wird nach Eintropfen von je 50 μCi 99m-Technetium-Pertechnetat in beide Augen aus ventraler Sicht eine sequenzszintigraphische Aufnahmeserie der Augen und Tränengänge über 16 min mit Bildern zu je 6 s angefertigt. Sofort anschließend und nach einer Zeitspanne von 1 Std. fertigen wir noch je eine statische Aufnahme des gleichen Gebietes an. Dieses Untersuchungsverfahren erlaubt sowohl eine Lokalisationsdiagnostik als auch eine Funktionsdiagnostik und erhärtet die Indikation zu einem rekanalisierenden Eingriff.

4. Eigene Untersuchungen

In den Jahren 1959 bis 1981 befanden sich 145 Patienten mit der Diagnose „Tränengangsstenose" im Krankengut der Universitäts-Hals-Nasen-Ohrenklinik Homburg. Bei der Aufschlüsselung der Lokalisationen von Stenosen bestätigt auch unser Krankengut mit 108 postsaccalen und 37 präsaccalen Verschlüssen die von Campbell (1964) publizierten Ergebnisse, daß sich 68% im Bereich des Tränensackes und seines Überganges in den Ductus nasolacrimalis befinden.

Nach Aufschlüsselung der *Ätiologie* lag die Hauptursache der prä- und saccal-postsaccalen Stenosen in einer Entzündung mit folgender Stenosierung (Tabelle 1). Nach Zange (1950) nehmen die meisten Tränenwegserkrankungen von der Nase her ihren Ausgang, während Entzündungen der Konjunktiven entgegen früheren Meinungen nur selten zu einer deszendierenden Beteiligung der Tränenwege führen. Als zweiter Kardinalpunkt sind traumatische Deformitäten des Nasengerüstes neben iatrogen induzierten Stenosen zu nennen, die nach fehlerhaften Sondierungen sowie rhinologischen Operationen auftreten können.

Tabelle 1. Ätiologie der Tränenwegsstenosen
(Krankengut der Univ.-HNO-Klinik Homburg/Saar)

Saccal und postsaccal (n = 108)	connatal	8%
	traumatisch	19%
	entzündlich	61%
	iatrogen	12%
Präsaccal (n = 37)	entzündlich	77%
	traumatisch	14%
	iatrogen	9%

Seit Anfang 1980 wurden 53 Patienten seriendakryozystographisch und 20 szintigraphisch untersucht. Dabei zeigten sich 16 prä- und 22 saccal-postsaccale Stenosen. Unter den 15 Fällen, die dakryozystographisch keine Stenose aufwiesen, befanden sich auch 6 Patienten, deren szintigraphischer Befund für einen Verschluß sprach. 27% konnten somit vor einer Operation bewahrt und erfolgreich einer konservativen Therapie unterzogen werden (Tabelle 2).

Tabelle 2. Ergebnisse der Seriendakryozystographie (n = 53) und Szintigraphie (n = 20) (seit 1980)

	Lokalisation der Stenose	Anzahl	Übereinstimmung mit Operation		
			ja	nein	keine Op.
Dakryozystographie	präsaccal u. saccal	16	10	1	6
	postsaccal	22	9	–	13
	keine Stenose	15	–	–	–
			Übereinstimmung mit Dakryozystographie		
			ja	nein	
Szintigraphie	präsaccal	8	6	2	
	postsaccal	12	8	4	
	keine Stenose	1	1	–	

5. Operative Eingriffe an den Tränenwegen

5.1 Operationstechniken

Zur Beseitigung der Tränengangsstenosen sind in der Literatur mannigfaltige operative Methoden angegeben. Operationen am Tränensack stellen keine besondere Gefährdung dar. Komplikationen wie bedrohliche Nachblutungen, Orbitalabszesse, Orbitalphlegmonen, Osteomyelitiden, intrakranielle Verwicklungen und Sepsisfälle sind nach Eckel (1977) meist in älteren Mitteilungen aus der Literatur aufgeführt. Insgesamt lassen sich die Operationsmethoden in zwei große Gruppen, *die transnasalen und die extranasalen Methoden,* unterteilen. Die transnasalen Methoden scheinen sich am ehesten für die saccalen bzw. postsaccalen Stenosen anzubieten. Sie werden nicht zuletzt wegen des begrenzten Operationsfeldes weniger häufig angewendet. In dieser Hinsicht vorteilhaft sind die extranasalen Methoden. So bevorzugen wir die 1961 von Falk beschriebene extranasale Dakryozystorhinostomie. Sie besitzt die Vorzüge der besseren Übersicht und somit der besseren topographischen Sicherheit,

der leichteren Beherrschung von Blutung und der kürzeren Operationsdauer. Sie unterscheidet sich von den herkömmlichen extranasalen Verfahren dadurch, daß der Tränensack als sackförmiges Gebilde völlig aufgegeben und in toto in die entsprechend vorbereitete laterale Nasenwand
eingepflanzt wird. Durch die so geschaffene breite Verbindung zwischen
Tränensack und Nase kommt es nur in Ausnahmefällen zu einer erneuten
Stenosierung der Tränenwege.

Nach einem Hautschnitt werden wie zur Siebbeinausräumung die knöcherne Nasen-
seitenwand, die mediale Fläche des Tränensackes und der oberste Abschnitt des
Tränennasenganges breit freigelegt. Durch Knochenresektion wird ein großes Fenster
zur Nase angelegt und ein septumnah basierender türflügelartiger Lappen aus der
Nasenschleimhaut gebildet. Bei Stenosierung des Tränensackes wird dieser so weit
medial und hinten aufpräpariert, bis sich eine Sonde vom Tränenpunkt aus in das
Nasenlumen vorschieben läßt. Bei den präsaccalen Stenosen wird in gleicher Weise
verfahren, zusätzlich jedoch über den unteren Tränenpunkt ein Silikonröhrchen eingeführt, das zur Nase herausgeleitet wird. Um ein vorzeitiges Ziehen des Tubus zu
verhindern, werden dessen beide Enden mit einem Seidenfaden verknüpft und an der
Wangenhaut mit einem Pflasterstreifen fixiert (Abb. 5).

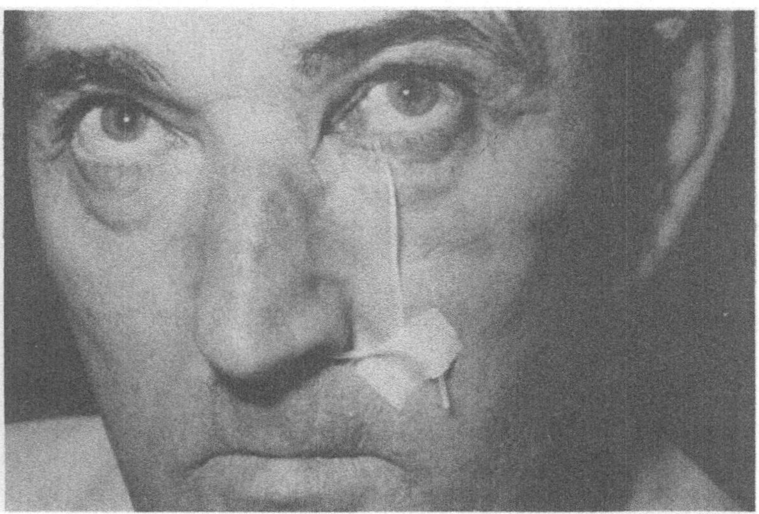

Abb. 5. Patient mit liegendem Silikonröhrchen bei Zustand nach Dakryozystorhinostomie nach Falk wegen einer Canaliculus communis-Ausgangsstenose links

5.2 Ergebnisse

Von 1959 bis 1981 haben wir insgesamt 108 Patienten mit saccal-postsaccalen und 37 Patienten mit präsaccalen Stenosen einer Falkschen Operation ohne und mit Silikonröhrchen unterzogen. Bei den saccal-postsaccalen Stenosen kam es nur in 5,6% der Fälle zu einem Rezidiv. Bei den

präsaccalen Stenosen entzogen sich 5 Patienten der postoperativen Untersuchung, so daß über den Erfolg keine Auskunft gegeben werden kann. Von den restlichen 32 waren 6 mit dem Operationserfolg nicht zufrieden. Darunter waren 3 Fälle einer postoperativ entwickelten saccalen Stenose mit einer völligen Obliteration des Tränensackes, die nach einer Strahlenbehandlung eines nasalen Basalioms auftraten bzw. iatrogen nach zahlreichen Spülversuchen des Canaliculus (Tabelle 3).

Tabelle 3. Funktionelle Ergebnisse der Tränensackoperation nach Falk (Univ.-HNO-Klinik Homburg/Saar 1959–1981)

Lokalisation	Anzahl	Zufrieden	Nicht zufrieden
Präsaccal	32 = 100%	26 (81,25%)	6 (18,75%)
Saccal und postsaccal	108 = 100%	102 (94,4%)	6 (5,6%)

6. Zusammenfassung

Es kann gesagt werden, daß durch die Verfeinerung der Diagnostik mit szintigraphischen Funktionsproben und seriendakryozystographischen Röntgenuntersuchungen mit der Schnellbildkamera die Lokalisation von Tränenwegsstenosen genauer bestimmt und die entsprechende Operationsmethode sicherer gewählt werden kann. 27% unserer nach diesen Methoden untersuchten Patienten konnten wegen fehlender Stenosierung einem operativen Eingriff entzogen und erfolgreich konservativ behandelt werden. Zur operativen Sanierung bietet sich das extranasale Verfahren nach Falk (1961) oder auch nach Kastenbauer (1974) als zuverlässigste Methode an. Es hat zudem den Vorteil, daß es schon im frühen Kindesalter durchgeführt werden kann (Schöndorf 1971). Durch Einbeziehung des vollkommen entfalteten Tränensacks in die laterale Nasenwand und Gestaltung des aufgeklappten Tränensacks zur Nebenbucht der Nase ist die Gefahr einer sekundären Stenosierung weitgehend gebannt. Bei den präsaccalen Stenosen ist unser Beobachtungsgut noch klein, allerdings sind die Ergebnisse mit 81% Erfolgen nach einem Beobachtungszeitraum von 7 Jahren ermutigend. Um hier die Rezidivquote noch herabzusetzen, belassen wir heute die Silikonröhrchen bis zu 6 Monaten in situ.

Literatur

Campbell W (1964) The radiology of the lacrimal system. Br J Radiol 37:1
Dressler J (1974) Tränenwege markiert. Sofort-Kongreß-Dienst (Bayer, Leverkusen)
    370. (Deutschsprachige Ausgabe 2:9)
Eckel W (1977) Rhinochirurgisch wichtige Krankheiten und Traumen der Tränen-
    wege sowie ihre operative Behandlung. In: Berendes, Link, Zöllner (Hrsg) Hand-
    buch der HNO-Heilkunde, Bd II/2. Thieme, Stuttgart
Falk P (1961) Verbindung der Tränenkanälchen mit dem Naseninnern durch vollstän-
    dige Ausbreitung und Einpflanzung der Tränensackschleimhaut. Z Laryngol
    Rhinol 40:265
Gulotta U, Denffer E v (1980) Dacryocystography. An atlas and textbook. Thieme,
    Stuttgart
Kastenbauer E (1974) Rhinologische Gesichtspunkte bei der Rekonstruktion der
    abführenden Tränenwege. Z. Laryngol Rhinol 7:486
Schöndorf J (1971) Zehn Jahre Erfahrungen mit der Tränensackoperation nach Falk.
    Z Laryngol Rhinol 3:194
Zange J, Schuchardt K (1950) Rhinologische und plastische Operationen auf Grenz-
    gebieten mit der Ophthalmologie und Chirurgie. VEB Thieme, Leipzig

Zur Problematik von Kiefergelenkserkrankungen – Ohrschmerz und Kiefergelenk

H. J. Strott

1. Differenzierung der Problematik

Aus zahnärztlicher Sicht werden von Allgemein- und Fachärzten in Klinik wie Praxis sehr unterschiedliche Erkrankungen und Beschwerdebilder des Zahn-Mund- und Kiefersystems – auch stomatognathen Systems – unter dem Sammelbegriff der Kiefergelenkserkrankungen, Kiefergelenksarthrosen oder dem des Costen-Syndroms zusammengefaßt, was anhand der an Kieferchirurgen oder Zahnärzte gerichteten Überweisungsdiagnosen ablesbar ist. Nach Schulte (1981) sind jedoch *nur 5% aller Behandlungsfälle echte oder primäre Arthropathien, 95% der Fälle sind funktionelle Störungen des orofazialen Systems,* welche zur Mitbeteiligung der Temporomandibulargelenke geführt haben. Die hier angesprochene Gruppe von Erkrankungen oder Störungen wird auch als Myoarthropathien, Tendomyosen (Graber) oder auch TMJ-Probleme (Temporo-Mandibular-Joint Problems) bezeichnet.

Die Kiefergelenke dürfen in diesem Zusammenhang nicht als separates Organ, sondern vielmehr als Bestandteile eines äußerst fein justierten und justierbaren Bewegungssystems betrachtet werden. *Kardinalsymptom* aller klinisch manifesten Myoarthropathien ist der Kiefer-Gesichtsschmerz (auch orofazialer Schmerz) oder auch der mehr diffuse und undefinierbare Kopf-Hals-Schmerz, welcher seitens der Patienten gar nicht mit den Zähnen, den Zahnreihen-Kontaktbeziehungen, d.h. der Okklusion in Beziehung gebracht wird. Der orofaziale Schmerz tritt meistens erst auf, wenn die funktionelle Dekompensation des Gesamtsystems eintritt, wogegen die Funktionsstörung und die okklusalen Interferenzen und Bewegungsinkoordinationen bereits lange vorher nachgewiesen werden können. So fanden Voß und Kerschbaum (1978) bei 665 präprothetisch untersuchten Patienten in 60% der Fälle klinisch evidente Funktionsstörungen, aber nur bei 20% davon orofaziale Schmerzphänomene. Es kann davon ausgegangen werden, daß über einen nicht vorhersehbaren Zeitraum und innerhalb gewisser Bandbreiten eine Adaptions- und Kompensationsfähigkeit des stomatognathen Systems in organischer wie funktioneller Hinsicht besteht. Aber ein kleiner akzidenteller Insult somatischer oder psychischer Art kann die Dekompensationsphase einleiten.

Wie wichtig der Faktor „Okklusion" in diesem Zusammenhang ist, bewies Slavicek (1979) anhand von 400 Patienten, die er wegen schmerzhafter Myoarthropathien untersucht hatte. 90%, also 360 Patienten, wiesen nicht hinreichend funktionsgerecht gestaltete Amalgamfüllungen im Seitenzahnbereich oder nicht kompensierte bzw. substituierte Zahnverluste im Molaren- und Prämolarenbereich aus. Myoarthropathien können auch bei unphysiologisch gestaltetem festsitzendem Zahnersatz (Kronen und Brücken), vor allem in hartem Metall oder in Keramik ausgeführt, nach einer gewissen Latenzzeit auftreten, oder wenn primäre Zahnstellungs- und Kieferlage-Anomalien vor einer prothetischen Rehabilitation des Lücken- oder Restgebisses nicht ausgeglichen wurden; wenn Brücken, Teleskop- und Geschiebeprothesen quasi um die fehlstehenden Zähne, Zahngruppen „herumgebaut" werden oder die Kieferfehlhaltung (Malposition der Mandibula mitsamt den Kondylen) festzementiert und damit perpetuiert werden. Es nimmt daher nicht Wunder, wenn unklare orofaziale Schmerzen, Stirn-Schläfen- oder Hinterhauptkopfschmerz nicht auf die evtl. ursächlichen okklusalen Störkontakte und Gleithindernisse zurückgeführt werden. Auch ein nicht prothetisch versorgtes Gebiß kann

funktional dekompensieren. Während primäre Dysgnathien im Kindes-
oder jugendlichen Alter selten zu schmerzhaften Dysfunktionen führen,
zeigt sich nach dem 20., mehr aber nach dem 30. Lebensjahr ein Anstieg
der Myoarthropathiefälle. Während im klinischen Test keine Dominanz
des männlichen oder weiblichen Geschlechtes angetroffen werden kann,
so suchen etwa 3–5mal so viele Frauen gegenüber Männern diesbezüglich
ärztliche Hilfe. Auslösendes Moment ist nach Gernet (1982) in 80,2% der
Fälle der Schmerz, welcher den ertasteten Myalgien an den Mm. digastrici,
Mm. pterygoidei laterales und Masseteren entsprechend angetroffen wird,
neben Palpationsschmerzen an den Kiefergelenken (lateraler und dorsaler
Kondylenrand).

Primär suchen die Patienten, vor allem auf dem Lande, ihren *Hausarzt*
auf, und nur sehr selten wird der Hauszahnarzt konsultiert. Von ersterem
läßt sich der Weg des Patienten zum Hals-Nasen-Ohrenarzt und weiter
zum Neurologen/Neurochirurgen verfolgen. Erst wenn beide keine pathologischen Befunde eruieren können, die dem subjektiven Beschwerdebild
des Patienten entsprechen könnten, erfolgt die Hinzuziehung des Kieferchirurgen oder des Zahnarztes. Häufig löst erst die Feststellung eines
Klickens oder Knackens in einem oder sogar beiden Kiefergelenken die
Überweisung aus, oder wenn eine unmittelbar vorgängige oder eine laufende Zahnbehandlung festgestellt werden kann. Fehlen solche Hinweise,
lassen sich bei sog. TMJ-Patienten „odyseeartige Wanderungen" durch
die im Kopf-Hals-Bereich engagierten respektive tätigen Fachdisziplinen
feststellen, wobei die Diagnosen und die konsekutiven Behandlungen
wechseln oder sich widersprechen. Es werden in Extremfällen sogar Lang-
zeitbehandlungen mittels Tegretal, aber auch Kondylektomien sowie
Myotomien an den Masseteren durchgeführt. Dabei verwischt sich das
initiale Beschwerdebild erheblich bzw. es wird von den Therapiefolge-
erscheinungen überlagert.

Dabei sollte am Anfang aller Bemühungen um diese Patienten eine
möglichst *lückenlose Schmerzanamnese* erhoben und schriftlich fixiert
werden. Dieses subjektive Beschwerdebild wird dann dem objektiven,
durch einen klinischen Funktionsstatus unterbauten Befund gegenüber-
gestellt und auf Kongruenzen hin ausgewertet. Neben den organischen
und funktionellen Erkrankungen des stomatognathen Systems können
sich hier auch psychosomatische Alterationen des Patienten konkretisieren. Bei diesen Patienten klaffen die Schmerzäußerungen qualitativ wie
quantitativ gegenüber dem pathologisch-anatomischen Substrat und den
Funktionsanalysedaten sowie dem röntgenologischen Befund auseinander.
Die Lokalisationen der Schmerzen wechseln stark; sie werden von den
Patienten teils spontan mit übrigen Leiden und Gebrechen in Verbindung
gebracht, teilweise lassen sich psychisch einschneidende Ereignisse im
Leben dieser Patienten feststellen. Dabei sollte nach Müller-Fahlbusch

(1981) die Befragung des Patienten äußerst behutsam geführt werden, um Hinweise auf eine eventuelle larvierte endogene Depression zu erhalten. Wichtig ist auch, den Patienten über eine gewisse Zeit zu beobachten, und sich eines Überaktionismus oder einer Polypragmasie zu enthalten. Andere Patienten kommen bereits mit fertigen Diagnosen in die Sprechstunde, schildern episch breit ihre Leidensgeschichte und verlangen lediglich eine Bestätigung ihrer „Diagnose" durch den jeweilig konsultierten Arzt oder Zahnarzt. Vorherige Konsultationen werden teilweise verschwiegen, so daß eine Rückfrage beim Kollegen und Vorbehandler erschwert bzw. sabotiert wird. Hypochonder und Egozentriker finden sich ebenfalls unter den Patienten mit unklaren Kopf-Hals-Schmerzen; sie erweisen sich als Crux medicorum, verursachen hohe Kosten bei den Sozialversicherungsorganisationen und weichen intensiveren Diagnose- als auch Therapieverfahren durch erneuten Behandlerwechsel aus. Angesichts der Tatsache, daß mit zunehmendem Lebensalter der Patienten eine Polymorbidität beobachtet wird, ist es nicht ungewöhnlich, wenn Erkrankungen im HNO-sowie simultan im ZMK-Bereich angetroffen werden. Auch im stomatognathen System (orofazialen System) konnten Rottke und Frenkel anhand von 1000 bzw. 600, sowie Fröhlich (1977) zuvor an 500 Röntgenuntersuchungen poliklinischer Patienten bei einem Anteil von 15% bis 49,4% bis zu vier pathologische Simultanbefunde eruieren, welche in Form von Wurzelresten, retinierten Zähnen, Kieferzysten und anderen Knochenprozessen angetroffen wurden. Nimmt man nun die kariesbedingten Pulpa-Erkrankungen (vor allem die chronischen, geschlossenen Pulpitiden) sowie die marginalen, progressiven Parodontopathien noch hinzu, ergibt sich eine nur schwer überschaubare und differenzierbare Palette für dentogene orofaziale Schmerzen. Gelb (1977), Morgan et al. (1977), Solberg und Clark (1980), Zarb und Carlson (1979) sehen die Diagnostik und Differentialdiagnostik von Schmerzphänomenen im Kopf-Hals-Bereich als multidisziplinäres Problem an, welches auch im wesentlichen nur bei enger „Tuchfühlung" zwischen den hier befaßten medizinischen Disziplinen bewältigt werden kann. Es muß aber auch zugegeben werden, daß sich bis heute nur eine Minderheit von Zahnärzten – schätzungsweise 15–20% von 30 000 – mit der systematischen Funktionsanalyse und der daraus abzuleitenden Therapie befaßt, wobei allerdings die jüngeren Kollegen diese Kenntnisse bereits von der Universitätsausbildung her mitbringen.

2. Zur Anatomie und Physiologie des stomatognathen Systems

Wie im Abschnitt 1 bereits erwähnt wurde, darf man das Kiefergelenk
oder die Kiefergelenke und seine/ihre Erkrankungen nicht isoliert betrachten, sondern man sollte sie ausschließlich in engem Zusammenhang mit
dem übergeordneten, dem stomatognathen System, behandeln. Schulte
(1981) vertritt die Ansicht, daß die primären Arthropathien der Kiefergelenke im Vergleich zu den funktionell bedingten, sog. sekundären
Erkrankungen bzw. Störungen derselben so selten auftreten, daß bereits
wieder die Gefahr besteht, diese zu verkennen oder nicht rechtzeitig zu
diagnostizieren, ein Umstand, der, bezogen auf systemische, traumatische
oder tumoröse Erkrankungen der Kondylen, ernste Folgen haben kann.

2.1 Geschichtliche Übersicht

Etwa synchron mit der Entwicklung der modernen, wissenschaftlich-
klinisch fundierten Zahn-, Mund- und Kieferheilkunde begann man, sich
etwa ab 1860 in Europa und Nordamerika mit der Anatomie und Physiologie des Kauorgans, des Bewegungsapparates und der Zahnreihenokklusion, den Kiefergelenken und deren Bewegungsbahnen unter dem Kauakt
zu beschäftigen. Dies geschah im wesentlichen in der Absicht und aus der
Notwendigkeit heraus, schleimhaut-, alveolarfortsatzgetragene Prothesen
funktionell zu stabilisieren. Im gleichen Maße bemühte man sich, technische Analogmodelle des Bewegungsapparates, Artikulatoren genannt, zu
entwickeln. Die Artikulationslehre, wie man die Oralphysiologie bzw.
Gebißfunktionslehre damals bezeichnete, war ein integrierter Bestandteil
der zahnärztlichen Prothetik. Erst Thielemann (1938 und 1956) hat auf
die Zusammenhänge und das Wechselspiel zwischen Zahnreihenokklusion
und Okklusionsstörungen auf das Parodont und den Muskel-Bänder-
Gelenkapparat beim voll- wie teilbezahnten Patienten hingewiesen. Er
konnte mit Hilfe des von ihm selbst konstruierten sog.Gnathotheisometers
den Einfluß einer Malokklusion auf die Kondylenposition, einer okklusalen Interferenz auf die Ausbildung von Bewegungsstörungen, genannt
Dyskinesien, hinweisen.
  Gemäß den Lehren von G.A. Bonvill nahm man an, daß die beiden
Kiefergelenke und die Spina mentalis interna ein gleichseitiges Dreieck
mit 10 cm Kantenlänge bilden und die Gelenkbahnen horizontal verlaufen. Demgegenüber hatte F.H. Balkwill in England schon den Kurvatur-
verlauf der Gelenkbahn erkannt und deren Einfluß auf die Okklusion der
Zahnreihen beschrieben. Seine Erkenntnisse gerieten für lange Zeit in
Vergessenheit. 1893 berichtete L. Warnekros in seiner Dissertation über
den Einfluß der Führungsflächen der Front- und Seitenzähne auf die

Kondylen- resp. Unterkieferbewegungsmuster und maß ihnen die bestimmende Rolle zu. Zwischen 1912 und 1914 untersuchte A. Gysi die Unterkieferbewegungen mit linearisierten Aufzeichnungsapparaturen (dem sog. Registratorbogen) und beschrieb die Charakteristik der Gelenkbahn und die davon abweichende Symphysenbahn. Durch Umsetzen der Schreibstifte und Schreibplatten, jeweils im rechten Winkel zueinander (also Anordnung in der sagittalen, horizontalen und transversalen Ebene) gelangen ihm umfassende qualitative und grob quantitative Aussagen zur Unterkieferbewegung. Seine Erkenntnisse sind bis heute von aktuellem Wert. Weiterhin entwickelte Gysi seine 4-Phasen-Rundbißtheorie. Zsigmondy stellte dem seine 3-Phasen-Rundbißtheorie gegenüber. Durch berührungslos arbeitende, moderne Meßsysteme, auf die später noch einzugehen sein wird, konnte letzterer in seinen Auffassungen in diesem Punkt bestätigt werden. Während man in Amerika den Vorstellungen Gysis, McCollums, Stallards, Stuarts u.a.m. von der Gelenkbahndominanz folgte, kam es in Europa zu einem langwierigen Lehrmeinungsstreit mit den Vertretern der Lehre von der Kau- oder Gleitbahndominanz, welche von Autoren wie Fehr, P. Wustrow, Trebitsch und heute von Böttger, Marxkors, Pfütz und Kollndorfer vertreten wird.

2.2 Heutiger Stand der Gebißfunktionslehre

Die Gebißfunktionslehre ist also immer noch ein „umkämpftes" Gebiet der ZMK-Heilkunde. Die aktuelle Theorie, welche die Wechselwirkungen und Interdependenzen zwischen den anatomischen Strukturen und den Funktionen des stomatognathen bzw. orofazialen Gesamtsystems auch im Hinblick auf die funktionelle Gebißanalyse und die konsekutive Therapie meines Erachtens am besten erklärt, desgleichen auch den alten, teilweise reaktivierten Lehrmeinungsstreit zwischen den Vertretern einer gelenkbahndominanten und kaubahndominanten Betrachtungsweise in der Gebißfunktionslehre überwinden kann, ist die von Eschler (1975) formulierte, von seinem Schüler K.H. Körber in Zusammenarbeit mit dem Neurophysiologen Trinker und Heners klinisch und experimentell unterbaute Regelkreis-Theorie. Danach entspricht das stomatognathe System einem *biologischen Regelkreis* oder einem biokybernetischen System, welches bezüglich seiner Funktionselemente (= Stellgrößen) eine heterogene Zusammensetzung aufweist, aber als funktionelle Einheit auf alle Stimuli und/oder Noxen reagiert. Je nach Qualität und Intensität sowie nach Einwirkungsdauer derselben erfolgt die morphologische oder funktionale Reizantwort oder Reaktion des Systems. *Bewegungsalterationen* sind die vorherrschenden Antworten des Bewegungsapparates auf Störkontakte und Gleithindernisse, wohingegen Deformationen an den

Funktionselementen, wie z.B. an den Kiefergelenken, wenn man von Traumen absieht, erst nach mehrmonatiger Einwirkung von Noxen beobachtet werden.

2.3 Funktionselemente und Aufgaben des stomatognathen Systems

Als integrierte Funktionselemente des stomatognathen Systems werden folgende Strukturen definiert:

a) die Zähne bzw. die Zahnreihen
b) die Parodontien
c) der knöcherne Ober- und Unterkiefer
d) der Muskel-Bänder-Gelenkapparat nebst Zunge
e) der Weichteilmantel (resp. Weichteilhülle)
f) die Speicheldrüsen und die Naunynschen Schleimdrüsen
g) das arterio-venöse und „lymphatische" Versorgungs- bzw. Entsorgungssystem

Die Steuerung dieses Regelkreises erfolgt über sensomotorische Reflexe mit großen Geschwindigkeitsdifferenzen. Man unterscheidet Eigen- und Fremdreflexe. Das reflektorische, kontrollierende Schließen der Zahnreihen beim Speichelschlucken, die koordinierten Bewegungen des Unterkiefers beim Sprechen sind *Eigenreflexe*. Das Abtasten eines Speisebolus, Abbeißen und Zerkleinern desselben sind *Fremdreflexe*. Körber (1975) faßt die wichtigsten Aufgaben des orofazialen Systems wie folgt zusammen:

a) Mimik, statische Abstützung des Gesichtsskelettes, Konstanthaltung der Vertikaldimension des Viszerokraniums
b) Beißen und Kauen, mechanische Aufbereitung der Nahrung
c) Speichelstimulation und -sekretion, Einspeichelung des Speisebolus und Vorbereitung für das Schlucken
d) mechanische Konditionierung des Schmeckens (durch Knetvorgang)
e) Schutzmechanismus, Erkennen und Aussortieren schädlicher oder ungeeigneter Stoffe (oder Fremdkörper vom Sandkorn bis zum Haar) im Speisebrei
f) Oralhygiene (Selbstreinigungsmechanismus) während des Kauens sowie durch Zungentätigkeit („Speichelpumpe")
g) psychologische Wirkung durch die Ästhetik der Zähne (Zahnreihen; Signalisieren von Jugendlichkeit und somatischer Intaktheit)
h) psychologische Wirkung des Kauens als Luststillung
i) Sprachbildung; die geschlossene Zahnreihe und der Resonanzraum der Mundhöhle sind an der Modulation und Klangfärbung der Sprache beteiligt.

Man erkennt unschwer die Verflechtung von somatischen, psycho-
somatischen und sensorischen Funktionen des orofazialen Systems. Das
sensorische „Auflösungsvermögen" des stomatognathen Systems beträgt
entsprechend den Abständen der sensorischen Endkörperchen 0,01–
0,02 mm in der Mundringregion mit auf 0,03–0,05 mm abnehmender
Tendenz im Bereich der Zungenwurzel und des Rachenringes. Die Reflex-
auslösung, die sensorische Rückkopplung und indirekt die damit verbun-
dene motorische Feinsteuerung des gesamten Regelkreis-Systems erfolgt
über folgende Rezeptoren (nach Körber):

a)   Rezeptoren im Discus articularis (Randzone)
b)   Rezeptoren in den Bändern
c)   Rezeptoren in den Sehnen
d)   die Muskelspindeln
e)   Rezeptoren in den Parodontien (die sog. Propriorezeptoren)
f)   Rezeptoren in der Gingiva, Oralmukosa, Zunge und Haut.

Lewin (1979) ist unter Berufung auf eigene Untersuchungen über die
sensorischen Qualitäten der Zahnhartsubstanzen via Tomessche Fasern
resp. Schläuche und den darin enthaltenen Dentinliquor und unter Bezug-
nahme auf Arbeiten von Brannström, Aström u.a. der Ansicht, daß die
Zähne nicht nur Werkzeuge der Mastikation, sondern auch Rezeptor-
Organ in einem sind. So können unbemerkt zwischen die Seitenzahnreihen gelangte Sandkörner, sogar ein einzelnes, einen grellen, sofort
lokalisierbaren Schmerz auslösen, wodurch eine momentane Bewegungs-
abbremsung des Kieferschlusses mit anschließender Öffnungsbewegung
eingeleitet wird. Weiterhin werden Druckimpulse, Torsions- und Stau-
chungsspannung sowie Abscherkrafteinwirkungen über die Zähne/Zahn-
reihen wahrgenommen, die sich nicht allein über eine Erregung der
propriozeptiven Organe des Parodontiums erklären lassen. So gehört es
zu den Praxiserfahrungen eines Zahnarztes, daß beim präparatorischen
Durchbrechen der Schmelz-Dentin-Grenze wie auch an der Schmelz-
Zement-Grenze die Schmerzhaftigkeit am größten ist. Die Tomesschen
Fasern weisen dort Verbüschelungen und dichte Lage auf.
Die Aufgaben der Sensoren oder Fühler und der Zweck der von ihnen
über die afferenten Leitungsbahnen (im wesentlichen repräsentiert durch
den Nervus trigeminus und seine Äste und den Nervus glossopharyngicus)
ausgelösten Muskelaktivitäten und Bewegungsmuster sind in Anlehnung
an Körber (1975) folgende:

a)   reflektorische Steuerung und Koordinierung von Bewegungen
b)   Übermittlung und permanente Rückkontrolle (bio-feedback) von
     Informationen bezüglich Kieferhaltung und Kieferstellung (dreidimen-
     sional)

c) Einsteuerung der Kaukraft, orientiert an der Viskosität/Konsistenz des Speisebolus und abgestimmt auf dessen Form, auf ein physiologisches Optimum hin (minimaler Funktionsstoffwechsel und eine größtmögliche funktionale Effizienz) hin orientiert

d) Übermittlung eines „sensorischen Profilbildes" aus dem orofazialen Bereich mit ständigem Soll-Istwert-Vergleich gegenüber den Engrammen, abgespeichert in den Assoziationszentren des Zentralnervensystems (Hypothalamus, sensorischer Cortex)

e) Regulation des Speichelflusses sowie seiner Zusammensetzung und Viskosität nach den jeweiligen Erfordernissen beim Kauakt oder den Leerbewegungen (Spülspeichel, muzinhaltiger Speichel usw.)

f) Auslösung von Schutz- und Fluchtreflexen gegen Überschreiten der Grenzbewegungsmuster, gegen Fremdkörper oder Fremdstoffe in der Mundhöhle ausgerichtet, Auslösung von Würgereflexen, Wegdrehen des Kopfes, Abwehrbewegungen gegen die Mundöffnung hin orientiert seitens der Lippen, Wangen- und/oder Zungen- und Mundbodenmuskulatur; z.B. Abwehr gegen zahnärztliches Manipulieren bei der Untersuchung oder Behandlung, was man bei Kindern gut beobachten kann.

2.4 Der Kauvorgang bei Gebißdefekten

In Ergänzung zu Körbers Ausführungen seien noch einige praktische Beispiele angeführt, die auch durch Untersuchungen des Autors mit dem Sierognathographen nach Lewin und Nickel an eigenen Patienten bestätigt werden konnten:

Die Probanden bevorzugten unbewußt, reflektorisch diejenigen Seitenzahnbereiche zum Kauen, welche die meisten intakten Kaueinheiten bzw. Antagonistenpaare im Prämolaren- und/oder Molarensegment (= Stützzonen) hatten, auch die beste Verzahnung oder Interkuspidation mit der günstigsten, weil stabilsten Verteilung der zentrischen okklusalen Kontaktpunkte (sog. okklusale Stops), wodurch eine bestmögliche Kaukraftentfaltung bei gleichmäßiger Lastaufnahme und Verteilung gewährleistet war.

Bei *Unterbrechung oder Verkürzung der Seitenzahnreihen* verlagerte sich das Kauen zur besseren oder intakten Seite hin, welches an einer Verziehung der Öffnungs- und Schließbewegung zur entsprechenden Seite im Elektrognathogramm bei Darstellung in der Frontalebene ablesbar war (Abb. 1). Bei beidseitiger Verkürzung der Seitenzahnreihe kommt es beim Kauen zu einer Ventralverlagerung der Bewegungsabläufe und evtl., je nach Andauern dieses Zustandes, zu frontalen Schliff-Fazetten (Abrasions- oder Attritionsdefekten) an Frontzähnen und Eckzähnen.

Bei statischer Belastung, also beim maximalen Zahnreihenkontaktschluß ergeben sich distokaudale, distokraniale oder ventrokaudale Fehlpositionierungen der Kondylen ein- oder doppelseitig.

Auch *nach Zahnextraktionen* im Seitenzahnbereich wird das Wechselspiel von komprimierender und distrahierender Belastung gestört, was mittelbar auf die Temporomandibulargelenke, den Muskel- und Bänderapparat durchschlägt. Bis zum Abklingen des Mucoperiostschmerzes, bis zur soliden Verheilung der Alveolenwunde, wird die „verletzte" Seite reflektorisch nicht als Arbeitsseite benutzt. Es dominiert infolgedessen auf der gesunden Seite die kompressive Belastungskomponente und auf der Extraktionsseite die distraktive Beanspruchung. Bei Persistenz dieser Situation kann sich eine Myoarthropathie daraus entwickeln.

Antagonistenlose Zähne können über das Niveau der anderen Zähne, d.h. über die Okklusionsebene hinaus, in Richtung auf das zahnlose Alveolarfortsatzsegment hin, elongieren; anzutreffen vor allem bei den Zähnen 16, 26, 36, 46 — 18, 28, seltener 38 und 48. Der Unterkiefer „kommt erst dann frei", wenn der Vorschub-, Rechts- oder Linksschwenkbewegung eine Disklusion der Zahnreihen um mindestens den Elongationsgrad des antagonistenlosen Zahnes vorgeschaltet wird.

Zahnkippungen und -wanderungen gegen seitliche Zahnlücken führen bei Verschlechterung der Gebißstatik zu zentrischen und/oder exzentrischen Vor-, Früh- oder Störkontakten sowie Gleithindernissen bei Ex- und/oder Inkursionen des Unterkiefers. Zentrische Vorkontakte haben ein Nachklappen der Unterkieferzahnreihe vom ersten Kontakt bis zum maximalen Zahnreihenschluß zur Folge; die habituelle Kontaktposition wird über spastische Muskelaktivitäten und Malpositionierung der Kondylen erzwungen. Exzentrische Störkontakte und Gleithindernisse limitieren die laterale Exkursion, oder es kommt zu Deflexionen = Schlenkern umd Umlaufen, seltener zum Überspringen der Hindernisse. Diese Patienten können unlimitierte und ungestörte Unterkieferbewegungen erst bei Zahnreihendisklusion vollführen. Mittelbare Folgeerscheinungen sind auch hier dysfunktionell bedingte Tendo-Myo-Arthropathien, welche sich u.U. zeitiger klinisch und apparativ nachweisen lassen, als der orofaziale Schmerz einsetzt.

Persistierende primäre und sekundäre Dysgnathien, evtl. die Kombination aus beiden Formen, werden häufig erst durch Schmerzen in der aurikulotemporalen Region auffällig, wenn nämlich eine Bißsenkung mit Limitierung auf einen reinen Hackbiß eingetreten ist in Verbindung mit einer Kompressionsstellung der Kondylen gegen Diskus und Fossa articularis nebst angrenzenden Strukturen. Diskusperforationen und Vorfall mit Einklemmungen können bei entsprechend langem Andauern des Kompressionszustandes terminale, irreversible Folge sein.

Am Anfang stehen immer die Irritation und Inkoordination des reflexgesteuerten Bewegungsmusters. Passagere, reversible Störungen und Diskoordinationen des orofazialen Systems kann man bereits bei einer Leitungsanästhesie des Nervus mandibularis bzw. Nervus alveolaris inferior und lingualis beobachten. Viele Patienten geben an, daß sie das Gefühl aus dem Munde fließenden Speichels hätten und versuchten, diesen mit dem Taschentuch abzuwischen. Andere klemmen beim Sprechen die tonusmäßig veränderten, erschlaffenden Mundwinkelweichteile zwischen den Zahnreihen ein, oder auch die Sprache verändert sich hörbar.

Bei Kindern beobachtet man gelegentliche Bißulzera an den Mundwinkelweichteilen, seltener an der Zunge, als Folge der Dämpfung der Sensoren und der afferenten sensorischen Signale mit konsekutiven Koordinationsschwierigkeiten in der Feinmotorik. Die Tiefensensibilität und die Grobmotorik sind nicht nennenswert beeinflußt, was sich mit der Sondenstichprobe, aber auch mit Hilfe des Sierognathographen oder anderen berührungslos arbeitenden Bewegungsregistrierapparaten nachweisen läßt.

Den vorerwähnten Reflex- bzw. Steuerungsmechanismen liegt folgendes neuroanatomische Substrat oder „Schaltbild" zugrunde:

a) Die über die Sensoren (Fühler) im Bereich der Zähne, Parodontien, der Gingiva, der Oralmukosa, der Zunge und des Bewegungsapparates erzeugten Afferenzsignale laufen beispielsweise zunächst über die entsprechenden Trigeminusäste zum Ganglion semilunare (Gasseri). Nach Übergang auf ein zweites Neuron wird die Verbindung zu den sensorischen Trigeminuskernen hergestellt. Hier gibt es Querverbindungen zum motorischen Trigeminuskern. Über ein drittes Neuron gelangen die Signale zum (Hypo-)Thalamus (Formatio reticularis, limbisches System) und von dort zum sensorischen Cortex.

b) Die Efferenzsignale des motorischen Cortex steuern die Motoneurone im motorischen Trigeminuskern, nach Übergang auf ein zweites Neuron wird direkt die Kaumuskulatur erreicht. Zwischen motorischem Trigeminuskern und motorischem Fazialiskern im Mittelabschnitt der Brücke bestehen enge topographische Beziehungen. Jeder Kaumuskel wird über eigene Motoneurone angesteuert. Der efferente Impuls geht also ohne Zwischenneurone unmittelbar vom motorischen Trigeminuskern, via Pars motorica nervi trigemini unter dem Ganglion Gasseri hindurch zu den Kaumuskeln (M. masseter, temporalis, pterygoideus medialis und lateralis). Nach Lang (1973) erfolgt die *Innervation des Kiefergelenkes über den Nervus auriculo-temporalis* mit vier Ästen, den Nervus massetericus mit ebenfalls vier Ästen, welche als Rami articulares bezeichnet werden, sowie über den Ramus articularis des Nervus temporalis profundus posterior. Ebenso kann der Nervus facialis einen Seitenast zum Anheftungsgebiet des Discus articularis aufweisen. Vom Ganglion oticum ziehen vermutlich vegetative Fasern zum discosquamalen Kapselbereich. Angesichts dieser neuroanatomischen und neurophysiologischen Gegebenheiten innerhalb und im Grenzbereich des orofazialen Systems werden die diagnostischen und differentialdiagnostischen Schwierigkeiten erklärbar, wie sie sich bei der Deutung von Schmerzphänomenen innerhalb und zwischen den hier befaßten Fächern ergeben können. Es läßt sich aus dieser Situation auch die Notwendigkeit noch besserer Konsultationen und auch Behandlungskoordination zwischen den sog. „Kopffächern" ableiten.

Bevor die Klinik, Diagnostik und Therapie der Erkrankungen des stomatognathen Systems dargelegt wird, müssen noch einige spezielle Aspekte der Anatomie und Physiologie des Bewegungsapparates erläutert werden.

2.5 Die skelettalen Elemente des stomatognathen Systems

Der *knöcherne Oberkiefer* bildet mit Gesichts- und Hirnschädel eine massive Einheit. Die Oberkieferzahnreihe hat beim Kind eine halbkreisförmige und beim Erwachsenen eine halbelliptische Konfiguration. Die Frontzähne haben eine Achsenneigung gegen die Spina nasalis anterior posterior-Ebene von 70–80° und übergreifen die unteren horizontal und vertikal um 1–2 mm bei optimalen gnathischen Verhältnissen. Die Kau- oder Okklusionsebene weist eine mehr oder weniger stark ausgeprägte kalottenförmige Verwindung auf, was der freien, friktionsarmen und auf Strukturschonung hin orientierten Unterkieferbewegung unter mandibulo-maxillärem Zahnkontakt zugute kommt. Die sagittale Kauebenenkrümmung bezeichnet man als Spee-, die transversale als Wilsonkurve. Beim harmonischen Gebiß, was nicht unbedingt eugnath sein muß, verlaufen die Zahnbögen ohne vertikale und transversale Stufenbildung oder Versatz mit gleichmäßigen, approximalen Kontakten über die Randwülste.

Der *Unterkiefer* hat im Vergleich zum Oberkiefer beim Erwachsenen eine Parabelform, beim Kind ebenfalls eine Halbkreisform. Die Kauebene ist strukturell das Negativ der oberen Zahnbogenform und Konfiguration. Die unteren Inzisiven treffen beim Zahnreihenschluß im Idealfall auf die Tuberkula oder Zinguli der oberen. Die Zahnachsen bilden miteinander einen Winkel von etwa 130–140°. Unter diesen Voraussetzungen treten beim Verschieben des Unterkiefers die Seitenzahnreihen immediat von anterior nach posterior zunehmend auseinander. Dieses Phänomen bezeichnet man als Christensches Phänomen. Auch beim Seitwärtsschwenken des Unterkiefers kommen die Seitenzähne nach 1–2 mm frei, was ebenfalls zur Störungsunanfälligkeit eines Gebisses beiträgt. Je flacher Spee- und Wilsonkurve ausgeprägt sind, um so kollisionsträchtiger und von der Okklusion her störanfälliger wird ein stomatognathes System bei Zahnkippungen, Elongationen oder Zahnwanderungen und vor allem bei Zahnverlusten. Ein frontal offener Biß wie dessen Gegenteil, der Tief- oder Deckbiß, evtl. mit Gaumendacheinbiß durch die unteren Schneidezähne, stellen ebenfalls eine funktionelle Beeinträchtigung dar, weil keine protektive Seitenzahndisklusion mehr gewährleistet ist.

Die physiologische, protrusive Unterkieferexkursion unter mandibulo-maxillärem Zahnkontakt beträgt rund 10 mm (Vorschubbewegung), die Rechts- und Linkslaterotusion (Rechts- und Linksschwenkmöglichkeit) sollte 8—10 mm betragen. Werte von 10—15 mm sind zwar seltener anzutreffen, aber nicht, isoliert gesehen, als pathologisch einzustufen. Niedrigere Exkursionswerte sollten an Malokklusionen und Dysgnathien denken lassen. Die Unterkieferbewegungen außerhalb von Zahnkontakten zeigen in der Regel größere Werte. Limitierungen der sog. freien Mandibulabewegungen oder Bewegungsblockaden sollten zu detaillierteren Untersuchungen des Muskel-Bänder- und Skelettanteiles Anlaß geben.

Eine *optimale oder ideale Okklusion* der Zahnreihen wird von Ramfjord (1982) etwa wie folgt definiert (hier verkürzt für den Nichtzahnarzt wiedergegeben):

a) Harmonie zwischen zentrischem Zahnreihenkontaktschluß und zentrischer kondylärer Relation im Verhältnis zum Diskus und zur Fossa ohne kompressive oder distraktive tendineale und/oder muskuläre Verspannungen oder Spasmen.

b) Seitengleiches und zeitgleiches okklusales „Ankoppeln" aller Prämolaren und Molaren unter stabilem Vielpunktkontakt, wobei jede Seite eigenstabil sein sollte, unter Ausschluß sagittaler, transversaler und vertikaler Deflexionen (Abrutschbewegungen). Bei älteren Menschen ist ein kleines Artikulationsfeld in sagittaler Richtung, weniger in transversaler, aber nie in vertikaler Richtung zuzugestehen (— ca. 2 mm²).

c) Die Inkursionen aus lateralexzentrischen Kontaktbeziehungen der Zahnreihen sollten so friktionsarm wie möglich und auf direktem Wege, ohne Schlenkerbewegungen und Blockaden, ohne Disklusionen in den zentrischen maximalen Zahnreihenschluß erfolgen und keine Störkontakte oder Vorkontakte auf der Arbeits- und Balance-Seite aufweisen.

2.6 Der Muskel-Bänder-Gelenkapparat

Die Mandibula ist im Unterschied zur Maxilla, ohne Knochenkontakte zum Neuro- oder Viszerokranium zu besitzen, im Muskel- und Bandapparat elastisch aufgehängt. Die Kiefergelenke stellen die Führungs- und Fühlungshalter dar. Der Unterkiefer ist gleichsam der Kinetor- und der Oberkiefer der Statorteil des stomatognathen Bewegungsapparates; entsprechend sind die Aufgaben zwischen den Zahnreihen verteilt. Die Mandibula wird räumlich bewegt in vertikaler, horizontaler und transversaler Richtung durch folgende *Muskeln bzw. Muskelgruppen* (nach Körber 1975, Ermshar Jr. 1977):

a) Heber-Schließer-Adduktoren: Mm. temporalis (anteriorer + medialer Anteil), masseter und pterygoideus medialis

b) Senker-Öffner-Depressoren (Abduktoren): Mm. mylohyodeus und digastricus (biventer) – hinterer Bauch

c) Protraktoren: Mm. pterygoideus lateralis, masseter-pars obliqua

d) Retraktoren: Mm. temporalis dorsalis, digastricus (biventer) – vorderer Bauch.

Die *Muskeln* können isotonisch-bewegend oder isometrisch-haltend synergistisch oder rechts und links antagonistisch aktiviert werden. Das Resultat ist entweder eine gleichgerichtete Bewegung beider Seiten – wie z.B. bei der Öffnungs- und Schließbewegung – oder eine antagonistische mit dem Ergebnis einer asymmetrischen Rechts- oder Linksschwenkbewegung. Die meisten Bewegungen sind gemischte, über isotonische und isometrische Muskelaktionen mit unterschiedlichem Anteil ausgeführte Bewegungen. Nach Lewin kann man sogar innerhalb eines Muskels beide Aktivitätsformen antreffen, was eine noch feinere Richtungssteuerung, Richtungsänderung oder Kaudruckentfaltung und -dosierung bewirkt. Ebenso wird eine Fixierung und/oder Bewegung des Unterkiefers gegen Widerstand, als auch die rechtzeitige Abbremsung des Kauschlages nach Durchbrechen des Speisebolus – z.B. beim Essen von Rohkost, harten Brotsorten und dergleichen – bewirkt, wodurch ein gewaltsames Aufprallen der Unter- auf die Oberkieferzahnreihe vermieden wird. Die Begrenzung/Limitierung erfolgt unter normalen (physiologischen) Bedingungen über das *Ligamentum* capsulare, laterale, sphenomandibulare, stylomandibulare und mandibulo-malleolare.

Das *Kiefergelenk* ist ein Dreh-Gleit-Gelenk. Die Rotationsbewegung spielt sich zwischen Processus articularis und Diskusunterseite, und die Translationsbewegung zwischen Fossa und Dorsalfläche des Tuberculum articulare ab. Der *Diskus* ist eine bikonkave Knorpelscheibe, welche kapuzenartig die kraniale und einen Teil der ventralen Kondyluswölbung bedeckt. Von Benninghoff et al. (1960) wird der Diskus als eine Verlängerung der Sehne des M. pterygoideus lateralis aufgefaßt, der sich bei allen Unterkieferexkursionen als *„transportable Pfanne"* mitbewegt. Er besteht im zentralen Teil aus Faserknorpel ohne Gefäße und Nerven, während diese in der Anheftungszone (Randpartie) zahlreich und annulär angeordnet sind. Inwieweit der Discus articularis regenerieren oder remodelliert werden kann, ist umstritten.

Untersuchungen von Steinhilber (1971, 1974) sowie von Ewers (1980, 1982) beweisen, daß okklusale Hindernisse sich an Kondylus und Diskus morphologisch auswirken und Malpositionen des Unterkiefers und der Kondylen Umbauvorgänge im Knorpelgewebe wie subchondralen Knochen, an Fossa und Processus articularis bewirken können. Ewers (1982) wies an Makaken-Kiefergelenken nach, daß sich die Umbau- und Anpassungsvorgänge nach 4–6 Monaten histologisch nachweisen lassen und etwa nach 24 Monaten zum Abschluß gelangen, wenn man die gnathischen, Interkuspidations- und Okklusionsverhältnisse experimentell ändert. Schüle (1974) bewies an Patienten mit Capitulum-Frakturen mit Hilfe linearisierter Unterkieferbewegungsaufzeichnungen, daß sich die evidenten Irregularitäten (Dyskinesen) nach etwa 24–36 Monaten nach dem Trauma wieder einpendeln können. Je nach Schwere des Insultes (Dislokation) können Deviationen auch persistieren.

Die Fossa articularis wird dorsal von der anterioren Gehörgangs- und Anteilen der Paukenhöhlenwand und anterior vom Tuberculum articulare knöchern, lateral und medial lediglich von Faserknorpelwülsten begrenzt. Es besteht über membranöse Strukturen Verbindung zur Tuba Eustachii. Die Fossa glenoidalis ist keine Negativform der Kondylen, sondern entspricht eher einer pro-, medio- und laterotrusiven Abrollfigur derselben, wie Steinhilber (1971, 1974) an Präparaten mittels Auszeichnung der Isohypsenlinien (Anlegen von Isohypsenkarten) nachgewiesen hat.

Die Temporomandibulargelenke und vor allem die Kondylen erfahren *bis zum Abschluß des Skelettwachstums erhebliche Formänderungen.* Während die Processus articularis und muscularis beim Kind niedrig sind, ebenso wie das Tuberculum articulare, erfolgt im Zuge des pubertalen Wachstumsschubes ein vertikales Wachstum des Ramus ascendens mandibulae mit deutlicher Betonung der beiden Fortsätze. Es kann also gesagt werden: *Erst nach Abschluß der zweiten Dentition* (Wurzelwachstum und Okklusionsfindung) *differenzieren die Kiefergelenke aus.* Der ursprünglich flach geschwungene Kieferwinkel wird akzentuierter und meist steiler. Die im amerikanischen Schrifttum oft vertretene Ansicht, daß die ausgewachsenen Temporomandibulargelenke in einer „dorsalsten, kranialsten" und mittelständigen Grenzposition (rear most, upper most, mid most position) konstant bleiben, kann meines Erachtsns angesichts der Erkenntnisse über den Einfluß der Okklusion, der Muskeln und Bänder sowie des sensomotorischen Steuerungsmechanismus auf die Kiefergelenke nicht länger aufrecht erhalten werden. Wachstumsvorgänge und später wieder altersbedingte involutionäre Strukturveränderungen, Tonusveränderungen der Kaumuskulatur, nachlassende Elastizität des kollagenen Materials beeinflussen selbstverständlich auch die Kiefergelenke und ihre Funktionsmuster.

Die Frage nach der zentrischen *physiologischen Kondylenposition* relativ zum Diskus und zur Fossa, aus der die zentrische, maximale Zahnreihenverschlüsselung abgeleitet werden kann, aus welcher alle Unterkieferbewegungen gestartet werden und in welche die Genlenkköpfe nach Durchlaufen der entsprechenden Bewegungszyklen wieder zurückkehren, beherrscht bis heute alle Diskussionen, wissenschaftliche und Fortbildungsveranstaltungen mit dem Thema Gebißfunktionslehre (Gnathologie). Die *Formen der Kiefergelenke* variieren auch beim Erwachsenen zwischen nietkopfartigen, mehr elliptischen oder hantelartigen Formen (Diaboloform). Außerdem zeigen sich auch im Röntgenbild beim normodonten, eugnathen Gebiß Abweichungen zwischen rechtem und linkem Kondylus. Die Gelenkköpfe bzw. Pole fluchten nicht, sondern weisen eine Einwärtsrotation auf, was bezüglich des inneren Gelenkpols im Hinblick auf dessen diagnostische Beurteilung in der Praxis erhebliche Schwierigkeiten bereitet. Gerber (1978) postulierte für die oben genannte physiologische Kondylenposition (PKP): Zenitstellung in der Fossa und gleichmäßiger Abstand zu den Konturen der Fossa und Eminentia, welche er mittels einer Gelenkaufnahme in der Schüller- oder Lindblom-Technik kontrollierte.

Kuhbein-Meesenburg (1982) und Jähnig et al. (1980) kommen zu folgender *Definition für die PKP:*

a) Die physiologische Kondylenposition ist beim Zahnreihenschluß in habitueller, maximaler Interkuspidation der okklusal und gnathisch-skelettal Gesunden anatomisch und auch röntgenographisch dem Umschlagpunkt von der dorsalen Kurvatur der Eminentia articularis in die ventrale Krümmung der Fossa glenoidalis korrelierbar.

b) Bei linearisierter, extraoraler Aufzeichnung der Unterkiefer(grenz)bewegungen bei Zahnreihendisklusion (gerade Protrusion, terminale Rechts- und Linkslaterotrusion) mittels Axio- oder Pantographen (mechanische Registrier-Apparaturen) liegt die PKP sowohl in der Sagittal- wie Horizontalebenenprojektion am Wendepunkt von der Protrusions- zur Retrusionskurve, von der Mediotrusions- zur Laterotrusionsspur bzw. in deren Berührungs- oder Schnittpunkten.

2.7 Die Bewegungen der Kiefergelenke

Neben der zentrischen physiologischen Kondylenposition interessieren noch im Hinblick auf die Diagnostik der Myo-Arthropathien des stomatognathen Systems die Kondylenbahn und Symphysenbahn sowohl bei Leer-Grenzbewegungen als auch unter der Mastikation. Während erstere sich mit den zuvor erwähnten Apparaturen, welche allmählich Eingang in Klinik und Praxis finden, mit einem erheblichen, aber vertretbaren Zeitaufwand ermitteln lassen, benötigt man für die letztgenannten Untersuchungen elektronische Systeme, welche der zahnärztlichen Praxis bis jetzt noch nicht zugänglich sind. Die Zielrichtung läßt sich jedoch schon jetzt erkennen. Man arbeitet an der Entwicklung berührungslos registrierender Instrumente für die Leer- und Kaubewegungen zum Zwecke der Visualisierung, der qualitativen und quantitativen Auswertung, sowie der Simulation unter Benutzung von Modellen des Ober- und Unterkiefers (Dento-Alveolarkomplex) mit beliebiger Verlangsamung der Bewegungsreplikation, um okklusale Kollisionen oder Interferenzen aufklären zu können. Der zweite Beweggrund ist eine a priori funktionsgerechte Erstellung von Einzelzahnrestaurationen sowie abnehmbarem wie festsitzendem Zahnersatz.

Zu den *Bewegungsmustern* im Detail ist folgendes zu sagen:

a) Die Kondylenbahn beschreibt annähernd einen Viertelkreis, aber mit inkonstantem Radius; die Länge der Exkursion beträgt ca. 10–15 mm.

Der Bahnverlauf ist auf den ersten 4–6 mm steiler als auf den weiteren Millimetern. Die Protrusions- und Öffnungsspur laufen während der ersten 4–6 mm gemeinsam mit der Mediotrusionsspur. Während der zweite Bewegungsabschnitt der Öffnungs- und Vorschubbahn sich abflacht, schwingt die Mediotrusionsbahn tiefer nach kaudal ab. Bei Simultanschreibung auf beiden Seiten, über beiden Gelenken, zeigt sich infolge Schwenkbewegungen eine Rückwärts-Aufwärtsspur, das ist die Projektion der Laterotrusionsbewegungen und der Retrusionsbewegung, wenn eine solche vorhanden ist.

b) Bei Aufzeichnung in der Horizontalebene lassen sich Protrusions- und Mediotrusionsspur gut unterscheiden. Auf der Horizontalplatte der Gegenseite erscheint gleichzeitig eine Rückwärts-Auswärtsspur.

c) In der sagittalen Symphysenbahn, welche die Pantographen und Axiographen nicht erfassen, lassen sich zwei Öffnungsbewegungsphasen unterscheiden. Bis zu einer Schneidekantendistanz (SKD) von ca. 15–20 mm bewegt sich die Symphyse auf einem konstanten Kreisbogen. Infolge Vorwärts-Abwärtswanderns der Kondylen in der oben beschriebenen Weise kommt es zur zweiten Bewegungsphase in Form eines verzogenen Kreisbogens bis zu einer maximalen Schneidekantendistanz von ca. 30–40 mm oder auch mehr. Die Angaben hierüber schwanken beträchtlich. Die Schließbewegung ist keine Umkehr der Öffnungsbewegung. Auf einer sagittal verzogenen Kreisbahn wird geschlossen bis zum ersten Inzisialkantenkontakt, danach erfolgt die Rückführung des Unterkiefers unter Frontzahnführung in den maximalen Zahnreihenkontaktschluß. Im Transversalbild zeigt sich eine myrtenblattartige Bewegungsfigur. Sie besteht aus einer Seitwärts-Abwärtsbewegung unter der Eckzahn-, evtl. auch Seitenzahnführung.

Die *Schließbewegung* stellt sich dann als mediane Gerade oder schlanke Spindel- oder Schleifenbahn dar. Bei Auslenkung zur Gegenseite erhält man eine analoge, in der Regel keine spiegelbildliche Figur der jeweils anderen Seite. Räumlich erscheint das Bewegungsbild der Symphyse wie eine quer halbierte Banane, weshalb man salopp von der Posseltschen Banane spricht.

Die *Kaubewegungen* weichen von den Leerbewegungen dadurch ab, daß sie nur etwa 30–50% des durch die Grenzbewegungen markierten Raumes ausnutzen. Die Bewegungen laufen mit kurzen Schlägen in einer zur jeweiligen Kauseite hin verzogenen Tropfenform, die Mittellinie wird anfangs dabei überschritten, mit zunehmender Plastifizierung des Speisebolus jedoch nur noch selten oder gar nicht mehr (Abb. 1). Die Bewegungszyklen werden mit zunehmender Gelenknähe kleiner. Zahnkontakte kommen in der ersten, der Zerkleinerungsphase und Bolusabtastphase nur flüchtig oder gar nicht zustande.

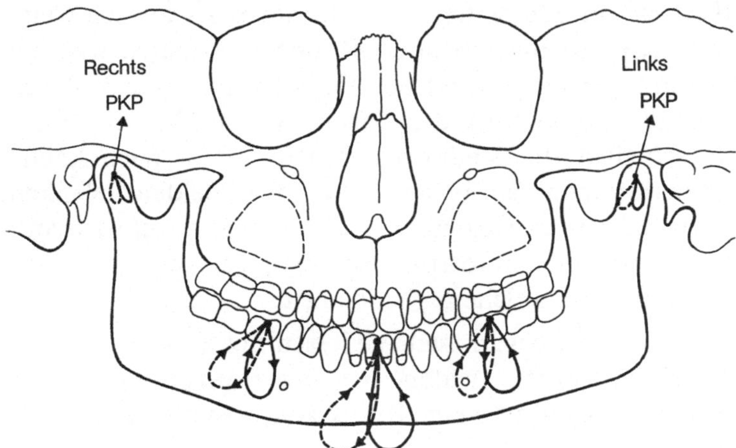

Abb. 1. Darstellung der Kauzyklen in Anlehnung an Gibbs (1982) sowie Jankelson (1982). *PKP* physiologische Kondylenposition. – – – Bewegungsablauf beim Kauen rechts. —— Bewegungsablauf beim Kauen links. Die *Pfeile* zeigen die Bewegungsrichtung an

Zum Zwecke der besseren und übersichtlicheren Darstellung der Unterkieferbewegungen erfolgt zur Zeit noch die Visualisierung über planigraphische Aufzeichnungen in jeweils senkrecht zueinander angeordneten Ebenen. Um ein dreidimensionales Bild der Kieferbewegungen im Verhältnis zum Faktor Okklusion zu gewinnen, wird der (Um-)Weg über das Kiefermodell, schädel- oder gelenkbezügliche Modellmontage in sog. Artikulatoren als technologischen, vereinfachten Analogmodellen beschritten und dort das Studium okklusaler Interferenzen oder Gelenkachsenverlagerungen gegen die zentrische Kondylenposition bzw. physiologische Kondylenposition studiert und vermessen. Infolge systemimmanenter Ungenauigkeiten und Übertragungsfehler werden Abweichungen erst ab 1 mm aufwärts als signifikant pathologisch gewertet.

3. Diagnostik der Myo-Arthropathien der Kiefergelenke

Wie der Autor dieses Beitrages schon 1976 ausführte, gehört die funktionale Gebißanalyse, vor allem in Form instrumenteller Verfahren, in die Hände eines gnathologisch erfahrenen, auf diesem Gebiet speziell fortgebildeten Zahnarztes. Es ist aber sicherlich ratsam, daß auch der Hals-Nasen-Ohrenarzt einige Kenntnisse aus dem Bereich der klinischen Funktionsdiagnostik erlangt, um Patienten einer gezielten Diagnostik und Therapie durch den Zahnarzt oder Kieferchirurgen zuführen zu können. Zum anderen könnte vielleicht aus den bisherigen Darlegungen abgeleitet werden, daß es ratsam sein kann, bei der Aufklärung unklarer orofazialer Schmerzphänomene das Fach Zahn-, Mund- und Kieferheilkunde zur Gewinnung eines synoptischen Befundbildes konsiliarisch mit heranzuziehen.

Nach Lang (1973) können *Schmerzen im Kopf-Kiefer-Gesichts- und angrenzenden Halsbereich* folgende Ursachen haben:

a) Irritation der Rezeptoren (Zähne, Parodontien, Muskeln, Bänder, Gelenke)
b) Irritation der schmerzleitenden Nervenfasern in der Peripherie
c) Irritation der peripheren und zentralen Schaltstellen, einschließlich der Ganglia spinalia und der sensiblen und autonomen Kopfganglien
d) Irritation der zentralen schmerzleitenden Bahnen
e) Übertragene oder fortgeleitete, projizierte Schmerzen aus der Umgebung
f) Psychische, psychosomatische Ursachen (kein beweisendes Substrat im ZMK-Gebiet auffindbar)

Aufgabe des Zahnarztes ist es, den ZMK-Bereich nach möglichen pathologisch-anatomischen oder pathophysiologischen Befunden mit dentogener, okklusiogener, gnathischer Ursache hin systematisch zu untersuchen. Die allgemeine, auch dem Hals-Nasen-Ohrenarzt zugängliche klinische Funktionsdiagnostik, welche sich also ohne Heranziehung aufwendiger Geräte oder elektronischer Apparaturen bewerkstelligen läßt, soll im Folgenden nochmals erläutert werden.

3.1 Schmerzanamnese

Es sollten die allgemeinen Schmerzcharakteristika, Beginn, Dauer und Lokalisation erfragt werden. Am besten geschieht dies nach einem orientierenden „Fahrplan" (Tabelle 1).

Dieser Fragenkatalog wurde nebst ergänzenden Fragen nach Vorliegen von Allgemeinerkrankungen wie rheumatischen Erkrankungen, systemischen Stützgewebserkrankungen oder Osteopathien von Slavicek und Mack (1974) entwickelt. Bereits 1966 hatte Krogh-Paulson einen speziellen Anamnesebogen vorgestellt. Zusätzlich sollte auch vorsichtig nach einschneidenden Vorkommnissen der letzten Jahre gefragt werden.

Hinweis: Man lasse sich Schmerzareale/Triggerzonen und Punkte vom Patienten mit den Fingern oder einer Hand zeigen, wobei der Zeigefinger auf ein schmerzendes Kiefergelenk deutet und die Hand die schmerzende Muskelgruppe bedeckt. Man sollte den Patienten behutsam, aber unter dem Ziel einer maximalen Konkretisierung, befragen.

Tabelle 1. Fragenschema bei Kiefergelenksaffektionen (nach dem Funktionsanalyse-bogen von Slavicek u. Mack 1974). Geringfügige Beschwerden werden mit 1, mäßige mit 2 und starke mit 3 Punkten bewertet. Durch Addition zu einer Gesamtpunktzahl ergibt sich der *Okklusionsindex*. Liegt dieser höher als 10, müssen weitere Untersuchungen durchgeführt werden

 1. Haben Sie irgendwann Beschwerden, wenn Sie kauen?
 2. Ist irgendein Zahn besonders empfindlich?
 3. Stört ein Zahn beim Schließen, Kauen oder beim Schlucken?
 4. Schmerzt es bei weiter Mundöffnung, großem Biß oder beim Gähnen?
 5. Machen Ihre Kiefergelenke Geräusche, auf welcher Seite?
 6. Haben Sie manchmal Schmerzen vor, hinter oder im Ohr?
 7. Leiden Sie an Kopfschmerzen morgens, mittags, abends?
 8. Leiden Sie unter Verkrampfung oder Ziehen im Kopf, Nacken oder Hals?
 9. Haben Sie manchmal das Gefühl von Trockenheit oder Brennen im Mund?
10. Müssen Sie einen Platz suchen, um die Zähne richtig zu schließen?

11. Welche Medikamente nehmen Sie gegen die angeführten Zustände?
12. Hatten Sie jemals Beschwerden im Kopf oder Nacken nach einem Unfall?
13. Hatten Sie jemals eine Kieferregulierung oder eine Einschleifbehandlung?
14. Beeinflussen die angeführten Beschwerden Ihr Wohlbefinden oder Ihre Schaffens-kraft?
15. Wann war Ihre letzte Zahnbehandlung, was wurde gemacht?
16. Welches besondere Anliegen hat Sie zu diesem ZA-Besuch veranlaßt?
17. Vermuten Sie eine ernsthafte Störung oder Erkrankung?
18. Halten Sie eine Behandlung für notwendig?
19. Liegt eine Allgemeinerkrankung vor?
20. Nehmen Sie deswegen Medikamente?

3.2 Inspektion (extra- und intraoral)

Diese sollte sich erstrecken auf Konturabweichungen und Diskrepanzen zwischen Ober- und Unterkiefer in der Transversal- wie Sagittalebene als auch mandibuläre und/oder maxillare Über- oder Unterentwicklungen wie Prognathie, Mikrognathie, Progenie, Mikrogenie (Vogelgesicht beim Franceschetti-Syndrom) und Seitendiskrepanzen (einseitig akromegales Unterkieferwachstum oder Hemiatrophie).

Intraoral sollte auf folgende Symptome geachtet werden: sagittale und/oder transversale Diskrepanzen zwischen den Zahnbögen, frontal oder lateral offener Biß, Nonokklusion oder Kreuzbiß (umgekehrte Verzahnung), Vor- oder Rückbißlage; Seitenzahnverluste, wobei der Verlust von Kaueinheiten (Antagonistenpaaren) und Stützzonen funktionell am wichtigsten ist; verkürzte oder unterbrochene Zahnreihen, elongierte Zähne, Zahnfleischbisse von Front- oder Seitenzähnen, Pressmarken der Zähne in der Zungenseitenkante oder Wangenmukosa, Abrasionsfazetten, vereinzelt oder generalisiert auftretend.

Hinweis: Man lasse die Patienten mit den Zahnreihen in die Schliff-marken/Fazetten hineinbewegen und pressen; Ergebnis: Bruximus-bedingte Muskelschmerzen treten in Erscheinung, hyperaktivierte Muskelbänder wölben sich vor (Provokationstest). Nachrutschen/ Nachklappen der Zahnreihen beim allmählichen Zahnreihenschluß kurz vor dem Erreichen der maximalen, habituellen Interkuspidation prüfen.

3.3 Auskultation und Palpation

Zunächst palpiert man den äußeren Kondylenpol vor dem Tragus und vom Porus acusticus externus her auf Schmerzhaftigkeit hin, prüft auch, ob sich beide Pole bei der Öffnungs-Vorschub-Schwenk- sowie Schließbewe-gung synchron verhalten. Bewegungslimitierungen sind bei freier wie zahngeführter Unterkieferbewegung zu testen. Es muß weiter nach Kiefer-klemme (Behinderung der Kieferöffnung) als auch nach Kiefersperre sowie der sog. Bonnettschen Schonhaltung gefahndet werden. *Fixationen der Kondylen* (fibröse, narbige Ankylosen) lassen bei einseitigem Vor-kommen den Unterkiefer nach der erkrankten Seite und bei einseitiger Luxation nach der gesunden Seite abweichen. Bei der beidseitigen *Kiefer-gelenksluxation* zeigt sich beim bezahnten Patienten ein frontal und late-ral offener Biß. Die vor dem Tragus zu palpierenden Gelenkgruben sind „leer". Das Untergesicht ist verlängert, und der Lippenschluß ist nur mühsam oder gar nicht herstellbar.

Zusätzlich leistet die Auskultation der Kiefergelenke und des Zahn-reihen-Aufeinanderschlagens wertvolle Hilfe. Ein *initiales Gelenkklicken* oder Knacken, vergesellschaftet mit einem palpierbaren Hüpfen oder Schnellen der Kondylen deutet auf eine Inkoordination zwischen den Funktionsabläufen von Musculus pterygoideus lateralis, Diskus und dem übrigen Muskel-, Bänder- und Gelenkapparat hin. Ein *intermediäres Rei-ben oder Knacken* kann von einer Randzackenbildung oder einer Zerstö-rung des Diskus oder der Knorpelschichten herrühren, während ein *termi-nales Geräusch* dem Bild der Subluxation oder Luxation zuzuordnen ist. Ein auskultierbares, bei geschlossenem Munde gut differenzierbares Schlürf- oder Nachrutschgeräusch sowie ein unsauberer Okklusionston oder ein Doppelton deuten auf eine okklusale Interferenz mit Vorkon-takten (meist im Molarenbereich anzutreffen) hin.

Öffnungsgrad und Deviationen des Unterkiefers lassen sich gut dar-stellen, indem man ein Lineal oder einen Spiegelgriff oder einen Zungen-spatel mit gerader Seitenkante an die Spina nasalis anterior anlegt und senkrecht nach unten hält. Wenn jetzt der Patient Öffnungs- und Schließbewegungen macht (nicht zu schnell ausführen lassen!), lassen sich Schleuder-, Schlenkerbewegungen und Seitenabweichungen gut erkennen. Beim Prüfen der Bewegungen unter Zahnkontakten kann man mit einem wasserfesten, ungiftigen Filzstift die Zahnreihenmitten mit Strichmarken versehen und dann die Exkursionen testen.

Bei der *Palpation der Muskeln* M. temporalis (pars anterior, media, posterior), M. pterygoideus lateralis und medialis (am besten von intra-oral bidigital), M. masseter, M. digastricus (venter anterior submandibu-lär, venter posterior retromandibulär zu tasten), der atlanto-okzipitalen Verbindung, der kraniomandibulären Verbindung, des M. sternocleido-mastoideus, der suprahyoidalen und infrahyoidalen Muskelgruppe muß auf generelle oder punktuelle Schmerzhaftigkeit (Triggerpunkte und -zonen) sowie flächige und knotig-strängige Indurationen (Myogelosen) geachtet werden.

Der *Resilienztest der Gelenke,* welcher dem HNO-Arzt sicherlich nicht möglich ist, bedient sich in der Eckzahn-Prämolarenregion der kontralateralen Seite aufgelegter, 0,5 mm starker Zinnfolie, welche danach 1–2mal gefaltet wird, zur Kontrolle des Zahnreihenschlusses in der ipsilateralen Molarenregion. Kann eine Kontrollfolie oder ein Bindfaden (Zahnseidenfaden) bei 0,5 mm Zinnfolienstärke nicht festgehalten werden, handelt es sich um ein spastisch oder aus pathologisch-morphologischen Gründen fixiertes Gelenk. Wenn ein 1,5 mm oder stärkeres Folieninterponat nicht zur Disklusion der entsprechenden Molaren führt, liegt ein hypermobiles, evtl. sub-luxiertes oder luxierbares Gelenk vor. Ein weiteres diagnostisches Hilfsmittel ist die Prüfung des Wurzelspitzenschwingens oder -schwirrens bei pathologisch extraaxialem, traumatisierendem Okklusionsstoß beim Zahnreihenklappen, wobei nur die erhöhte Vibration einzelner Zähne signifikant ist.

3.4 Röntgendiagnostik der Kiefergelenke

Nach Rottke und Fuhrmann (1980) lassen sich aus den zahlreichen Publi-kationen über die röntgenographische Darstellung der Kiefergelenke vier Grundtypen der Projektion herausstellen:

a) Nahaufnahme nach Parma mit dem Flachtubus – 3 cm – nach v. Reckow;

b) schräglaterale Projektionen nach Schüller, Lindblom, Egli und Stein-hardt, wobei sich die Schüller- und Lindblom-Technik in Verbindung mit speziellen Einstellhilfen (Kephalostaten) in den Zahnkliniken und Zahnarztpraxen mit gnathologischer Orientierung einzubürgern beginnen;

c) sagittale Projektionen bei transversaler Darstellung der Kondylen nach Zimmer (perantraler Strahlengang) und Hofrath (perorbitaler Strahlengang, wobei vor der letzteren Aufnahmetechnik neuerdings wegen der hohen Strahlenexposition des Auges gewarnt wird);

d) Schichtaufnahme-Verfahren, wie sie von Bocage, Heckmann, Numata und Paatero angegeben wurden.

Letzteres Verfahren, nämlich die Orthopantomographie — Panoramaschichtaufnahme —
ist inzwischen in etwa 30—40% der Zahnarztpraxen eingeführt und gestattet eine
Reihe von Modifikationen. Die Parma-, Schüller- und Lindblomaufnahmen lassen sich
in Verbindung mit den oben erwähnten Zielgeräten auf Kassetten, Format 9 × 12 cm,
mit jedem zahnärztlichen Röntgenapparat (60—65 kV bei 10—12 m A) erstellen und
auch wiederholen.

Man benötigt von jedem Gelenk zwei Aufnahmen, einmal bei geschlossenen Zahnreihen, zum anderen bei maximaler Mundöffnung. Diese Aufnahmen erlauben Aussagen über die Kondylenform, Seitendifferenzen
und Lage- bzw. Positionsabweichungen. Verbleibt beispielsweise ein Kondylus in der Fossa bei Zahnreihendisklusion, handelt es sich um einen
Fixationsprozeß, narbige oder strängige Ankylose oder dergleichen, wie
man sie nach stumpfen, traumatischen Insulten mit Einblutungen in die
Gelenkkapsel oder bei Narbenbildungen nach alten Kriegsverletzungen
feststellen kann.

Sebald (1982) stellte im November 1982 mit seinem T.M.-Arthrographen ein Spezialröntgengerät zur Darstellung der Kiefergelenke in schräglateraler und axialer Projek-
tionsmöglichkeit vor, das sich durch einen Kephalostaten, Dreh- und Kippmechanik
mit definierten Winkelgraden auszeichnete. Polytome und die von Hüls und Schulte
(1982) benutzte Computer-Tomographie sind in der Praxis unrealisierbar, obwohl
man im CT-Bild hyperaktivierte, hypertrophierte Muskeln oder auch atrophische,
destruktive Prozesse am Muskel-Bänder-Gelenkapparat sehr gut zur Darstellung bringen kann. Zu erwähnen sind noch die Röntgenkinematographie mit Magnetband-
speicherung und Zeitlupenwiedergabemöglichkeit der Bewegungsabläufe des Unterkiefers, die Arthrographie mittels Kontrastdarstellung der Gelenkräume im Tomogramm, wie sie von Farrar (1978) und Blaschke (1980) beschrieben wurde, die Ultra-
schallbilddarstellung der Temporomandibulargelenke nach Spranger (1972), als auch
letztlich die Arthroskopie des dilatierten, expandierten Kiefergelenkes, worüber
Röthler und Waldhart (1981) berichteten. Sie haben sich wegen des hohen apparati-
ven und organisatorischen Aufwandes und der unleugbaren Risiken für den Patienten
(Strahlenbelastung, iatrogene Schädigung der Gelenke durch das Kontrastmittel,
Narbenbildung an der Penetrationsstelle in den Gelenkspalt) und das ungenügende
Auflösungsvermögen des Ultraschallbildes bisher nicht durchsetzen können. Außer-
dem erfordern diese Verfahren ein hohes Maß an Erfahrung und Routine seitens des
Untersuchers. Angesichts der schmalen Indikation kommen sie für die Praxis kurz-
bis mittelfristig, evtl. gar nicht in Betracht.

3.5 Neue zahnärztliche Registrierverfahren

Der Vollständigkeit halber soll an dieser Stelle nicht versäumt werden,
auf die in der Entwicklung und im klinischen Versuch bzw. in Testpraxen
befindlichen elektronischen Registriergeräte hinzuweisen. Vonseiten der
gnathologischen Zahnarztpraxis wird ein möglichst komplettes Instru-
mentensystem zur Registrierung sowohl der Kondylenbahnen als auch
der Symphysenbahn mit anschließender Visualisierung der Bewegungs-
diagramme und Abspeicherung der Informationen auf archivierbaren,
transportablen Datenträgern zum Zwecke der qualitativen und quantitativen Vermessung und Bewegungssimulation anhand von Kiefermodellen

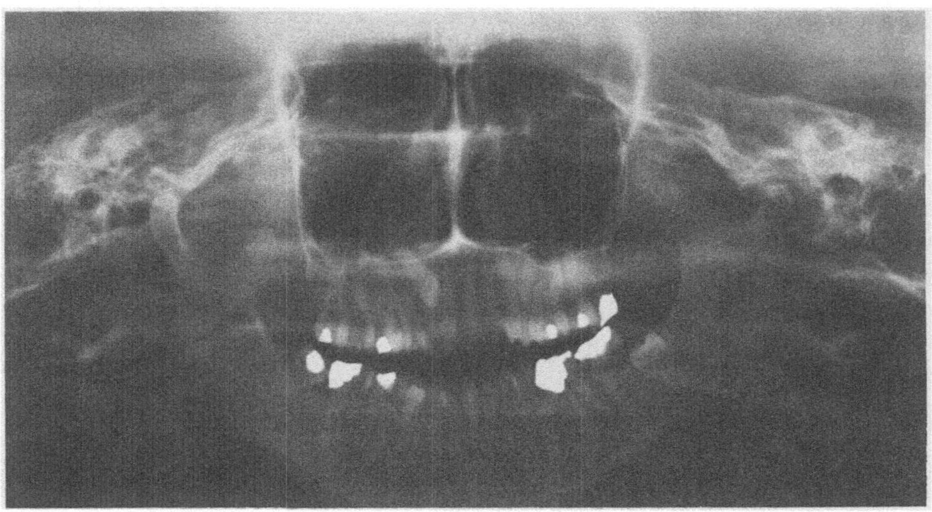

Abb. 2. Unterkieferstückbruch frontal mit doppelseitiger Fraktur des Gelenkfortsatzes im Collumbereich

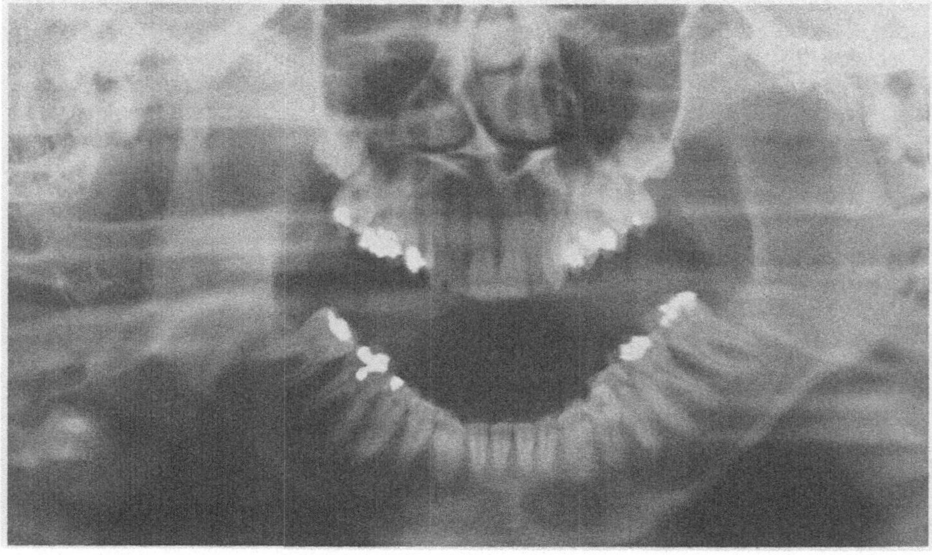

Abb. 3. Fibröse Ankylose des linken Kiefergelenkes. Zustand nach alter Gelenkskontusion. Beim Mundöffnen stellt sich der rechte Kondylus in Höhe der Eminentia dar, während der linke in der Gelenksfossa verharrt

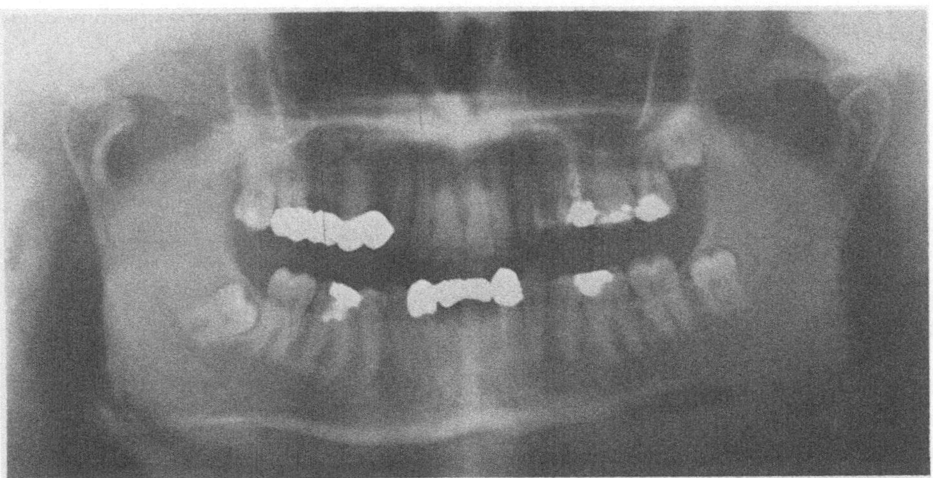

Abb. 4. Hyperplasie des rechten Kondylus. Der linke ist stattdessen leicht nach ventral abgeflacht.

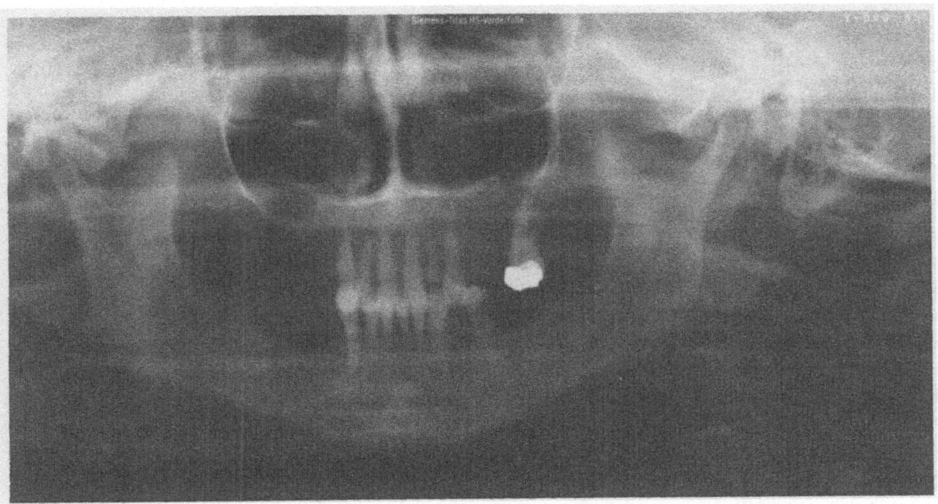

Abb. 5. Kompression des rechten Kiefergelenkes mit Randzackenbildung infolge seit 11 Jahren fehlender Seitenbezahnung

gefordert, wodurch eine rasche und vollständige Funktionsdiagnostik des stomatoghnathen Systems erreicht werden kann. Die Gerätebedienung muß einfach erlernbar und fehlerfrei beherrschbar sein, was ein eventuelles Delegieren an qualifiziertes Hilfspersonal ermöglichen würde. So könnten sich Zahnarzt, Kieferchirurg oder Kieferorthopäde auf die diagnostische Auswertung und therapeutische Umsetzung der Daten konzentrieren.

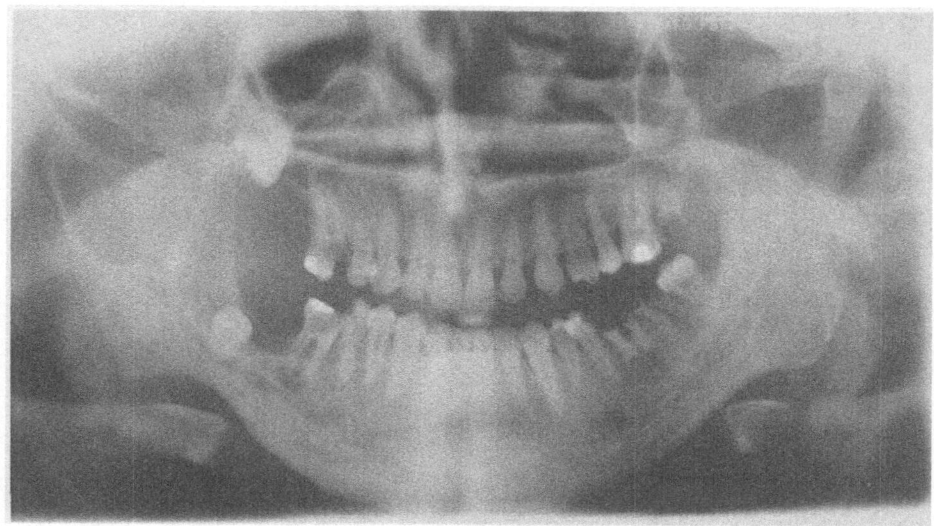

Abb. 6. Systemische Myoarthropathie: Destruktion des rechten aufsteigenden Unterkieferastes durch Neurofibromatose

Seit 1939 von Stuart, 1966 von Brewer, 1969—70 von K.H. Körber erste elektronische Experimentiergeräte gebaut wurden, konnten zwischen 1978 und 1982 Lundeen und Gibbs, E. Körber und Luckenbach, Klett, Ohrogge, Burckhardt, Meyer und Dalri, Jankelson und Lewin Registriergeräte für die Unterkieferbewegungen, zum Teil mit Simulationsapparatur wie Brewer, K.H. Körber, Gibbs vorstellen. Mit Ausnahme des Mandibular-Kinesiographen nach Jankelson und des Sierognathographen nach Lewin, welche nur die Symphysenbahn registrieren können, sind alle Systeme zu aufwendig und kompliziert für einen breiten Einsatz in der Klinik oder Praxis. Die gnathologischen Maßnahmen haben zur Zeit auch aus vertragsrechtlicher Sicht noch eine nicht hinreichend gefestigte Stellung. Ihr Einsatz, ihre Bewertung und Honorierung ist zur Zeit nur unter Heranziehung des Paragraphen 6 (GOZ, GOÄ alt) und eines sog. Analogbewertungskataloges möglich. Die neue GOZ (Initiativ-Entwurf der zahnärztlichen Körperschaften unter Mitwirkung der Deutschen Gesellschaft für Zahn- und Kieferheilkunde und der Arbeitsgemeinschaft für „Funktionelle Gebißanalyse" in der DGZMK) konnte bis heute nicht verwirklicht werden, obgleich der Entwurf seit September 1979 im zuständigen Ministerium vorliegt.

4. Behandlung der dentogenen Myoarthropathien

Wenn sich also auf der Basis systematisch durchgeführter, klinischer, röntgenologischer und instrumenteller Untersuchungsverfahren die Diagnose *dentogene Myoarthropathie* konkretisieren läßt, sollte die konsekutive Behandlung in zwei Etappen oder Phasen durchgeführt werden, um die Richtigkeit derselben zusätzlich ex juvantibus erhärten zu können.

Beim Vorliegen von Myalgien, Myospasmen, Dyskinesien, Stützzoneneinbrüchen und Verlusten, mit Zahnelongationen und/oder Malpositionen des Unterkiefers und der Kondylen, evtl. nach Extraktion zu stark dystopischer Zähne, sollte eine *Bißführungs- und Entspannungsplatte* im Ober- oder Unterkiefer eingegliedert werden. Die Bißsperrung sollte so gering wie möglich gehalten werden, jedoch müssen alle Okklusionsstörungen quasi außer Betrieb gesetzt sein. Dazu muß ein allseitiger, simultaner und stabiler Aufbiß erreicht sein. Eine horizontale und laterale Bewegungsfreiheit ist vorzusehen.

Erst wenn die Kondylen wieder in ihrer phsysiologischen Position stehen, Myalgien verschwunden und Spasmen abgebaut sind, wird der Aufbiß weiter durch Einschleifen oder Auftragen von Autopolymerisaten individuell konturiert. Später werden Protrusionsbahn und Medio- und Laterokussionswege ausgeformt. Durch anschließenden Einbau z.B. eines Frontzahnschildes kann ein wiederholtes Ausbrechen in den alten Zwangbiß verhindert werden. Bei Distalverlagerung des Unterkiefers mit Bißhöhenverlust und Kompressionsstellung der Kondylen muß die vertikale Dimension allmählich wieder aufgebaut und die Kondylenfehlstellung durch Pivots im Molarenbereich korrigiert werden.

Erst nach Abschluß der Vorbehandlung und bei Beschwerdefreiheit kann die *zweite Behandlungsphase, die definitive Oralrehabilitation,* erfolgen. Dysfunktionell bedingte Myoarthropathien sprechen in der Regel auf die Plattenvorbehandlung an. Die Behandlungsdauer kann sich über einige Wochen, Monate oder 1—2 Jahre erstrecken, bis sich die neuen gnathischen und funktionellen Verhältnisse hinreichend stabilisieren lassen.

Kieferorthopädische Korrekturen lassen sich bei entsprechender Ausgestaltung der Platte (z.B. Behebung einer Frontzahnauffächerung) simultan durchführen. Bei skelettalen Dysgnathieformen sollten gnathologisch fortgebildeter Zahnarzt, Kieferorthopäde und Kieferchirurg zusammenarbeiten zum Zwecke der Optimierung des therapeutischen Endergebnisses. Die BFE-Platte, wie Schulz-Bongert (1980) die Therapiehilfe bezeichnet, muß in Ausnahmefällen sogar für lange Zeit getragen werden. Hierher gehören die Knirschschienen, wenn es anderweitig nicht gelingt, Pressen und Knirschen dem Patienten abzugewöhnen, wie z.B. mit dem sog. Interzeptor nach Schulte (1981), der durch Schaffung von anterioren Vorkontakten die Schmerzschwelle erniedrigt und einen spastischen Zahnreihenschluß „umpolen" oder umkehren soll.

Das Ziel einer morphologischen und funktionalen Oral-Rehabilitation ist etwa so zu definieren:

a) Wiederaufbau aller vier Stützzonen mit stabilen Kontakten
b) Schaffung harmonischer Zahnbögen mit weichen Übergängen
c) Harmonisierung von Okklusionszentrik und Gelenkzentrik
d) Seitengleicher und zeitgleicher Rechts-Links-Zahnreihenkontakt
e) Unbehindertes Gleiten aus Exzentrik in die Zentrik (Inkursionen)
f) Wenn möglich, Schaffung einer reinen Front-Eckzahnführung.

Die Bedeutung und die Notwendigkeit gnathologischen Arbeitens nimmt in dem Maße zu, in dem Kauflächenkomplexe eingeschliffen oder wieder aufgebaut werden müssen. Die Wirksamkeit solcher Maßnahmen sinkt im gleichen Maße, wie der Anteil gingival getragener Prothesenelemente zunimmt.

5. Die primären Erkrankungen der Kiefergelenke

Wie bereits eingangs festgestellt wurde, beträgt der Anteil primärer Arthropathien der Kiefergelenke lediglich 5% gegenüber 95% dysfunktionell-malokklusionsbedingter Myoarthropathien, wobei die Tendomyosen eindeutig überwiegen und die gnathologischen Behandlungsmaßnahmen des Zahnarztes in der Regel gut ansprechen. Wie Krüger (1974) zu Recht feststellt, sind chirurgische Maßnahmen gegenüber den konservativen, kieferorthopädischen und funktionellen Behandlungsmethoden in den Hintergrund getreten. Die chirurgischen Verfahren sollten erst bei Versagen der konservativen eingesetzt werden. Dennoch suchen die sog. „Gelenkspatienten" dort, wo die Möglichkeit besteht, eher die Sprechstunde eines Kieferchirurgen als die des Zahnarztes auf. Folgende Krankheitsbilder aus dem Kreis der primären Kiefergelenksarthropathien sollten in die diagnostisch-differentialdiagnostischen Überlegungen im Zusammenhang mit der Abklärung orofazialer, aurikulotemporaler Schmerzphänomene mit einbezogen werden:

a) Arthritiden (spezifische, unspezifische sowie systemische)
b) Dysplasien der Kiefergelenke und Manifestierung systemischer Osteopathien
c) Traumatische Läsionen der Kiefergelenke und deren Folgezustände
d) Tumoren der Kiefergelenke.

5.1 Arthritiden der Kiefergelenke

Arthritiden kommen als akute Formen gegenüber den chronischen Verlaufsformen selten vor. So fand Schulte (1981) in vier Jahren unter ca. 1200 Patienten nur eine akute Arthritis der Kiefergelenke; der Autor dieses Beitrages hat in acht Jahren nur einen Fall einer akuten und einen Fall einer rheumatischen Arthritis beobachten können. Das *Prodromalstadium* ist relativ kurz, die Unterkieferbewegungen sind recht schmerzhaft, am lateralen Kondylenpol läßt sich anfänglich eine *teigige Schwellung* tasten und Druckschmerz auslösen.

Im *Röntgenbild* zeigt sich infolge der Exsudation/Transsudation eine Kondylenverlagerung bzw. ein ungleichbreiter Gelenkspalt; die Kondylen zeigen eine Verschiebung nach ventral mit dorsaler Gelenkspaltverbreiterung; auch paratubäre Druckdolenz läßt sich feststellen.

Die *Ursache* besteht in einer Staphylo- oder Streptokokkeninfektion, welche hämatogen, otogen oder traumatogen in die Gelenkregion gelangt ist. *Differentialdiagnostisch* kommen pyogene Infekte der Glandula parotis, Parotis epidemica oder dentogene Abszesse mit in Betracht.

Die *Therapie* besteht in der Verabreichung eines Breitbandantibiotikums für 4–6 Tage, ganz selten in einer Gelenkpunktion, sowie anschließender Gabe von Trypsin-Chymotrypsin- oder Streptokinase-Streptodornasepräparaten, letztere nur unter Beibehaltung des Antibiotikums. Die *Wärmeapplikation* in Form von Rotlicht- oder Kurz- bzw. Mikrowellenbestrahlung ist strikt abzulehnen, auch die früher häufiger vertretene intraarthrikuläre Gabe von Kortikoiden wird inzwischen weitgehend verworfen. Nach Überwindung des akuten Stadiums (Schubes) muß eine Bewegungsübungstherapie zur Vermeidung von Adhäsionsprozessen angeschlossen werden.

Bei folgenden *rheumatischen Arthritiden* können die Kiefergelenke mit betroffen werden: bei Polyarthritis rheumatica, auch der juvenilen Form, beim Morbus Bechterew, bei der Psoriasis und beim Reiterschen Syndrom. Bei anfänglich negativen Röntgenbefunden können sich im weiteren Verlauf der rheumatischen Erkrankung neben der Dystopie Konturdefekte oder Deformierungen zeigen. Das Schwergewicht in der Therapie liegt beim Internisten oder Dermatologen, wie bei den gonorrhoischen, tuberkulösen oder luetischen Arthritiden. Eine Funktionstherapie durch den Zahnarzt kann hier nur eine zusätzliche, entlastende Hilfe darstellen.

Eine konsekutive, auf Bewegungstherapie resistente *Ankylose* (anfangs meist in fibröser Form, Abb. 3) gehört in die Hände des Kieferchirurgen. Scheunemann und Schmidseder (1980) unterscheiden vier Anhylosestadien/Typen:

Typ I: Knöcherne Verlötung des Capitulum auf geringer Breite mit der Schädelbasis; Typ II: wie Typ I, aber auf breiterer Fläche fixiert mit Narbenfixation; Typ III: solide Verwachsung, auch extraartikulär mit der Squama temporalis; Typ IV: großflächige Verlötung des Capitulum, Collum und evtl. des Prozessus muscularis mit der Laterobasis. Die Therapie ist primär eine operative, welche in der Lösung der bindegewebigen und/oder knöchernen Fixationen besteht mit Nearthrosenbildung und evtl. Einlagerung von doppelt gefalteter Silastikfolie (Krüger und Krumholz 1980), Lyodura (Hollmann und Timmel 1980) oder Knochenzement/Palakos (Kristen und Singer 1980). Eine funktionelle Nachbehandlung ist meist indiziert.

5.2 Dysplasien der Kiefergelenke

Nach Pfeifer und Gundlach (1980) sind *seitliche kraniofaziale Anomalien* mit Beteiligung der Kiefergelenke die zweithäufigsten Dysplasien nach den Lippen-Kiefer-Gaumenspalten in der Kopfregion des Menschen. Im einzelnen sind das die mandibulofazialen Dysostosen, maxillofaziale und akrofaziale Dysostosen (Collins-Franceschetti, Peters-Hövels, Nager-de Reynier), sowie die okulo-aurikulo-vertebralen Dysplasien wie das okulo-aurikuläre Syndrom Goldenhar, okulo-vertebrales Syndrom Weyers-Thier, hemifaziale Mikrosomie, otomandibuläre Dysostose François-Haustrate und die mandibuläre Dysostosis Nager-de Reynier. Wie bei allen teratologischen Reihen stehen sich auf der einen Seite die Defektbildung und auf der anderen die Hyperplasie gegenüber. Von der Kondylenaplasie, über primitive Gelenkformen ohne Diskus, primitive Kolbenform, über ausgebildete Walzenform gehen die Formvarianten bis zur Hyperplasie des Gelenkkopfes (Abb. 4), wobei die Hypoplasien des Capitulum gegenüber den Hyperplasien überwiegen. Die *Behandlung* hängt vom Schweregrad der Dysplasie und dem Grad der funktionalen Beeinträchtigung ab. Therapeutisch gefordert sind hier m.E. sowohl die Kiefer-Gesichtschirurgie, HNO- und Augenheilkunde als auch die Kieferorthopädie, Gnathologie und evtl. die zahnärztliche Prothetik.

5.3 Traumatische Läsionen der Kiefergelenke

Zu den traumatischen Läsionen werden einerseits die Luxationen, andererseits die Frakturen der Kiefergelenke eingeordnet.

5.3.1 Luxationen

Die Luxationen können ein- wie doppelseitig auftreten. Bei der unilateralen Luxation ist eine Unterkiefermittenabweichung zur gesunden Seite hin zu beobachten, während die Fossa articularis „leer" ist. Der Condylus steht vor dem Tuberculum articulare. Bei der beidseitigen Luxation erscheint das Untergesicht gestreckt und der Lippenschluß, sofern möglich, verkrampft. Auf die Nonokklusion der Zahnreihen wurde bereits hingewiesen. Die *Behandlung* besteht zunächst in der manuellen Reposition mit einem initialen Zug nach kaudal, auf die Zahnreihen oder Kieferkämme ausgeübt, um die Kondyle(n) aus der Verhakung am Tuberculum zu lösen mit anschließendem Zurückschnellenlassen in die Fossa articularis. Es folgt eine Ruhigstellung für einige Tage mittels elastischer Kinnschleuder oder Ernstschen Häkchen im Ober- und Unterkiefer und Einspannen elastischer Gummizüge intermaxillär. Bei myospastisch fixierter Luxation erfolgt die Einrenkung in Kurznarkose. In einigen Fällen beidseitiger, öfters auftretender Luxation wurden in beiden Kiefern Häkchenschienen eingebunden und eine intermaxilläre Immobilisation für 1–2 Wochen bewirkt. Anschließend muß der Patient für einige Wochen allzu große Bissen vermeiden, welche eine Inzisalkantendistanz über 30–40 mm erzwingen. Die *chirurgischen Behandlungsmethoden* zielen entweder auf eine Erhöhung des Tuberkulum (Eminentia), eine Zügelung der Kondylenexkursion mittels Dermislappen durch die Inzisur, das Anlegen parapharyngealer Taschen, die Implantation von Knochen oder Knorpelspänen oder die Verriegelung der Fossa mittels mobilisiertem Jochbogen gegen die Eminentia (Köhle et al. 1980). Alle Autoren betonen, daß die Operationsverfahren die ultima ratio zur Behandlung der Kiefergelenksluxationen darstellen.

5.3.2 Kiefergelenksfrakturen

Unter den Kieferfrakturen sind die Capitulum- und Collumfrakturen mit 20–30% vertreten (Abb. 2). Von allen Autoren, welche in den letzten Jahren zur Behandlung der Gelenksfrakturen Stellung genommen haben, wird übereinstimmend die Ansicht vertreten, daß bei Capitulum- und hohen Collumfrakturen der überwiegend konservativen Behandlung mittels Einschienung und intermaxillärer Immobilisation für 8–10 Tage und anschließender funktioneller Behandlung mittels Aktivator- oder Aufbißschienentherapie mit Hypomochlion im Molarenbereich zwecks Aufrichtung des proximalen Fragmentes der Vorzug vor der operativen Behandlung zu geben sei. Dies gelte für die Behandlung des Erwachsenen, mehr noch für die des Kindes. Von einigen Autoren (Köck und Meents 1980) wird auch die instrumentelle, wiederholte Kontrolle der Unterkieferbewegungen gefordert. Für viele tiefen Collumfrakturen bei stärkerer Dislokation des Gelenkfragmentes bevorzugen Pape, Hauenstein und Gerlach sowie Petzel die operative Reposition und Fixation der Fragmente mittels Miniplatten- oder Zugschraubenosteosynthese (Pape et al. 1980).

Die *zentrale Luxationsfraktur* des Kiefergelenkes gehört zu den Seltenheiten, obgleich der knöcherne Fossaanteil sehr grazil ausgebildet ist. Höchstwahrscheinlich stellt der Musculus pterygoideus lateralis unter isometrischer Aktivierung einen Puffer gegenüber zentral intrudierenden Gewalteinwirkungen dar. Pieritz (1980) führt 12 Fälle aus der Literatur und einen eigenen Fall an, welchen er von intraoral versuchsweise mit Gummizug über ein Hypomochlion, dann aber bei operativer Reposition mittels Zug über den Einzinkerhaken behandelt hat.

Die häufigsten Verletzungen sind die *Kiefergelenkskontusionen,* mit Einblutungen in die Muskulatur und die Gelenkkapsel. Sie werden meist unterschätzt. Deshalb unterbleibt bei sich einstellender Schmerzfreiheit eine gezielte Diagnostik und konsekutive Bewegungstherapie.

5.4 Tumoren der Kiefergelenke

Nach Schwenzer (1980) gehören die Tumoren der Kiefergelenke auch
aus kieferchirurgischer Sicht zu den Seltenheiten, wobei er primäre, von
den knöchernen, knorpeligen und bindegewebigen Anteilen derselben
ausgehende Kiefergelenkstumoren von den aus der Umgebung infiltrie-
rend sich entwickelnden Tumoren unterscheidet.

Bei den primären mesenchymalen Geschwülsten handelt es sich um
Osteome, Osteochondrome, welche am häufigsten vorkommen, sowie um
ossifizierende Myxome, Fibromyxome, Fibroosteome, Riesenzellgranu-
lome und die seltenen Hämangiome, welche als gutartig gelten. Bei den
malignen Gelenktumoren mesenchymalen Ursprungs werden Fibrosar-
kome, Osteochondrosarkome und maligne Synovialome angetroffen.

Aus der Umgebung auf das Kiefergelenk übergreifende Tumoren
stammen aus der Glandula parotis, aus dem Tuberbereich des Oberkiefers
und aufsteigenden Ast des Unterkiefers. Es sind dies Ameloblastome,
pleomorphe Adenome der Parotis, welche mit der Gelenkkapsel verbacken
sein können, sowie Adenokarzinome, maligne Ameloblastome und Zylindrome. Es können sich auch Metastasen des Schilddrüsen-, Mamma- oder
Prostatakarzinoms im Gelenk absiedeln, wobei sich präoperativ nicht ent-
scheiden läßt, ob es sich um einen Primärtumor oder eine Metastase eines
unverifizierten Malignoms der vorgenannten Organe handelt. Schwenzer
et al. (1981) versuchen, die benignen Tumoren so konservativ wie möglich zu operieren mit Erhalt der wesentlichen Anteile des Temporoman-
dibulargelenks. Bei den Malignomen wird die chirurgische Behandlung
von der Lage und Ausdehnung nebst Mitbeteiligung der Lymphknoten
und umgebenden Organe bestimmt. Bei Verdachtsfällen auf Malignome
im stomatognathen Bewegungsapparat sollten die Patienten unverzüglich
in eine Fachklinik abgegeben werden, wo eine optimale interdisziplinäre
Behandlung nebst entsprechender Nachsorge gewährleistet werden kann.

6. Zusammenfassung

Mit dem hier vorgelegten Beitrag zur Problematik der Kiefergelenkserkrankungen sollte aus zahnärztlicher Sicht heraus die Diagnostik und
Differentialdiagnostik orofazialer und aurikulotemporaler Schmerzphänomene aufgezeigt werden, mit Anregungen für eine eventuelle Erweite-
rung. Darüber hinaus sollte der Hals-Nasen-Ohrenarzt mit den mehrheitlich
funktionalen Erkrankungen bzw. Störungen des stomatognathen Systems
nebst Folgen auf der Basis der speziellen Anatomie und Physiologie wie
auch mit der daraus abgeleiteten Therapie bekannt gemacht werden.

Es wurden Hinweise gegeben, inwieweit er mittels einer gezielten Schmerzanamnese und grob-klinischen Funktionsanalysemaßnahmen ohne die
Verwendung aufwendiger apparativer Maßnahmen zur Auffindung,
Abklärung und gezielten Behandlung von Myoarthropathien durch den
Zahnarzt beitragen kann. Anschließend folgte eine knappe Darstellung
der primären entzündlichen, systemischen, dysplastischen und traumatischen wie tumorösen Erkrankungen der temporomandibulären Gelenke
mit kurzen Hinweisen auf die therapeutischen Möglichkeiten, illustriert
durch charakteristische Röntgenbefunde in Form von Orthopantomo-
grammen.

Wenn diese Ausführungen zur Verbesserung der interdisziplinären
Verständigung mit dem Ziel einer Koordination von Diagnostik und
Therapie in der Betreuung von Problempatienten im Grenzbereich beider
Fächer beigetragen haben sollten, wäre ihr Zweck bereits erfüllt.

Literatur

Benninghoff A, Goerttler K (1960) Lehrbuch der Anatomie des Menschen, Bd I.
    Urban & Schwarzenberg, München
Blaschke DD (1980) Arthrography of the temporomandibular joint. In: Solberg,
    Clark (eds) TMJ-problems. Quintessenz
Ermshar CB Jr (1977) In: Morgan, Hall, Wanvas (eds) Diseases of the temporomandi-
    bular apparatus. Mosby, St. Louis
Eschler J (1975) In: Körber KH (Hrsg) Zahnärztliche Prothetik, Bd I. Thieme, Stutt-
    gart, S 1
Ewers R (1982) Die Knorpelstrukturen erwachsener Kiefergelenke bei remodellieren-
    den und degenerativen Prozessen — eine tierexperimentelle Studie; Vortrag anl.
    Jahrestagung der AG für Funktionale Gebißanalyse in der DGZMK, Bad Nauheim
Farrar WB (1978) Zitiert nach Schöttl W, Das TMR-System. Quintessenz
Frenkel G, Persönliche Mitteilung
Fröhlich E (1977) In: Körber E (Hrsg) Die prothetische Versorgung des Lückengebis-
    ses. Hanser, München, S 47
Gelb H (1977) Clinical management of head, neck and TMJ pain and disfunction.
    Saunders, London Philadelphia Toronto
Gerber A (1978) Okklusion, Kaudynamik und Kiefergelenk in der europäischen For-
    schung und Prothetik. In: Singer, Schön (Hrsg) Europäische Prothetik heute.
    Quintessenz
Gernet W (1982) Funktionsanalysen im stomatognathen System — Vergleichende
    Untersuchungen. Hanser, München
Gibbs C, Lundeen HC (1982) Jaw movements and forces during chewing and swal-
    lowing and their clinical significance. In: Postgraduate dental handbook. John
    Right
Hollmann K, Timmel R (1980) Interposition von Lyodura im Kiefergelenksbereich.
    In: Fortschritte der Kieferchirurgie, Bd XXV. Thieme, Stuttgart, S 115–116
Hüls A, Schulte W (1982) Computer-Tomographie von Kiefergelenken und Kaumus-
    kulatur, Heft 10 u. 11. Quintessenz
Jähnig A, Kuhbein-Meesenburg D, Stachnis V (1980) Diagnostische Hinweise bei
    Kiefergelenkserkrankungen durch Röntgen-Aufnahmen und Pantogramme. In:
    Fortschritte der Kieferchirurgie, Bd XXV. Thieme, Stuttgart, S 17–21

Jankelson B (1982) Neuromuskuläre Aspekte der Okklusion. Dental-Report 1980/II.
    Medica
Köck B, Meents O (1980) Grenzbewegungen des Unterkiefers nach Collumfraktur.
    In: Fortschritte der Kieferchirurgie, Bd XXV. Thieme, Stuttgart
Köhle H, Sandner O, Garcia E, Sailer HF, Antonini N (1980) In: Fortschritte der
    Kieferchirurgie, Bd XXV. Thieme, Stuttgart
Körber KH (1975) In: Zahnärztliche Prothetik, Bd I/1, Funktionslehre. Thieme,
    Stuttgart, S 1–76
Kristen K, Singer R (1980) Langzeitstudie nach Operation der beidseitigen Ankylose
    des Kiefergelenks. In: Fortschritte der Kieferchirurgie, Bd XXV. Thieme, Stutt-
    gart, S 120–122
Krogh-Paulsen W (1966) Formblatt klinischer Funktionsanalysebogen. Splitta, Balin-
    gen, I 13627-81
Krüger E (1974) Lehrbuch der chirurgischen ZMK-Heilkunde, Bd II. Quintessenz,
    S. 21
Krüger E, Krumholz K (1980) Spätergebnisse nach Ankyloseoperationnen. In: Fort-
    schritte der Kieferchirurgie, Bd. XXV. Thieme, Stuttgart, S 117–119.
Kuhbein-Meesenburg D (1982) Untersuchungen zur kondylären Führung am Os tem-
    porale. Vortrag anl. Jahrestagung der AG für Funktionsdiagnostik in der DGZMK,
    Bad Nauheim
Lang J (1973) Die sensible und autonome Innervation des Kopfes. In: Soyka D (Hrsg)
    Der Gesichtsschmerz. Schattauer, Stuttgart New York
Lewin A, Persönliche Mitteilung
Lewin A (1979) A neurological basis for operative dentistry. Kursschrift der Univer-
    sity of Witwatersrand, Johannisburg
Loos SA (1946) Die Mechanik des Kiefergelenkes. Urban & Schwarzenberg, München
Morgan DH, Hall WP, Wamvas SJ (1977) Diseases of the temporomandibular appara-
    tus. Mosby, St. Louis
Müller-Fahlbusch H (1981) Zahnärztliche Psychoagogik. Vom Umgang mit den
    Patienten. Hanser, München
Pape H, Hauenstein H, Gerlach KL, Petzel J-R (1980) In: Fortschritte der Kieferchi-
    rurgie, Bd XXV. Thieme, Stuttgart
Pfeifer G, Gundlach K (1980) Kiefergelenk bei craniofazialen Dysplasien. In: Fort-
    schritte der Kieferchirurgie, Bd. XXV. Thieme, Stuttgart, S 135–138
Pientz U (1980) Diskussion der Behandlung der zentralen Luxation des Kiefergelen-
    kes. In: Fortschritte der Kieferchirurgie, Bd XXV. Thieme, Stuttgart
Posselt U (1962, 1968) Physiology of occlusion and rehabilitation. Blackwell Scien-
    tific Publication, Oxford
Puff A (1963) Zur funktionellen Anatomie des Kiefergelenkes. Dtsch Zahnärztl Z
    18:1385
Ramfjord SP (1982) In: Schmidseder, Motsch (Hrsg) Registrierung der Unterkiefer-
    bewegung. Quintessenz, S. 187
Röthler G, Waldhart E (1981) Die Arthroskopie des Kiefergelenkes. Dtsch Z Mund
    Kiefer Gesichts Chir 107–111
Rottke B, Persönliche Mitteilung
Rottke B, Fuhrmann A (1980) Fortschritte und Probleme in der Röntgendiagnostik
    des Kiefergelenkes. In: Fortschritte der Kieferchirurgie, Bd XXV. Thieme, Stutt-
    gart, S 21–23
Scheunemann H, Schmidseder R (1980). Gibt es bei der Kiefergelenkankylose eine
    Standardoperation? In: Fortschritte der Kieferchirurgie, Bd XXV. Thieme,
    Stuttgart, S 110
Schüle H (1974) Vortrag anläßlich der Jahrestagung der DGZMK, Stuttgart
Schulte W (1981) Kiefergelenkserkrankungen und Funktionsstörungen. In: Schwen-
    zer M, Grimm G (Hrsg) Zahn-Mund-Kiefer-Heilkunde, Bd II, Kap 7. Thieme,
    Stuttgart, S 172–174

Schulte W (1981) In: Schwenzer N, Grimm G (Hrsg) Zahn-Mund-Kiefer-Heilkunde, Kap 7. Thieme, Stuttgart
Schulz-Bongert J (1980) Konzept der restaurativen Zahnheilkunde. Klages
Schwenzer N (1980) Tumoren des Kiefergelenkes. In: Fortschritte der Kieferchirurgie, Bd XXV. Thieme, Stuttgart
Schwenzer N, Grimm G, Austermann K (1981) In: Schwenzer N, Grimm G (Hrsg) Zahn-Mund-Kiefer-Heilkunde, Bd II. Thieme, Stuttgart
Sebald WG (1982) Arthrograph − ein Spezialröntgengerät für die Darstellung der Kiefergelenke. Vortrag im Rahmen der 16. Jahrestagung der AG für Funktionsdiagnostik in der DGZMK, Bad Nauheim
Slavicek R (1980) Fehlpositionierung der Kondylen − Ursachen und Auswirkungen. In: Fortschritte der Kieferchirurgie, Bd XXV. Thieme, Stuttgart, S 5−8
Slavicek R, Mack H (1974) Formblatt zur klinischen Funktionsanalyse. In: SM-Seminare der Zahnheilkunde (Kurs-Schriften). Fackles und Wagenbauer, München
Solberg WK, Clark GT (1980) Temporomandibular joint problems. Quintessenz
Spranger H (1972) Ultraschallschnittbilduntersuchungen der Kiefergelenke. In: Elektromedica 5
Steinhilber W (1971) Die Registrierung der Kondylusbewegungen am Gelenkpräparat. Dtsch Zahnärztl Z 26:401−404
Steinhilber W (1974) Zerstörung des Discus articularis durch ein Gleithindernis (eine Studie am feuchten Gelenkpräparat). Dtsch Zahnärztl Z 29:519−530
Strott HJ (1976) Grenzprobleme zwischen ZMK-Heilkunde und HNO-Heilkunde. In: Fachalmanach der HNO-Erkrankungen. Lehmanns, München
Thielemann K (1938, 1956) Die Biomechanik der Parodontose. 1. bzw. 2. Aufl, Barth, München
Voß R, Kerschbaum T (1978) Vorträge gehalten am 11.11.78 in Siegen über epidemische Aspekte der Myoarthropathien des stomatognathen Systems
Zarb GA, Carlson GE (1979) Temporomandibular joint, function and dysfunction. Munskgaard, Mosby, St. Louis

Das maligne Melanom im Bereich von Kopf und Hals

G. Rosemann

Das maligne Melanom (MM), das zu den gefährlichsten Malignomen überhaupt zählt, müßte gar nicht so gefürchtet werden, wenn es wenigstens immer dort rechtzeitig erkannt und behandelt würde, wo es an leicht zugängiger Stelle, nämlich in der Haut, in Erscheinung tritt. Man sollte meinen, nichts sei einfacher als das, indem jeder bei sich selber oder seinem Nächsten auf auffällige Veränderungen der Hautpigmentierung oder auf eine Größenzunahme längst entdeckter braun-schwarzer Hautflecken und Knötchen achtet. Die Erfahrung zeigt aber, daß die Behandlung des MM aus Unkenntnis oder/und Indolenz allzu häufig zu spät einsetzt. In klarer Erkenntnis, daß diese Situation nur geändert werden kann, wenn Laien und Ärzte gleichermaßen über das verbreitete Tumorleiden aufgeklärt und über seine Behandlungsmöglichkeiten informiert werden, lief bereits vor mehreren Jahren in Australien, dem Land mit der höchsten Inzidenz, das "Public and Professional Melanoma Education Project of Queensland" an. Nach diesem Vorbild sind in jüngster Zeit weltweit, so auch in der Bundesrepublik Deutschland, onkologische Beratungs- und

Behandlungszentren an die Öffentlichkeit getreten (Illig und Schwemmle 1981), um mit Hinweisen auf die Erkennung von Vorstufen und frühen Melanomstadien dazu beizutragen, die Bereitschaft zur Tumorvorsorge und damit zugleich die Prognose des MM zu verbessern. Diesem Ziel soll auch dieser Beitrag dienen.

1. Definition und Pathomorphologie

Melanome sind Geschwülste der Melanozyten, die nach genetischer Determinierung überall in der Basalzellschicht der Epidermis der Haut, aber auch in der Schleimhaut von Mundhöhle und Rachen, Nasenhaupt- und -nebenhöhlen, als Abkömmlinge der Neuralleiste sogar in Hirn, Auge und Ohr vorkommen. Die in Abhängigkeit von der Körperstelle unterschiedliche Melanozytendichte beträgt durchschnittlich 1500/mm² und ist am größten an Stirn und Wangen sowie im Genitalbereich. Die benigne Variante des Melanoms ist der gewöhnliche **Pigmentzellnaevus**, dessen nahezu gleichmäßige Verbreitung auf der Haut unter Bevorzugung des Rumpfes derjenigen des malignen Melanoms entspricht (Abb. 1). Darauf basiert die verbreitete Vorstellung, daß viele MM aus einem Naevus hervorgehen.

Bei den Pigmentzellnaevi wird nach Allen und Spitz (1954) zwischen Junktional-, Compound- und Intradermalnaevus unterschieden. Sie können einem bestimmten Lebensalter zugeordnet werden; so treten die Junktionalnaevi ganz überwiegend bei Kindern, die Compoundnaevi bei

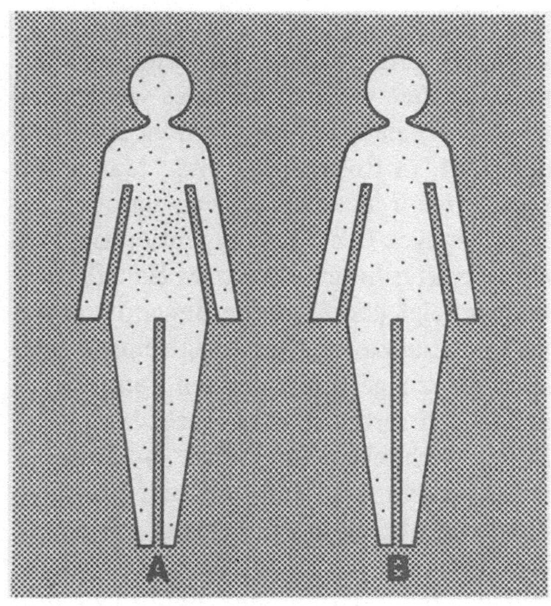

Abb. 1. Verteilung der Naevi (**A**) und malignen Melanome (**B**) in der Haut. Naevi sitzen häufiger am Rumpf als am Kopf und den Extremitäten, MM sind, bei gemeinsamer Betrachtung beider Geschlechter, auf der Körperoberfläche regelmäßiger verteilt

Adoleszenten und die Intradermalnaevi bei Erwachsenen in Erscheinung. Während die Zellaktivität beim Junktionalnaevus auf die Epidermis beschränkt bleibt, die Grenze zur retikulären Hautschicht also respektiert wird, finden sich beim Compoundnaevus neben der junktionalen Aktivität bereits „abgetropfte" Zellballen und -stränge in allen Hautschichten. Der Intradermalnaevus schließlich stellt gewissermaßen die Endphase der Naevusentwicklung dar, bei der die primäre Aktivität der junktionalen Melanozyten erloschen ist (v. Albertini 1974). Die gut abgegrenzten Naevuszellhaufen in der Kutis werden von pigmentspeichernden verklumpten Zellen, den Melanophoren, begleitet. Die bei jedem Menschen reichlich vorkommenden Pigmentzellnaevi können als Kolonien von ruhenden, jedoch jederzeit aktivierbaren potenten Tumorzellen angesehen werden. Dies gilt insbesondere für den Junktionalnaevus.

Histopathologisch ergeben sich bei vergleichender Betrachtung von Pigmentzellnaevus und MM trotz des weitgehend übereinstimmenden Grundmusters differentialdiagnostisch wichtige strukturelle und zytologische Unterschiede im Geschwulstaufbau. Einmal sind die Tumorzellen des MM größer, häufiger atypisch, spindelig, sie haben wie diese selten Mitosen und oft wenig Pigment, dafür erheblich mehr Melanophoren; zum anderen bilden sie unregelmäßige Stränge und Wirbel anstelle der typischen Naevuszellballen. Mischformen machen die Abgrenzung zwischen beiden manchmal schwierig. Der große Wachstumsdruck des MM überwindet die Grenzen der Hautschichten und führt zu ihrer Infiltration in die Breite und Tiefe (s. unter 5.). Hieraus erklärt sich die oft torpide lymphogene Ausbreitung mit dem charakteristischen Auftreten von Satellitenknötchen in der Umgebung des Primärtumors und die Entwicklung von regionalen Lymphknoten- und Fernmetastasen.

2. Vorkommen der malignen Melanome

Obwohl das MM weltweit verbreitet ist, gibt es geographische, geschlechts- und altersbezogene, sogar ethnische Unterschiede in der Häufigkeit seines Vorkommens. Das bevorzugte Lebensalter der Melanompatienten liegt zwischen 50 und 70 Jahren, in den USA bei Männern offenbar in der 4., bei Frauen in der 6. Dekade; nur 1,5% der MM im Kopf-Halsgebiet treten schon in der Pubertät in Erscheinung (Conley 1970). In einigen Ländern (Skandinavien, USA) sind Frauen etwas häufiger betroffen als Männer, in Australien und Neuseeland verschiebt sich die Inzidenz bei beiden Geschlechtern außerdem zum jüngeren Lebensalter hin. Gerade diese Beobachtung macht deutlich, daß sehr wahrscheinlich durch äußere Einwirkungen, wie die intensivere Sonneneinstrahlung in den äquatornahen

Ländern, die Entwicklung des MM wesentlich mit beeinflußt wird. Offensichtlich sind hellhäutige, zur Sommersprossenbildung neigende Personen mit blonden/rötlichen Haaren und blauen/grünen Augen besonders gefährdet. Bei dunkelhäutigen und ganz augenfällig bei Angehörigen der schwarzen Rasse bildet sich dagegen nur selten ein MM, und dann meistens an den unpigmentierten Handinnenflächen und Fußsohlen. Auch erkranken Asiaten sehr viel seltener an einem MM und überwiegend in einem höheren Lebensalter als Europäer.

3. Morbidität und Mortalität

Bei der weißen Rasse europäischen Ursprungs wird die Morbidität des MM auf 1–3 pro 100 000 Bewohner geschätzt. Das weltweit verstärkte Interesse an dieser volkstümlich „schwarzer Krebs" genannten Tumorart hat bereits in einigen Ländern wenigstens ansatzweise zu einer epidemiologischen Betrachtungsweise geführt. Dabei zeigt sich eine deutliche und anscheinend rasche Zunahme der Morbidität und auch der Mortalität in den letzten 20 Jahren (Wagner und Becker 1982). Aus einigen Ländern (Schweiz, Dänemark, Italien und Frankreich) wird eine *Verdoppelung bis Verdreifachung der Erkrankungsfälle im Zeitraum zwischen 1960 und 1974* berichtet. Diese Inzidenzzunahme wird in Zusammenhang gebracht mit der wachsenden Neigung der Menschen, sich von natürlichen oder in Solarien künstlich erzeugten UV-Strahlen bräunen zu lassen. Durch den übermäßigen aktinischen Reiz soll sich ein (bisher hypothetischer) kanzerogener „Solarfaktor" in der Haut bilden (Abb. 2), wahrscheinlich ein Oxydationsprodukt des Cholesterins, der die maligne Transformation der Melanozyten bewirkt (Lee und Merrill 1970). Hierin das einzige pathogenetische Prinzip erblicken zu wollen, ist wohl kaum statthaft, jedenfalls läßt sich damit die Entstehung eines MM an meistens bedeckten Körperstellen wie der Genitalregion und besonders auf den Schleimhäuten im Kopfbereich nicht erklären. Derzeit macht das MM der Haut 1–2% aller bösartigen Geschwülste aus (Abb. 3), in anderen Organen kommt es wesentlich seltener vor, in der Mund- und Rachenschleimhaut nur in weniger als 1% aller MM (Eneroth 1968).

Die **Mortalität** des MM ist weitgehend abhängig von der *Früherkennung*. Wie bei anderen bösartigen Tumoren bestimmen nämlich Lokalisation, Größe und Tiefenausbreitung des MM, vor allem aber die Aussaat in die Lymphbahnen und in andere Organe, den Verlauf des Tumorleidens. Darüber hinaus spielen dabei auch Geschlecht und Alter der Patienten eine Rolle. Männer haben eine geringere Überlebenschance als Frauen, und bei beiden Geschlechtern wird die *Prognose* mit zunehmendem Lebensalter

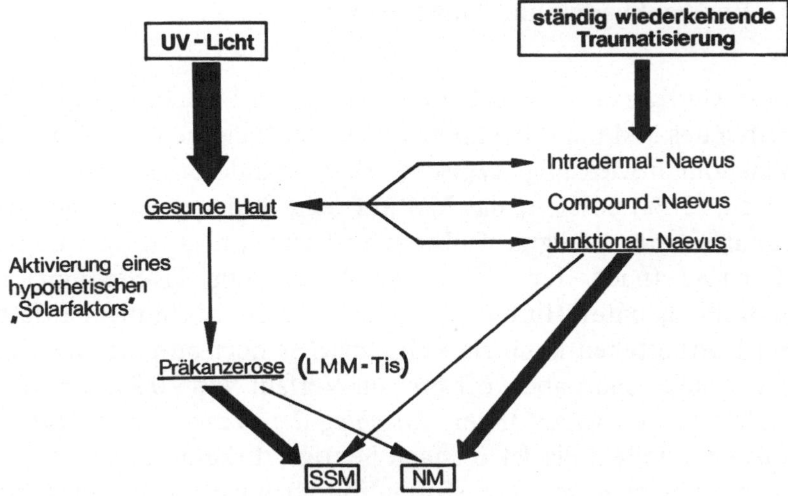

Abb. 2. Schematische Darstellung der mutmaßlichen Pathogenese des malignen Melanoms der Haut

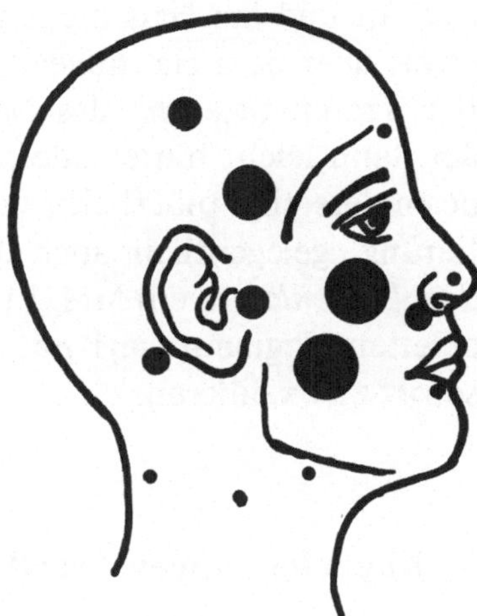

Abb. 3. Häufigkeitsverteilung von malignen Melanomen bei Lokalisation im Kopf- und Halsgebiet. (Nach Eneroth und Moberger 1973)

günstiger. *Schwangerschaft* scheint ein prädisponierender Faktor für das MM zu sein (12% aller MM im Kopf-Halsgebiet), jedoch wird der Verlauf der Tumorkrankheit im Vergleich zu nicht schwangeren Frauen dadurch nicht beeinflußt (Conley 1970). Gelegentliche spontane *Remissionen* oder auch lange Phasen mit klinischem Stillstand der Melanomentwicklung über 8–10 und mehr Jahre deuten darauf hin, daß daneben auch körpereigene *immunologische Abwehrvorgänge* in den Krankheitsablauf entscheidend eingreifen.

4. Vorkrankheiten und Tumorvorsorge

Merkwürdigerweise sind bei der selteneren Schleimhautlokalisation Vorstufen des MM nicht bekannt. In der Haut dagegen gehen der eigentlichen Melanomentwicklung typische Hautveränderungen voraus. Besonders häufig (50%) entsteht das MM auf dem Boden einer **Melanosis (Lentigo) circumscripta maligna Dubreuilh.** Diese präkanzeröse intraepidermale Melanose (nach der TNM-Klassifikation ein Tis-Stadium) ist rückbildungsfähig unter Hinterlassen eines unregelmäßig pigmentierten Flecks. Bei Fortbestehen kann sie sich zunächst horizontal in der Haut ausbreiten, wächst dann aber, oft erst im Verlauf von 10 Jahren, vertikal in die Tiefe. Ob und wann dieser *Umschlag der Wachstumsrichtung* erfolgt, ist ungewiß. Jedenfalls ist es nach heutiger Erkenntnis falsch, erst die Zeichen einer malignen Transformation abzuwarten. In der Tumorvorsorge gilt deshalb der Leitsatz: **Die Entscheidung zur chirurgischen Exzision eines pigmentierten Hautflecks muß bei der ersten Untersuchung getroffen werden.**

Das gleiche gilt auch für den gutartigen **Pigmentzellnaevus,** der im Gesicht und am Hals nicht ganz so häufig auftritt wie am Rumpf. Seine etwas über dem Hautniveau liegende Knötchenform begünstigt eine häufige Traumatisierung des Naevus (Rasieren, Haarschneiden, Frottieren), der dann leicht blutet oder seröse Flüssigkeit absondert. Dieses und ganz besonders eine plötzliche Vergrößerung oder eine Zunahme der Pigmentierung, gelegentlich auch Juckreiz, sind hochverdächtige *Zeichen für den Umschlag* in ein MM. Für die Vorsorge läßt sich daraus als Faustregel ableiten: **Pigmentnaevi mit einem Durchmesser von mehr als 2 cm sind sofort zu exzidieren.**

5. Klinische Formen des MM

Neben dem schon genannten in situ-Melanom, das meistens als Lentigo maligna Melanom (LMM) bezeichnet wird, müssen zwei Hauptformen des MM unterschieden werden:

5.1 Superficial Spreading Melanom (SSM)

Das SSM tritt im Kopf-Halsgebiet am häufigsten im Gesicht, hier besonders an Wangen und Stirn, und zwar öfter bei Frauen als bei Männern auf (Abb. 4). Die Veränderung ist flach, höchstens leicht erhaben, scharf und unregelmäßig begrenzt, landkartenähnlich, häufig mit Schuppen bedeckt.

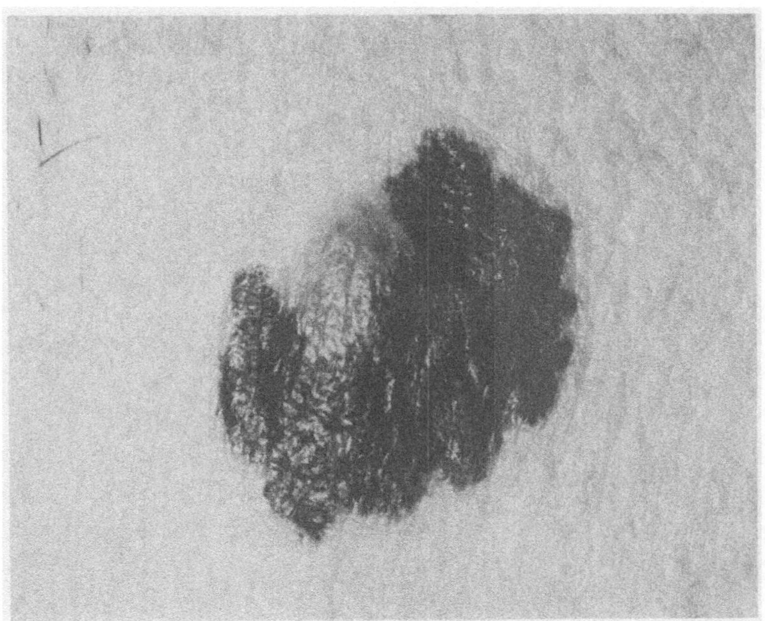

Abb. 4. Superficial spreading melanoma in der Haut der Schläfenregion bei einer 52jährigen Patientin

Die Farbe reicht von braun bis schwarz. Eine Absonderung von Flüssigkeit oder Blut ist selten. Da diese Melanomform oft spontane Regression im Zentrum zeigt, kann eine charakteristische *Ringbildung* entstehen. Die *Prognose* ist relativ günstig; die mittlere Überlebensrate beträgt etwa 60%, bei gleichzeitiger radikaler Neck-dissection ohne Metastasennachweis sogar rund 75%.

5.2 Noduläres Melanom (NM)

Das knötchenförmige Melanom, das sowohl auf einem Pigmentzellnaevus als auch auf unauffälliger Haut in der bevorzugten Ohrregion (Abb. 5) entstehen kann, ist meistens ziemlich dunkel; blau bis schwärzlich sind die Teile mit geringer Wachstumstendenz, graue und rosafarbene Zonen wachsen dagegen rascher. In etwa 5% der Fälle ist der Knoten unpigmentiert **(amelanotisches Melanom)**, er ist im allgemeinen aggressiver und metastasiert schneller als das pigmentierte MM. Wie das SSM ist auch das NM scharf begrenzt und mit grau-weißen Schuppen bedeckt, jedoch treten Blutungen und Absonderungen von Flüssigkeit häufiger auf. Wegen seiner *Neigung zum vertikalen Wachstum in die Tiefe* gilt das NM als besonders gefährlich und hat in der Hälfte der Fälle schon zum Zeitpunkt der Diagnosestellung lokale und/oder Fernmetastasen abgesetzt.

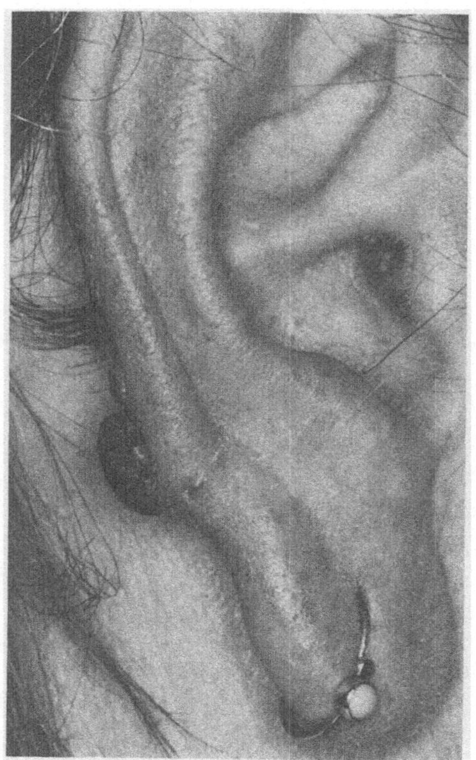

Abb. 5. NM der Ohrmuschelrückfläche, rasche Zunahme der Größe und Pigmentierung. 55jährige Frau. Seitenansicht

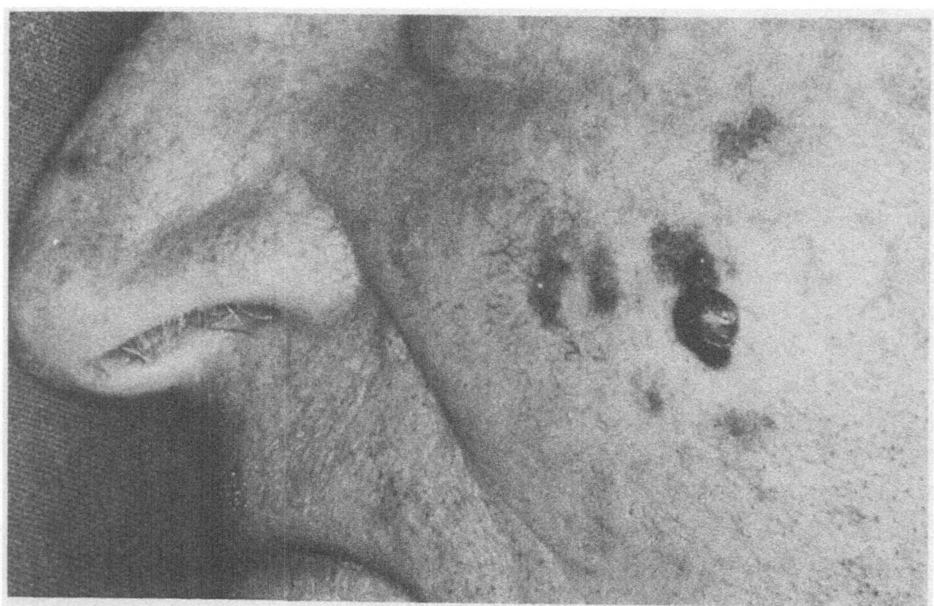

Abb. 6. Noduläres Melanom mit Satellitenknötchen in der Wangenhaut eines 66jährigen Patienten

6. Metastasierungsmodus

Eine Besonderheit in der Entwicklung des MM stellt die Bildung von Satelliten- oder „Transit"-Metastasen in der Umgebung des Primärtumors dar. Sie entstehen nach Einschwemmung von Melanomzellen in die Lymphbahnen in unterschiedlichem Abstand (meistens nur wenige Zentimeter entfernt) vom Primärtumor (Abb. 6). Von dort aus erreicht die Aussaat die regionalen Lymphknoten. Erst sekundär und nur sehr selten primär, gelegentlich nach Inzisionsbiopsien, kommt es zur hämatogenen Fernmetastasierung. Hiervon ist im Finalstadium praktisch kein Organ ausgenommen; neben Tumorabsiedelungen in Haut, Leber, Skelett und Verdauungstrakt finden sich sehr häufig Metastasen im Hirn (54%) und im Herzen (Einhorn und Burgess 1974).

7. Diagnose

Die Diagnose eines MM wird vorwiegend *klinisch* gestellt. Durch eine histologische Untersuchung und sorgfältige Stadieneinteilung (s. unter 9.) muß die klinische Diagnose jedoch abgesichert werden. Bereits die *Schnellschnittuntersuchung,* die schon während der Operation eine Klärung herbeiführen kann, hat eine hohe Treffsicherheit (90%). Der lymphographische Nachweis von Metastasen spielt bei Lokalisationen im Kopf-Halsbereich eine geringere Rolle als bei einem Melanom der Extremitäten.

8. Differentialdiagnose

Nicht in allen Fällen ist das MM bei erster Betrachtung als solches zu erkennen, so daß Verwechslungen mit anderen Hautveränderungen möglich sind. Besonders bei älteren Personen kommen hier sowohl die **senile seborrhoische Keratose** als auch das **pigmentierte Basaliom** der Gesichtshaut in Betracht. Bei Jugendlichen und jüngeren Erwachsenen führt das **benigne Histiozytom** und der **blaue Naevus** häufiger zu Verwechslungen.

9. Stadieneinteilung und Prognose

Während von der UICC derzeit keine verbindliche Stadieneinteilung des MM empfohlen wird, schlägt die **W.H.O. International Melanoma Group** folgende Einteilung für den Primärtumor nach rein klinischen Gesichtspunkten vor:

T1 =	flaches Melanom (SSM)	a Durchmesser	< 2 cm
		b Durchmesser	> 2 cm
T2 =	noduläres Melanom (NM)	a größter Durchmesser	< 1 cm
	oder flaches Melanom mit	b größter Durchmesser	> 1 cm
	nodulärer Komponente		
T3 =	Melanom mit Satelliten-	a Knötchenabstand	< 2 cm
	Knötchen	vom Rand des Primärtumors	
		b Knötchenabstand	> 2 cm
		vom Rand des Primärtumors	

Diese klinische Klassifikation wird heute durch die 1969 von Clark international eingeführte **histomorphologische Stadieneinteilung** quasi um die dritte Dimension, nämlich die Tiefeninfiltration des MM, erweitert. Dadurch werden für alle Melanomformen 5 Infiltrationsstufen (level of infiltration) festgelegt (Abb. 7). Alternativ oder auch ergänzend dazu läßt sich das MM nach der maximalen Tumordicke (Breslow 1970) definieren, so daß sich folgende Beziehungen ergeben:

Stufeneinteilung nach Clark	Tumordicke nach Breslow
Level I: rein epidermale Ausdehnung (in situ)	< 0,76 mm
Level II: Durchbrechung der Basalmembran zum Papillarkörper	≤ 0,76 mm
Level III: Durchwachsen des Stratum papillare bis zur Grenze des Stratum reticulare	0,76–1,5 mm
Level IV: Durchwachsen des Stratum reticulare	> 1,5 mm
Level V: Infiltration bis in die Subkutis	> 3,0 mm

Aus einer großen Statistik der W.H.O. aus dem Jahre 1978 geht hervor, daß der Infiltrationsgrad nach Clark direkt mit der Prognose des MM korreliert (Abb. 8). Danach beträgt die 5-Jahresüberlebensrate des MM ohne Berücksichtigung der histologischen Diagnose in Stufe I praktisch 100%, in Stufe II etwa 90%, in Stufe III über 70%, in Stufe IV etwa 60% und

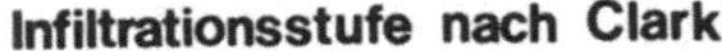

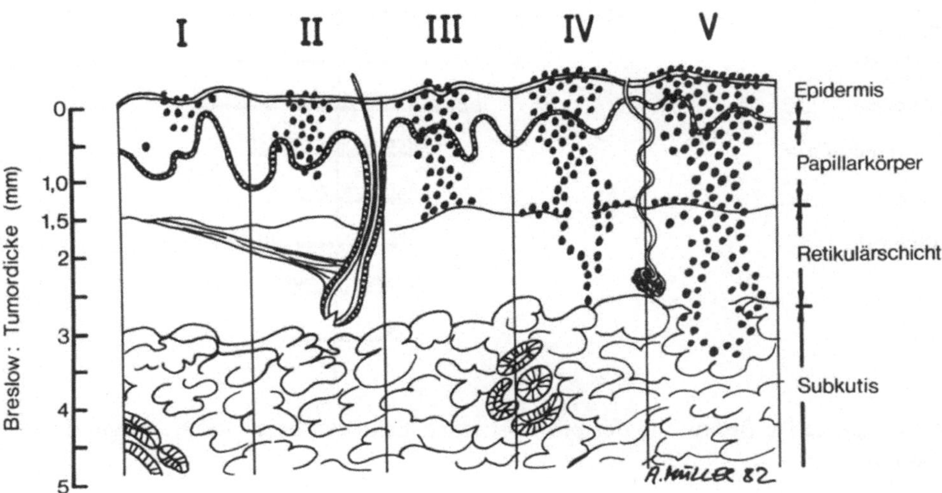

Abb. 7. Histomorphologische Stadieneinteilung der malignen Melanome nach ihrer Infiltrationstiefe in die Haut (nach Clark 1969). Zum Vergleich die Tumordicke in Millimetern (nach Breslow 1976) links am Rand

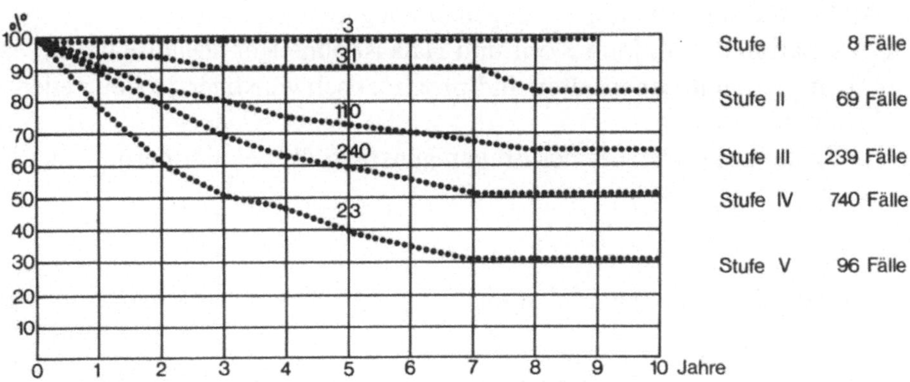

Abb. 8. Überlebensdauer von 1152 Fällen je nach den Stufen (= Level) nach Clark

sogar in Stufe V noch 40%. Wegen der direkten Vergleichbarkeit von Clarks Stufeneinteilung mit der Tumordicke nach Breslow und unter Berücksichtigung von histologischer Artdiagnose, Tumorlokalisation, Alter und Geschlecht des Kranken ergeben sich synoptisch (Abb. 9) aus der praktischen Erfahrung wichtige Anhaltspunkte für die Prognose:

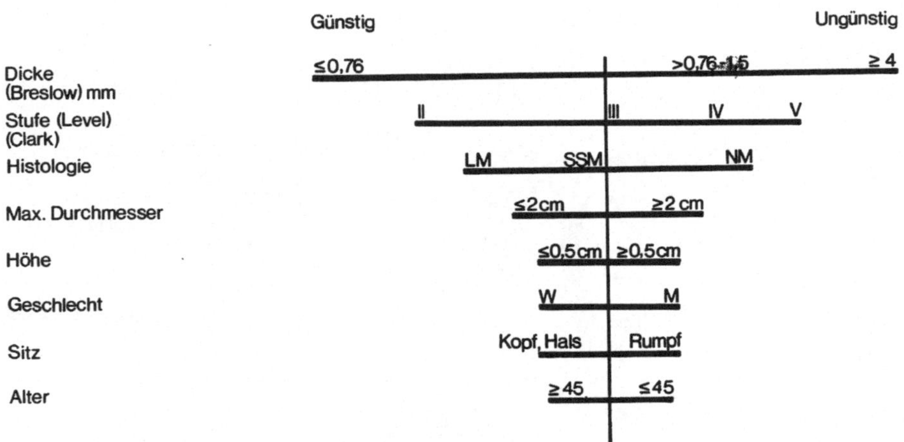

Abb. 9. Relative Bedeutung der prognostischen Faktoren beim Melanom im Primärstadium

- MM mit einer geringeren Dicke als 1,5 mm haben eine bessere Prognose als dickere.
- MM mit einer Tumordicke von weniger als 0,76 mm (Level I) metastasieren praktisch niemals.
- LMM und SSM verlaufen im allgemeinen günstiger als NM.
- Lokalisation des MM am Kopf und Hals ist günstiger als am Rumpf.
- MM im höheren Lebensalter sind prognostisch günstiger zu beurteilen als in jüngerem.
- Die Erkrankung verläuft bei Frauen günstiger als bei Männern.

10. Therapie des malignen Melanoms

Der unberechenbare, oft explosiv metastatische Verlauf der Melanomkrankheit und die erklärte Strahlenresistenz der Melanomzellen begründen einen Großteil des Schreckens vor dem „schwarzen Krebs". Tatsächlich hat aber, nicht zuletzt durch die enge interdisziplinäre Kooperation zwischen Chirurgen, Dermatologen, HNO-Ärzten, Onkologen und Pathologen ein Wandel in Richtung auf eine aktivere Therapie des MM während des letzten Jahrzehnts dazu beigetragen, daß die lähmende, schreckvolle Resignation von Patient und Arzt gleichermaßen nunmehr zunehmend einer (noch gedämpften) hoffnungsvollen Erwartungshaltung zu weichen beginnt. In zahlreichen kontrollierten Studien hat die W.H.O.-Gruppe zur Auswertung von Methoden zur Diagnostik und Behandlung des MM

Therapiekonzepte erarbeitet, die dem derzeitigen Stand der wissenschaftlichen Erkenntnisse entsprechen. Hier hat insbesondere die *adjuvante Chemotherapie* an Bedeutung gewonnen. Zusammen mit der Immuntherapie eröffnet sie neue Perspektiven und ermöglicht durch die Verbesserung der Remissionsrate und Verlängerung der Remissionsdauer die Ausnutzung weiterer therapeutischer Ansätze.

10.1 Chirurgische Behandlung

Zweifellos nimmt die chirurgische *Exstirpation des Primärtumors* im Kopf-Halsgebiet immer noch eine zentrale Stellung im Behandlungsplan des MM ein. Dies trifft dann besonders zu, wenn der Tumor operabel erscheint und Fernmetastasen noch nicht vorhanden sind. Bei Befall der regionalen Lymphbahnen erfolgt zugleich und am besten en bloc die homolaterale Ausräumung der Lymphknoten, im allgemeinen also die *radikale Neck-dissection,* einschließlich der supraclaviculären und submandibulären Lymphknotenstationen. Bei Melanomen in der Gesichts- und Ohrregion führen wir auch die totale *Parotidektomie* durch, weil häufig bereits mikroskopisch nachweisbare Lymphknotenmetastasen in der Ohrspeicheldrüse vorhanden sind. Der Gesichtsnerv sollte jedoch erhalten werden. Von zweifelhaftem Wert hat sich die bilaterale Neck-dissection bei offensichtlicher beidseitiger Metastasierung in die regionalen Lymphbahnen erwiesen. Auch die prophylaktische Neck-dissection beim MM in der Mundhöhle, in Nase und Nasennebenhöhlen, auf dem behaarten Kopf — sofern es die Mittellinie bereits überschritten hat — ist kaum vertretbar, weil dann schon mit Fernmetastasen gerechnet werden muß, deren Nachweis oft auch szintigraphisch nicht gelingt. Jedenfalls wird die Prognose durch so weitgehende Eingriffe nicht entscheidend verbessert.

Die in situ-Form (LMM) und das oberflächlich ausgebreitete MM (SSM), das man öfter bei Frauen als bei Männern und namentlich in der Wangenhaut antrifft, eignet sich besonders für die einfache chirurgische Exzision (Abb. 10). Der Tumor wird entsprechend den lokalen Gegebenheiten im Abstand von 1–3 cm im Gesunden, einschließlich der Subkutis bis oberhalb der Faszie bzw. der Parotiskapsel exzidiert (Abb. 11) und danach eingehend histologisch untersucht. Das weitere Procedere hängt davon ab, ob vom Pathologen die klinische Diagnose bestätigt wird und wie tief das MM in die Hautschichten eingedrungen bzw. wie dick der Tumor ist. Ein Schnellschnitt ist zwar relativ zuverlässig zu beurteilen, aber wenn die Tumordiagnose schwierig ist, bietet ein Paraffinschnitt die größere diagnostische Sicherheit. Deshalb ist es auch allgemein üblich, die *Operation nach der Exzision zunächst zu beenden* und erst nach

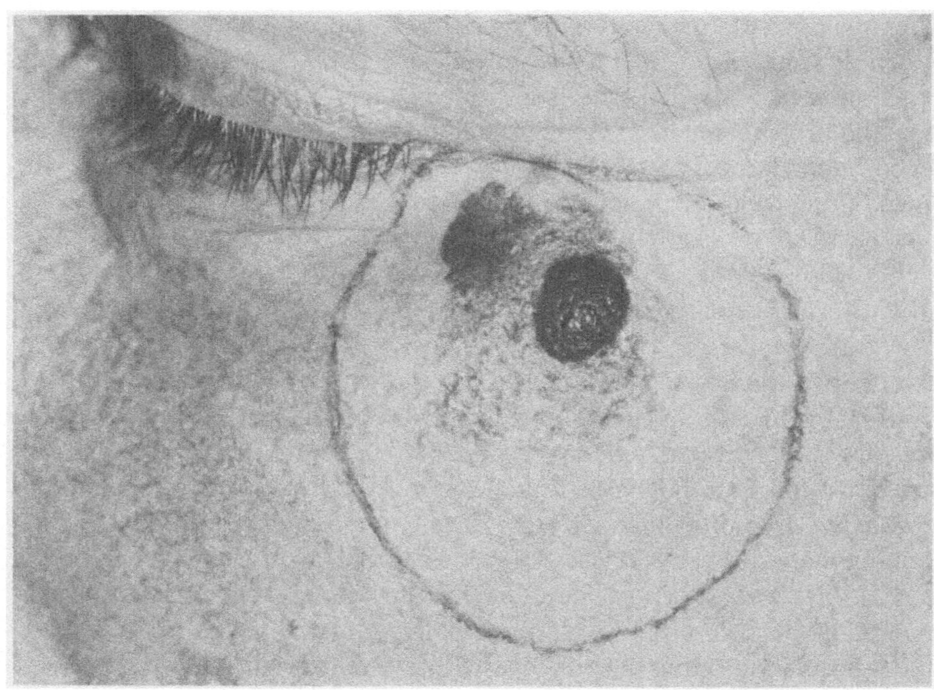

Abb. 10. SSM mit nodulärer Komponente (T2) in der oberen Wange. 62jährige Patientin. Die beabsichtigte Resektionslinie ist markiert

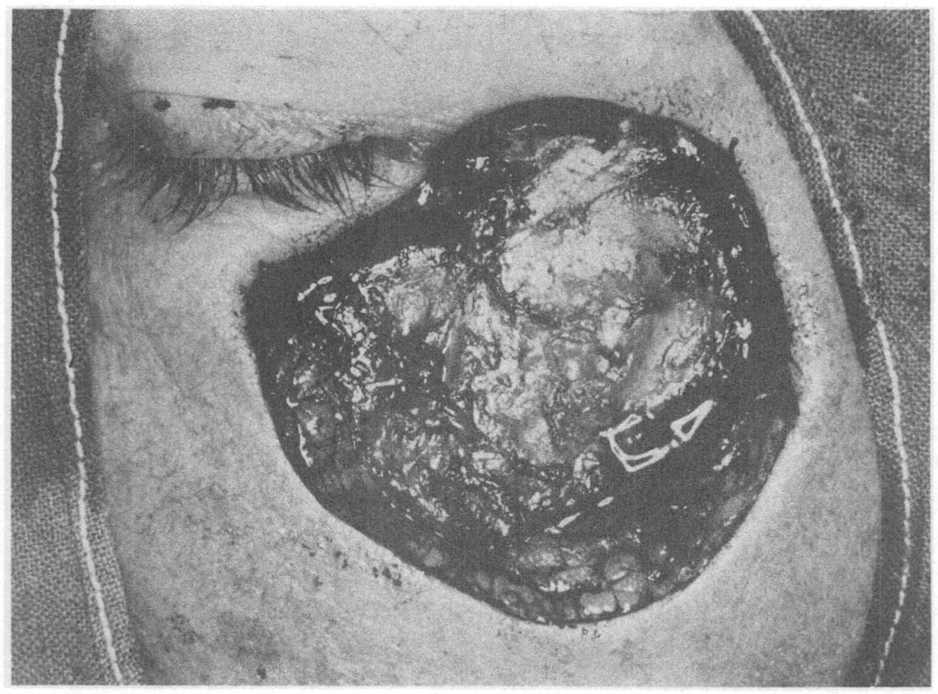

Abb. 11. Gleiche Patientin wie Abb. 10. Zustand nach lokaler Extirpation des SSM in ausreichendem Abstand von den Tumorgrenzen

einigen Tagen evtl. erforderliche Erweiterungsmaßnahmen, Lymphknotenausräumung usw. vorzunehmen. *Eine unvollständige Exzision des MM oder eine als Probeexzision gedachte Biopsie sollten wegen der zu erwartenden Aussaat von Tumorzellen unbedingt vermieden werden.* Erweist sich das MM bei der histologischen Untersuchung als ein Tumor von weniger als 0,76 mm Dicke, entsprechend Level I–II nach Clark, wird auf jede weitere Maßnahme verzichtet. Sollte der Tumor aber dicker als 0,76 mm, also Level II überschritten sein, führen wir eine homolaterale Lymphknotenexstirpation durch, auch wenn keine sicheren Metastasen vorliegen. Dies trifft in aller Regel beim NM zu, das überwiegend am Hals, in der Ohrregion und behaarten Kopfhaut angetroffen wird und dessen Prognose insgesamt schlechter ist als beim SSM. In den Fällen, in denen der Primärtumor in einer anderen Behandlungsstätte und ohne eindeutige Dokumentation entfernt wurde, nehmen wir grundsätzlich eine Nachresektion vor.

Ortsrezidive sollten nach Möglichkeit ebenfalls chirurgisch entfernt werden. Das gleiche trifft für die Lymphknotenrezidive zu, soweit nicht inzwischen Fernmetastasen aufgetreten sind. Sogar *solitäre Lungen-, Leber- und Hirnmetastasen* können noch bei gutem Allgemeinzustand eine Operationsindikation darstellen.

10.2 Chemotherapie

Geht man davon aus, daß die überwiegende Zahl der Melanomkranken nicht an einem Rezidiv des Primärtumors bzw. der Lymphknotenmetastasen, sondern an der Generalisierung des MM zugrunde geht, dann kommt der adjuvanten Chemotherapie ein besonderer Stellenwert innerhalb des Behandlungskonzeptes zu. Hierin werden im hiesigen Onkologischen Zentrum alle MM mit einer Tumordicke von mehr als 0,76 mm nach Breslow (entsprechend Stufe III–V nach Clark) und solche mit nachgewiesenen Lymphknoten- und/oder Fernmetastasen einbezogen.

Das *Mittel der Wahl ist DTIC (Dacarbazin*[1]*)*, das teils alkylierende, teils purinantagonistische Wirkung entfaltet. Trotz der anfangs vielversprechenden Behandlungserfolge in Einzelfällen von metastasierenden NM kann nach den jetzt vorliegenden umfangreichen W.H.O.-Studien von einer allein zytostatisch bedingten Heilung keine Rede sein, allenfalls von einem palliativen Erfolg. Durch DTIC wird jedoch die Remissionsrate auf etwa 25%, in Kombination mit der Immuntherapie sogar noch weiter verbessert und die Dauer der Remission auf durchschnittlich 9 Monate verlängert, in Einzelfällen kann sie mehrere Jahre betragen. Durch Kombina-

---

1 Hersteller: Miles GmbH, Sparte Dome, Frankfurt/Main

tion mit anderen Chemotherapeutika wie Vinkaalkaloide, Cyclophospha-
mid, Nitrosoharnstoff u.a. (Polychemotherapie) ließ sich bei randomisier-
ten kontrollierten Studien eine Erfolgssteigerung gegenüber der Mono-
chemotherapie bisher nicht nachweisen (Chanda et al. 1979). Zwar gilt
das DTIC als weniger toxisch, vorzüglich auf die Hämatopoese, dennoch
sind auch hierbei Kontraindikationen zu berücksichtigen, z.B. Hepato-
pathie, Schwangerschaft, höheres Lebensalter (über 70 Jahre) und
schlechter Allgemeinzustand des Patienten.

Eine seltene, aber besonders ernste *Komplikation* der Behandlung
mit DTIC stellt das Budd-Chiari-Syndrom dar, eine allergisch bedingte
Thrombose der Lebervenen mit Hepatomegalie und nicht beeinflußbarer
letaler Lebernekrose (Runne et al. 1980). Wegen dieser erheblichen Risiken gehört die Chemotherapie in die Hand des onkologisch erfahrenen
Internisten innerhalb des Behandlungsteams.

10.3 Immuntherapie

Verglichen mit anderen Tumorarten kommt es beim MM relativ häufig zu
einer *Spontanremission.* Hierfür werden tumorspezifische zytotoxische
Antikörper verantwortlich gemacht, die nur bei MM-Trägern vorkommen.
Seit langem ist bekannt, daß eine bakterielle Infektion zur Verkleinerung
des Tumors führt (Coley 1891), doch erst moderne Untersuchungen
haben ergeben, daß der Tumor nicht, wie ursprünglich angenommen,
durch direkte Einwirkung der Bakterientoxine (Coleys Toxin), sondern
infolge freier und zellvermittelter Antikörper von tumorantigentragenden
Lymphozyten in seinem Wachstum gehemmt wird. Ein intaktes Immun-
system kann nun bei MM-Patienten beispielsweise durch Inokulation mit
Bacillus Calmette-Guérin (BCG) kräftig stimuliert werden. Wie erste
Untersuchungsergebnisse überzeugend beweisen, kommt es unter der
Immuntherapie mit BCG in 90% zu einer Vollremission der Melanom-
knoten bzw. bei Vergleich mit alleiniger chirurgischer Behandlung zu
einer Verlängerung des symptomfreien Intervalls auf fast die doppelte
Zeit (Chanda et al. 1979). Am besten reagieren die Tumoren bei Patienten mit einem bei Therapiebeginn positiven Tuberkulinhauttest. Vielleicht
spielt auch die Art der BCG-Applikation für den Behandlungserfolg eine
Rolle; Skarifizierung des MM-Knotens scheint nämlich wirkungsvoller zu
sein als die intradermale, intravenöse oder orale Verabreichung von BCG.
Das MM reagiert umso stärker auf die Immuntherapie, je besser die immunologische Situation des Patienten und je kleiner die Tumormasse ist.
Deshalb gilt als günstigster Zeitpunkt für die Anwendung der Immuntherapie die abgeschlossene postoperative Wundheilung nach möglichst vollständiger Tumorexstirpation und/oder bei Chemotherapie nach Abklingen

der chemotherapeutisch bedingten Immunrefraktärphase. Bei Beachtung des richtigen Timing gelingt es mit der kombinierten Chemoimmuntherapie sogar, eine dreimal längere Remissionsdauer als mit alleiniger DTIC-Behandlung zu erzielen (Gutterman et al. 1974).

Als *Indikation für die Immuntherapie* können wie bei der Chemotherapie Tumorlevel III—V nach Clark, ebenso Lokal- und/oder Lymphknotenrezidive (auch nach operativer Tumorverkleinerung) in Betracht kommen, dann aber insbesondere nachgewiesene solitäre Fernmetastasen des MM, soweit sie einer chirurgischen Behandlung nicht zugänglich sind. Die bisher berichteten Erfahrungen vor allem mit der kombinierten Chemoimmuntherapie sind trotz vieler Rückschläge durchaus ermutigend.

Innerhalb der ersten 48 Std nach der BCG-Inokulation können *Nebenwirkungen* auftreten. In der Reihenfolge ihrer Häufigkeit sind das: mäßiges Fieber, Übelkeit oder Brechreiz, Müdigkeit, Juckreiz, lokales Ödem, Muskel- oder Gelenkschmerzen. Über zwei unaufgeklärte Todesfälle nach intratumoraler BCG-Applikation wurde berichtet. Eine in Einzelfällen aufgetretene therapieinduzierte Tumorvergrößerung soll auf die Bildung von antikörperblockierenden Faktoren zurückgehen (Chanda et al. 1979).

10.4 Strahlentherapie

Von der bekannten Strahlenresistenz der malignen Melanome, namentlich des NM, macht das bei Frauen häufiger vorkommende LMM der Wangenhaut eine Ausnahme. Gelegentlich sprechen auch solitäre Fernmetastasen, vorzüglich im Skelettsystem, auf die Strahlentherapie an oder sie bewirkt wenigstens eine Schmerzlinderung. Die gesamte Herddosis sollte nicht weniger als 40 gray betragen. Über die Effektivität der Neutronenbestrahlung liegen noch keine größeren Erfahrungen vor. Die an den Extremitäten mögliche endolymphatische Radionuklid-Therapie mit P^{32} kommt bei der MM-Lokalisation am Kopf oder Hals weniger in Betracht.

11. Nachsorge

Die Deutsche Gesellschaft für Chirurgie hat bezüglich der Nachsorge der Melanomkranken klare Richtlinien entwickelt, die auch für den HNO-Arzt empfohlen werden können. Die Nachsorge muß in enger Kooperation mit einem in Chemo- und Immuntherapie erfahrenen Onkologen und/oder Dermatologen erfolgen. Die *Kontrollintervalle* sollten in den ersten 2 Jahren 3 Monate, bis zum 5. Jahr 6 Monate nicht überschreiten.

Bei Durchführung einer adjuvanten Therapie liegen die Kontroll- bzw. Behandlungstermine entsprechend kürzer. *Eine Entlassung aus der Überwachung ist höchstens nach 10 Jahren gerechtfertigt.* Angesichts der schlechten Prognose insbesondere des NM, die von Laien ungerechtfertigt auf alle MM übertragen wird, stellt die psychosoziale Betreuung dieser Patienten eine besondere ärztliche und zugleich gesundheitspolitische Aufgabe dar.

Literatur

Albertini A v (1974) Histologische Geschwulstdiagnostik, 2. Aufl. Thieme, Stuttgart, S 547–553

Allen AC, Spitz S (1954) Histogenesis and clinicopathologic correlation of naevi and malignant melanomas. Arch Dermatol 69:150

Breslow A (1970) Thickness, cross-sectional areas and depth of invasion in the prognosis of cutaneous melanoma. Ann Surg 172:902

Chanda JJ, Callen JP, Stawiski MA (1979) Malignant melanoma and its therapy: A review. Cutis 23:759

Clark WH Jr, From L, Bernardino EA, Mihm MC Jr (1969) The histogenesis and biologic behavior of primary human malignant melanomas of the skin. Cancer Res 29:705

Coley WB (1891)(1979) Zit. nach Chanda JJ et al. (1979)

Conley J (1970) Concepts in head and neck surgery. Thieme, Stuttgart, pp 277–279

Einhorn LH, Burgess MA, Vallejos C et al (1974) Prognostic correlations and response to treatment in advanced metastatic malignant melanoma. Cancer Res 34:1995–2004

Eneroth CM (1968) Maligne Melanome des Gaumens. HNO (Berl) 16:136

Eneroth CM, Moberger G (1973) Über die Malignität der Melanocytoblastome. Eine Analyse von malignen Hautmelanomen des Kopf- und Halsgebietes. HNO (Berl) 21:208

Goldsmith HS (1979) Melanoma: An overview. CA 29:194

Gutterman JU, Marligit G, Gottlieb AA et al (1974) Chemoimmunotherapy of disseminated malignant melanoma with DTIC and BCG. N Engl J Med 291:592

Illig L, Schwemmle K (1981) Rundbriefe der Gießener Melanom-Gruppe für Hessen

Lee JAH, Merrill JM (1970) Sunlight and the aetiology of malignant melanoma. A synthesis. Aust NZ Med J 2:846 (Zit. nach Verronesi U, Cascinelli N, Das Melanom der Haut. Sondernummer 1979 der Krebsinformation. Hrsg. durch die Schweizerische Krebsliga)

Peter HH, Deutschmann KEM, Deicher H, Guthy E, Cesarini JP, Löblich HJ (1979) Das maligne Melanom aus onkologisch-chirurgischer Sicht. Therapiewoche 29:5410

Runne U, Doepfner K, Antz H, Groth W, Féaux de Lacroix W (1980) Budd-Chiari-Syndrom unter Dacarbazin. Dtsch Med Wochenschr 105:230

Wagner G, Becker N (1982) Die Krebssterblichkeit in Mitteleuropa – derzeitige Situation und zeitlicher Trend. Dtsch Ärztebl 79:41

W.H.O. (1978) Collaborating centers for evaluation of methods of diagnosis and treatment of melanoma register. Evaluation of survival. Gallo Pomi, Milano

Pseudomonasinfektionen im HNO-Bereich

H. Ganz

1. Allgemeines über den Erreger

Unter den über 100 Arten der Gattung Pseudomonas ist eigentlich nur Pseudomonas aeruginosa (Bacterium pyocyaneum) als Krankheitserreger von Bedeutung. Entdeckt wurde der Keim schon 1862 von Lücke. Es handelt sich um einen kurzen, gramnegativen Stäbchenbazillus etwa der Größe 0,5 × 1–1,5 μm, mit lophotricher Begeißelung. Der ziemlich anspruchslose Keim läßt sich aerob leicht züchten. Seine Kolonien duften charakteristisch nach Lindenblüten. Die blaugrüne Eiterfarbe bei Pyocyaneusinfektion erklärt sich daraus, daß der Keim verschiedene Farbstoffe bildet, nämlich blaues Pyozyanin, grünes Fluoreszein und rotes Pyorubin. Weiterhin produziert der Keim ein schon seit 1899 bekanntes Antibiotikum, die Pyocyanase, mit Wirksamkeit gegen zahlreiche grampositive Bakterienarten, jedoch erheblicher Toxizität bei parenteraler Gabe. Schließlich – und das ist wohl der Hauptgrund für die Gefährlichkeit des Keims – bildet er auch reichlich sehr aktive Proteasen mit pH-Optimum im physiologischen Bereich (Kastenbauer und Hochstrasser 1976, Krumpholz 1979).

Pseudomonas aeruginosa gehört wie B. proteus zur physiologischen Darmflora des Menschen. Sonst finden wir ihn als aeroben Fäulniserreger im Erdboden, in Wasser und Abwasser, auf verdorbenen Lebensmitteln sowie in unsauberen Kühlschränken. Als Krankheitserreger siedelt er sich besonders gerne in Epitheldefekten an und verursacht von dort aus großflächige Infektionsherde. Intertriginöse Regionen, wo Haut durch Feuchtigkeit mazeriert wird, sind besonders gefährdet. Der Keim gehört zu den wenigen Erregern, die sich infolge ihrer Enzymausstattung in Salben und Cremes auf Vaseline- und Eucerinbasis über längere Zeit lebensfähig erhalten, denn er kann mittelkettige aliphatische Kohlenwasserstoffe verstoffwechseln. Damit wird der inkubierte Salbentopf zu einem gefährlichen und dauerhaften Keimreservoir (Paetzold 1981). Aber auch in Aerosollösungen und Augentropfen kann der Keim wachsen. Stille (1982) weist auf die Vermehrungsfähigkeit in Lokalanästhetikalösungen hin und warnt deshalb vor der Verwendung von sog. Stechampullen bzw. -flaschen. Eine Resistenz gegen quarternäre Ammoniumbasen macht so manche gutgemeinte Desinfektionsmaßnahme sinnlos.

Ein epidemiologisch wichtiges Keimreservoir stellt die Klinikküche dar. Speisen aus Massenverpflegung enthalten häufig kleine Keimzahlen von Pseudomonas aeruginosa (Stille 1982).

Auf Intensivstationen können Beatmungsgeräte, Venenkatheter und Infusionslösungen zu Infektionsquellen werden.

Pseudomonas aeruginosa kann heute mit Recht als Problemkeim Nummer eins bezeichnet werden, denn

— er ist ein gefürchteter *Hospitalkeim* geworden, der besonders in chirurgisch-urologischen Abteilungen und Kinderkliniken grassiert. 10% aller krankenhauserworbenen Infektionen sind durch Pseudomonas aeruginosa bedingt (Daschner 1980). Auch bei den chirurgischen Wundinfektionen liegt sein Anteil bei 10%, wobei Monoinfektionen rückläufig sind (Heinrich 1981). Bedenkt man, daß 5—8% aller Klinikspatienten überhaupt an krankenhausbedingten Infektionen erkranken (Daschner 1980), so wird die Bedeutung dieses Problemkeims noch klarer. Die Gefahr einer derartigen Krankenhausinfektion wächst proportional mit der Verweildauer des Patienten. Die Übertragung erfolgt praktisch nie im Operationssaal und nur selten durch das Stationspersonal, sondern in der großen Mehrzahl der Fälle von Patient zu Patient (Daschner 1980, Geyer und Borneff 1981).

— Patienten mit Resistenzschwäche nach konsumierenden Erkrankungen und ausgedehnten Operationen sowie solche mit Stoffwechselstörungen, insbesondere Diabetes mellitus, werden vom Pseudomonas besonders leicht befallen.

— Der Keim verhält sich gegenüber der Mehrzahl der gängigen Antibiotika resistent. In vitro-Empfindlichkeit von mehr als 4/5 der Stämme kann nur erwartet werden bei

Apalcillin (WZ Lumota) (Matsumoto et al. 1978, Neu 1981) Azlocillin (WZ Securopen) Carbenicillin (WZ Anabactyl) Piperacillin (WZ Pipril) Ticarcillin (WZ Aerugipen)	= Penicilline
Amikacin (WZ Biklin) Gentamicin (WZ Refobacin) Sisomicin (WZ Extramycin) Tobramycin (WZ Gernebcin)	= Aminoglycoside
Cefotaxim (WZ Claforan) Cefsulodin (WZ Pseudomonil)	= Cephalosporine

wobei jeweils intravenöse Infusion erforderlich ist. Bei den Aminoglykosiden muß zudem die *Ototoxizität* berücksichtigt werden.

Unter den Penicillinen hat das Azlocillin und unter den Cephalosporinen das neue Cefsulodin die größte Pseudomonaswirksamkeit (Grimm 1980).

Für die *Lokalbehandlung* gab Daschner (1980) folgendes Bild der Resistenzverhältnisse:

Tabelle 1. Resistenzverhalten von Pseudomonas aeruginosa bei lokaler Antibiotikabehandlung (Daschner 1980)

Gentamicin	12,7%	
Kanamycin	88,0%	
Neomycin	88,0%	
Bacitracin	100,0%	
Chloramphenicol	96,0%	resistente Stämme
Sulfonamide	90,0%	
Colistin	2,0% (!)	
Tetracycline	63,0%	

Gegen die früher lokal viel angewendete Borsäure sind erhebliche Bedenken angemeldet worden.

Eine Lokalbehandlung mit den neuen Penicillinen und Cephalosporinen ist bisher kaum versucht worden, wohl wegen der hohen Sensibilisierungsgefahr (s. den speziellen Teil).

— Die antibiotische Behandlung mit pseudomonasunwirksamen Substanzen führt leicht zu einem *Überwuchern* dieses Problemkeims.

Das gilt auch für die viel propagierte Antibiotikaprophylaxe bei chirurgischen Eingriffen. Gerade im HNO-Bereich wirkt sich die Verminderung bzw. Schädigung der physiologischen Rachenflora nachteilig aus. Es mehren sich deshalb die Stimmen, die nur eine kurzzeitige perioperative Antibiotikaprophylaxe bis zu 24 Std für sinnvoll halten (Daschner 1980, Geyer 1981), und selbst das nur für solche Eingriffe, bei denen eine Wundinfektion verhütet werden soll.

2. Hals-, Nasen-, Ohrenerkrankungen mit Pseudomonasinfektion

2.1 Infektionen am Ohr

2.1.1 Die Perichondritis der Ohrmuschel

Die gefürchtete Erkrankung ist verhältnismäßig selten. Bassiouni (1981) fand in der Literatur bis 1980 insgesamt 191 publizierte Fälle und fügte 15 eigene hinzu. Im deutschsprachigen Schrifttum haben bisher lediglich Rudert und Boette (1967) über eine größere Zahl von Fällen berichten können. Ich selbst habe in 25 Jahren HNO-ärztlicher Tätigkeit, davon 15 Jahre Universitätsklinik, nur 3 Pseudomonas-Perichondritiden zu behandeln gehabt.

Ätiologie. Ausgelöst wird die Perichondritis durch eine Verletzung des Ohres, ein infiziertes Otohämatom, eine Ohrmuschelplastik, Mittelohroperation oder sogar nur einen Akupunktureinstich (Baltimore und Moloy 1956, Trautermann 1981). Klassischer Erreger ist Pseudomonas aeruginosa, wenn auch immer wieder Staphylokokken alternativ erwähnt werden.

Das *histologische Bild* wird von einer massiven phlegmonös-entzündlichen Infiltration des Perichondriums und des umgebenden Gewebes beherrscht. Infolge Ernährungsstörung des Knorpels, der ja vom Perichondrium her versorgt wird, kommt es zur Nekrose und Sequestrierung desselben (Abb. 1).

Symptomatik und Verlauf. Anfangs ist die Abgrenzung vom Erysipel sowie Zoster oticus schwierig, solange nämlich noch keine Zeichen einer Knorpeleinschmelzung erkannt werden können (s. Tabelle 2). Später ist die blaugrüne Eiterfarbe mit dem typischen Geruch (nach Lindenblüten) fast beweisend für die Pseudomonasinfektion, jedoch schließt andererseits das Fehlen dieser Zeichen eine solche Infektion nicht aus (Ganz 1982). Wird nicht behandelt oder bleibt die Therapie ohne Erfolg, so geht praktisch der gesamte Ohrmuschelknorpel zugrunde – durch narbige Verziehung und Schrumpfung der Haut entsteht das Blumenkohlohr (Abb. 2a).

Tabelle 2. Differentialdiagnose von Entzündungen des äußeren Ohres durch besondere Erreger (Ganz 1981)

	Erysipel	Perichondritis	Zoster oticus
Erreger	Streptokokken	Pseudomonas, auch Staphylokokken	Virusinfektion
Beschwerden	Hohes Fieber, mäßiger Druckschmerz	Kein Fieber, starker Spontanschmerz	Meist kein Fieber, starker neuralgischer Schmerz
Lokalisation	Nicht auf Ohrmuschel begrenzt, Ohrläppchen einbezogen	Auf Ohrmuschel begrenzt, Ohrläppchen frei	Nicht auf Ohrmuschel begrenzt, auch Gehörgangs- und Trommelfellbläschen
Befund	Rötung und Schwellung der Haut, selten Bläschen Ohrmuschelkontur erhalten	Rötung und Schwellung, Konturen verstrichen, Abszedierung und Knorpelnekrose	Immer Bläschenbildung, auf N. VII- und VIII-Ausfälle achten
Verlauf	Hochakut, keine Defektheilung, kann wandern. Redizivgefahr	Protrahiert, Defektheilung (Blumenkohlohr)	Akut. Bei N. VII- bzw. VIII-Beteiligung häufig Defektheilungen
Therapie	Penicillin, kein Kortison	Securopen, chirurgisch (HNO-Facharzt)	Symptomatisch (HNO-Arzt zuziehen)

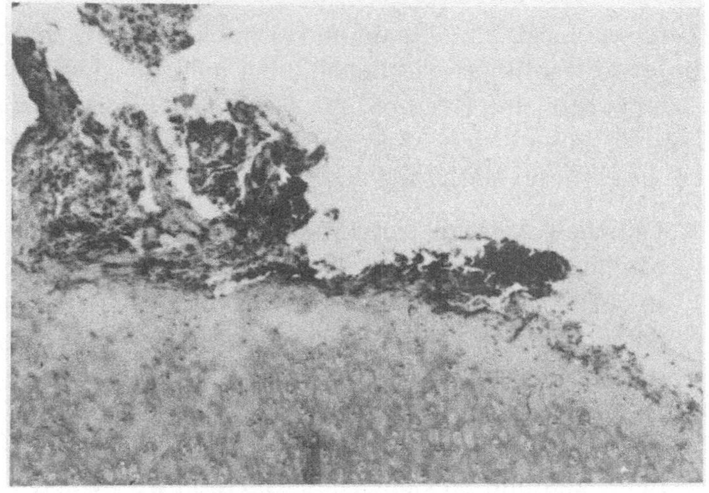

Abb. 1. Histologischer Befund einer Pseudomonas-Perichondritis bei 11jährigem Mädchen. Man erkennt die starke entzündliche Reaktion des Perichondriums und die beginnende Auflösung der Knorpel-Randpartien

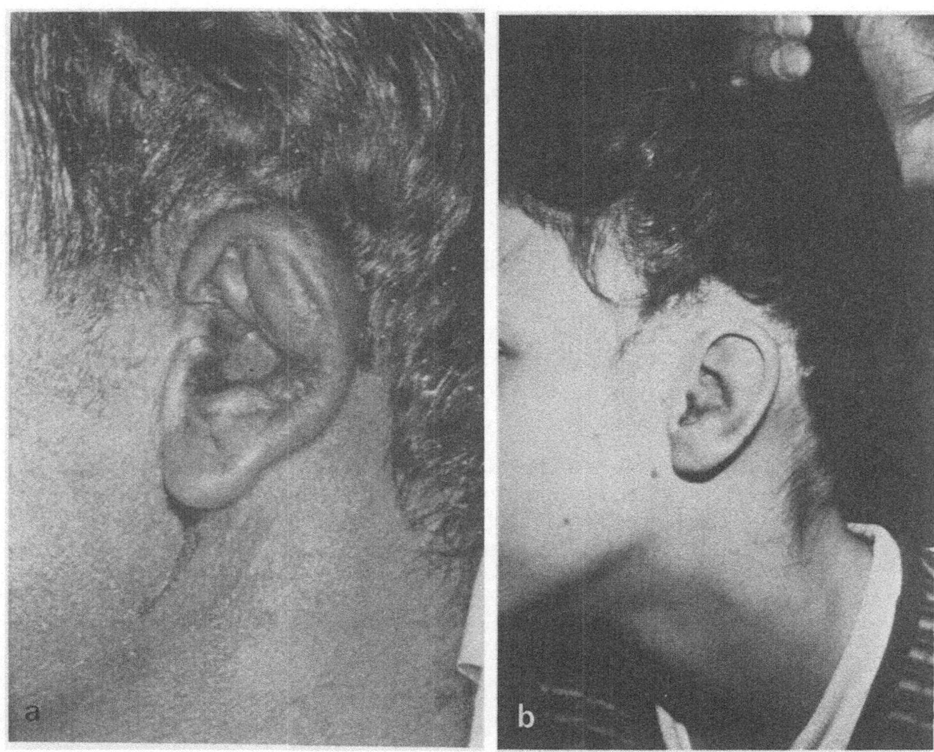

Abb. 2. a Typische Ohrmuschelperichondritis mit Knorpelsequestrierung und nachfolgender narbiger Retraktion zum Blumenkohlohr. **b** Durch Azlocillinbehandlung folgenlos ausgeheilte Ohrperichondritis (Fall der Abb. 1)

Therapie. Liegt eine Pseudomonasinfektion vor, so hilft eine alleinige konservativ-antibiotische Behandlung nicht — so war es jedenfalls bis vor kurzem. Nur eine *Revision der Ohrmuschel mit Knorpelexzision bis ins Gesunde* konnte dem weiteren Fortschreiten des Unheils Einhalt gebieten. Es gibt drei Methoden des operativen Vorgehens:

- Lediglich Anlegen von Inzisionen mit Einführung von Polyäthylenröhrchen zur Spülung und Drainage. Zur Spülung müssen natürlich solche Antibiotika verwendet werden, die sich nach dem Antibiogramm als wirksam gegen den aktuellen Pseudomonasstamm erwiesen haben.
- Die ausgedehnte Knorpelexzision nach Herrmann (1938), bei der lediglich die Helix erhalten werden muß, damit die Restohrmuschel nicht schrumpfen kann. Diese Exzision wird von der Ohrmuschelrückseite her ausgeführt, nach türflügelartiger Aufklappung der Haut.
- Die Exzision der erkrankten Knorpelpartien von vorne unter Opferung der Haut über dem Cavum conchae (Singer 1952).

In Deutschland ist man sich einig, daß von diesen drei Verfahren das Herrmannsche die besten Resultate ergibt.

Die Entwicklung von auch gegen Pseudomonas wirksamen Antibiotika in den letzten 10 Jahren scheint hier eine Wende zu bringen. Hatte man bei den Aminoglykosiden noch die Ototoxizität zu fürchten, so sind die neuen Penicilline und Cephalosporine vergleichsweise nahezu ungiftig. Bewährt hat sich besonders das Azlocillin (Securopen), dem man die achtfache Pseudomonaswirkung wie Carbenicillin und die vierfache von Ticarcillin bescheinigt hat (Helm et al. 1977).

Ich habe eine histologisch gesicherte (Abb. 1), auf Penicillin, Erythromycin und Cephadroxil sowie umschriebene Revision nicht ansprechende Pseudomonas-Perichondritis bei einem 11jährigen Mädchen nach 19tägiger Krankheitsdauer noch durch Securopen lokal und per i.v. Kurzzeitinfusion innerhalb von 8 Tagen ausheilen können, ohne daß die geringste Verunstaltung der Ohrmuschel zurückblieb (Ganz 1982) (s. Abb. 2b).

2.1.2 Bakterielle Otitis externa diffusa

Bei den nässenden und nekrotisierenden Formen der diffusen Gehörgangsentzündung spielt Pseudomonas aeruginosa eine dominierende Rolle (Knothe 1981). Schönfeld et al. (1956) fanden den Keim in 100 chronisch entzündeten Gehörgängen 31mal, Singer et al. (1952) stellten bei einem größeren Kollektiv in erkrankten Gehörgängen sogar 65,5% Pseudomonaden fest, im normalen Gehörgang fanden sie den Keim dagegen nur bei 1% der Patienten. Eifrige *Schwimmbadbesucher* scheinen besonders gefährdet. Man hat mehrfach Epidemien von Pseudomonasexternae nach gemeinsamem Bad in einem infizierten Swimming-pool gesehen (Reid und Porter 1981, Seyfried und Fraser 1978).

Symptomatik. Zunächst ist der Prozeß von durch andere Keime verursachten Gehörgangsentzündungen nicht zu unterscheiden. Es kann zu starker Schwellung des Gehörganges kommen. Der knöcherne Anteil ist mitbefallen und entwickelt Granulationen und Ulzerationen. Auch das Trommelfell kann granulieren.

Differentialdiagnose. Tuberkulose, chronische Knocheneiterung. Untersuchung mit dem Mikroskop! — Die grünliche Eiterfarbe und der typische lindenblütenähnliche Geruch sind starke Verdachtsmomente, die bakteriologische Untersuchung bringt Klarheit.

Therapie. Die früher viel verwendete Borsäure ist heute obsolet. Für die antibiotische Behandlung steht ein relativ breites Spektrum zur Verfügung. Da die Keime im Ohr in der Regel noch nicht Objekt einer Therapie mit modernen Antibiotika gewesen sind, spielt hier der Resistenzanstieg gegen solche Stoffe in den letzten Jahren (s. Daschner 1982) noch kaum eine Rolle. Tabelle 3 zeigt Testergebnisse von 26 Keimen aus der Praxis des Autors.

Tabelle 3. Resistenzverhalten von 26 Pseudomonasstämmen, die in entzündeten Gehörgängen bzw. Radikalhöhlen nachgewiesen wurden (Blättchentests des Hygiene-Instituts der Universität Marburg)

Antibiotikum	Empfindlich	Schwach empfindlich	Resistent
Piperacillin	26	0	0
Mezlocillin	9	9	8
Azlocillin	26	0	0
Cefoxitin	1	0	25
Cefotaxim	5	9	12
Cefsulodin	25	0	1
Colistin	24	1	1
Gentamicin	20	3	3
Tobramycin	23	2	1
Amikacin	15	3	8
Dibekacin	22	2	2
Netilmicin	22	3	1

Die übliche *Infusionstherapie* mit diesen Antibiotika ist bei so abgekapselten und vom Gefäßsystem her schwer zu erreichenden, lokalisierten Bakterienherden wie auf der Ohrhaut zu aufwendig, teuer und ineffektiv.

Lokalbehandlung. Bei durch Antibiogramm gesicherter Pseudomonasinfektion im Gehörgang habe ich mehrfach mit Erfolg Gentamicin lokal angewendet, und zwar als Refobacin-Augentropfen. Ohrentropfen gibt es bisher nicht. Versuchsweise habe ich auch — bei bisher 12 Patienten — Securopen in Substanz trocken in den Gehörgang (bzw. in die Radikalhöhle) eingebracht, und zwar 2—3mal wöchentlich. 7 Patienten sprachen prompt darauf an und wurden erregerfrei. Man darf allerdings nicht zu früh mit den Behandlungen aufhören, sonst gibt es ein Rezidiv. Bei Patienten mit Penicillinallergie darf das Präparat auch lokal nicht verwendet werden, auch muß auf die hohe Sensibilisierungsrate bei Lokaltherapie hingewiesen werden. Die Verantwortung für dieses unkonventionelle Vorgehen trägt in jedem Einzelfall der therapierende Arzt selbst.

2.1.3 Otitis externa necroticans (sog. maligne Otitis externa)

Das ebenso seltene wie lebensgefährliche Krankheitsbild wurde 1963 von Chandler beschrieben. Im letzten Jahrzehnt ist eine ausgedehnte Literatur darüber entstanden.

Die *Ätiologie* ist gekennzeichnet durch die Trias

— älterer, meist männlicher Patient
— gestörte Abwehrlage, in der Regel infolge Diabetes mellitus
— Pseudomonasinfektion des äußeren Ohres.

Krankheitsbild
Man kann vier Verlaufsstadien unterscheiden:

I. Am Anfang steht eine noch nicht typische, jedoch therapieresistente und stark schmerzhafte entzündliche Schwellung der Gehörgangsweichteile. Verdacht erweckt wiederum, falls vorhanden, die typische blaugrüne Eiterung mit Lindenblütengeruch.

II. Spontan oder nach umschriebenen chirurgischen Maßnahmen entsteht ein granulierender Prozeß, mit Beginn oft in der Gegend des Gehörgangs-Isthmus, auch mit präaurikulärer Schwellung. Cave die Fehldiagnose Parotitis.

III. Als nächstes ergreift die Entzündung den Gehörgangsknochen und breitet sich als Schläfenbeinosteomyelitis weiter aus. Der Weg geht über Gefäßkanäle und Bindegewebsspalten, unter Aussparung pneumatisierter Bezirke. Auch die Labyrinthkapsel ist sehr widerstandsfähig. Als typische Reihenfolge des Knochenbefalls kann gelten: Äußerer Gehörgang – Foramina stylomastoideum und jugulare – septische Sinusthrombose mit Petrositis und Osteomyelitis – Vordringen bis zum Foramen occipitale magnum (Krumpholz 1979, Nadol 1980).

IV. Im Terminalstadium schließlich kommt es zu Hirnnervenlähmungen (VII–XII) und Meningoenzephalitis. Am häufigsten wird der N. facialis befallen (signum mali ominis).

Therapie. Sie besteht aus gezielter antibiotischer Behandlung *und* operativen Maßnahmen. Die geeigneten Antibiotika sind im allgemeinen Teil aufgelistet. Die meisten Autoren empfehlen eine Kombination aus Spezialpenicillinen und anderen pseudomonaswirksamen Chemotherapeutika wie

> Carbenicillin + Gentamicin (Aldous und Shinn 1973, Chandler 1977, Joachims 1976, Meyerhof et al. 1977)
> Azlocillin + Fosfomycin (Federspil und Bach 1980)

wobei teilweise noch zusätzlich lokal Colistin gegeben wird.

Neuerdings mehren sich die Stimmen, die eine *Monotherapie mit Azlocillin* empfehlen, auf Grund überzeugender Ergebnisse gerade bei der malignen Otitis externa (Helm et al. 1977, Knothe et al. 1978, Stroud 1963).

Die *operative Behandlung* richtet sich nach dem Stadium der Erkrankung.

– Für das Anfangsstadium noch ohne Knochenbeteiligung empfiehlt Segal (1981) wiederholte Kürettagen in Epontol-Kurznarkose. Krumpholz (1979) rät zur Entfernung aller erkrankten Gehörgangsabschnitte, womit „fallweise eine Abheilung erzielt" werden könne.

– Bei manifester Osteomyelitis hilft nur noch ein ausgedehnter Eingriff mit Entfernung der kranken Knochenpartien.

Um Rezidive zu verhindern, muß man die Chemotherapie mindestens 8 Tage über den Zeitpunkt klinischer Ausheilung hinaus weiterführen (Chandler 1977).

Prognose. Nach Meyerhof et al. (1977) liegt die Über-Alles-Letalität der malignen Otitis externa bei 35%, ausgedehnte Osteomyelitis mit Hirnnervenbefall läßt den Anteil tödlicher Verläufe auf 72% ansteigen.

2.1.4 Chronische Mittelohreiterung

Während bei der Otitis media acuta bekanntlich grampositive Kokken und Hämophilus influenza die Hauptrollen spielen, findet man bei der chronischen Mittelohreiterung mit ständiger Absonderung Pseudomonas aeruginosa besonders häufig, und zwar neben Staphylokokken und B. proteus (Kley 1981). Exakte Zahlen verdanken wir Arbeiten aus der Klinik Palva (Ojala 1982, Ojala et al. 1982). So fand Ojala präoperativ folgende Keimverteilung:

	Feuchte Ohren	Stark sezernierende Ohren
Pseudomonas aeruginosa	20,1%	26,7%
B. proteus	11,7%	15,5%
Staphylococcus aureus	29,0%	18,3%

Interessanterweise waren Pseudomonaden beim Cholesteatom statistisch signifikant seltener als bei chronischen Ohren *ohne* Cholesteatom.

Beim Vergleich postoperativ nässender und trockener Ohren durch Ojala et al. (1982) ergab sich, daß Staphylococcus aureus und Pseudomonas aeruginosa beim laufenden Ohr etwa gleich häufig vorkamen (jeweils 1/4 der Fälle). Im Nasenrachenraum fand sich übrigens bei Pseudomonasbefall des Ohres dieser Keim *nie* (!). Entsprechend waren auch bakteriologisch, soweit es diesen Problemkeim anging, keine Unterschiede zwischen Ohren mit offener und solchen mit geschlossener Tube festzustellen (Ojala 1982). Auffallend war die Häufigkeit von *Pseudomonas-Monoinfektionen.*

Nach Daschner (1980) ist Pseudomonas aeruginosa bei *Diabetikern* sogar der Hauptkeim der chronischen Mittelohreiterung.

Therapie. In der Vor- und Nachbehandlung bei Ohroperationen muß heute auf die Borsäure verzichtet werden. Falser (1980) hat mit der Securopen-Infusionsbehandlung Erfolg gehabt. Ich versuche auch hier Securopensubstanz lokal, was aber die notwendige Operation keinesfalls ersetzen kann!

Einen interessanten Gesichtspunkt haben Kastenbauer et al. (1976) beigesteuert. Die aggressiven Proteinasen von Pseudomonas aeruginosa sind nur durch das Alpha-2-Makroglobulin des menschlichen Blutserums hemmbar. Um eine ausreichende Konzentration dieses aktiven Eiweißkörpers im Mittelohr herzustellen, wird empfohlen, im Rahmen der Ohroperation absichtlich kleine Blutgefäße zu eröffnen.

2.1.5 Sezernierende Ohrradikalhöhlen

Schon die großen Ohrradikalhöhlen unserer otologischen Vorgänger wurden des öfteren nicht trocken. Kindler hat einmal die Zahl 40% genannt. Auch heute gibt es trotz kunstvoller Techniken und Höhlenverkleinerung noch genug laufende Ohren. Läßt man den Höhleneiter bakteriologisch untersuchen, so findet sich erstaunlich oft Pseudomonas aeruginosa, und zwar überwiegend als Monoinfektion. Ich hatte unter 14 untersuchten Ohren des Vorjahres nicht weniger als 10mal einen Pyocyaneus. Dieser Keim ist durch gründliche Säuberung, Ätzung und die üblichen Ohrentropfen nicht zu vertreiben. Auch eine Nachoperation hilft nicht immer. Es kann im Gegenteil dadurch sogar eine Verschlechterung eintreten, mit Weichteilinfektion, sogar Perichondritis. Parenteral oder enteral gegebene Antibiotika erreichen den kaum durchbluteten Erregerherd kaum bzw. überhaupt nicht, auch müssen die exzessiven Kosten einer z.B. Securopen-Infusionsbehandlung bedacht werden.

Möglicherweise bedeuten die neueren Antibiotika auch in der *Lokalbehandlung* eine Wende.

Mit *Refobacin*-Augentropfen (= Gentamycin) habe ich mehrere pyocyaneusinfizierte Radikalhöhlen trocken bekommen (siehe auch Federspil 1982). Vielversprechend scheint auch das *Azlocillin*. Da es sich um ein Penicillin handelt, das praktisch atoxisch ist, habe ich es gewagt, das Pulver direkt, oder auch eine ziemlich konzentrierte wässrige Lösung davon in die Radikalhöhle einzubringen. Bei bisher 9 Patienten wurde die Höhle 2—3mal wöchentlich gründlich gesäubert, mit Ätzung von Granulationen und anschließendem Einfüllen von Securopensubstanz durch den Ohrtrichter bzw. mit dem Pulverbläser zwecks besserer Verteilung. Bei 6 Patienten ist das Ohr bisher trocken und der Abstrich pseudomonasfrei geworden. Um die Kosten in Grenzen zu halten, habe ich Securopen zu 0,5 g verordnet (= die kleinste Abfüllung) und die Fläschchen für mehrere Patienten gleichzeitig verwendet. Etwas Mut gehört zu einer solchen Behandlung, denn in der Literatur wird vor der Lokaltherapie mit Penicillinen wegen der großen Sensibilisierungsgefahr gewarnt. Man sollte zumindest vor einer solchen Behandlung alle anderen Möglichkeiten der Lokaltherapie ausgeschöpft haben. Kontraindiziert ist auch die lokale Therapie bei bekannter Penicillinallergie!

2.2 Infektionen an Nase und Nasennebenhöhlen

Obwohl Ohr und Nase im anatomischen Bau (äußeres Ohr, äußere Nase) im Aufbau des Höhlensystems und in der Entwicklungsgeschichte (Mastoid, Nebenhöhlen) so manche Parallele aufweisen, läßt sich eine solche Parallele im Erregerspektrum nicht finden. Der Pseudomonas hat sich aus mir unklaren Gründen „das Ohr ausgesucht", sowie an zweiter Stelle die unteren Luftwege. Während bei der Otitis externa, speziell der Perichondritis, der Pyocyaneus Hauptkeim ist, gibt es fast nie einen Septumabszeß mit diesem Erreger (Kamer and Binder 1980). Bei chronischer Mittelohreiterung „erwartet" man die Pseudomonasinfektion fast schon, beim chronischen Schnupfen ist sie die große Ausnahme. Breuninger (1977) gibt für die eitrige Rhinitis 4%, für die chronische Sinusitis sogar nur 2% Pseudomonasinfektionen an. In einer bei Mann (1981) zitierten Statistik über Sinusitiserreger (Tabelle 4) rangiert der Keim ungenannt unter „ferner liefen".

Tabelle 4. Vergleich des Keimspektrums bei akuter und chronischer Nasennebenhöhleninfektion (Mann 1981)

	Akute Sinusitis	Chronische Sinusitis
Aerob:		
Hämophilus influenzae	23%	6%
Diplococcus pneumoniae	47%	3%
β-hämolysierende Streptokokken	3%	3%
Staphylococcus aureus	4%	10%
Staphylococcus epidermidis	3%	3%
Escherichia coli	0	2%
Andere aerobe Keime	8%	20%
Anaerob:		
Anaerobe Streptokokken	8%	19%
Bakteroides Spezies	4%	13%
Veillonella	0	10%
Anaerobe diphtheroide Stäbchen	0	13%

Auch bei Daschner (1982) sowie Knothe (1981) taucht Pseudomonas aeruginosa als Sinusitiserreger nicht auf. Federspil und Bach (1980) erwähnen die Pseudomonasinfektion lediglich bei der *chronischen Sinusitis,* jedoch ohne Häufigkeitsangabe. Bei der chronischen Sinusitis im Kindesalter wurden überwiegend Anaerobier gefunden, jedoch kein Pseudomonas (Brook 1982). Was die *dentogenen pyogenen Infektionen* angeht, so geben Andrä und Naumann (1971) einen Anteil der Pseudomonasinfektionen von lediglich 0,4–0,5% an. Nach Oehring et al. (1976) sind Darmbakterien einschließlich Pseudomonaden noch am ehesten in infizierten Kieferzysten zu finden.

Bei den orbitalen und endokraniellen Nebenhöhlenkomplikationen findet sich das gleiche Erregerspektrum wie bei unkomplizierter Sinusitis (Ganz 1977).

Spezielle *klinische Verdachtsmomente* auf Pseudomonas-Sinusitis gibt es nicht. Am ehesten spricht flüssig-grünliches Kieferhöhlenpunktat bei hartnäckiger Eiterung dafür.

Therapieempfehlungen speziell für die Pseudomonas-Sinusitis sind mir nicht bekannt.

Ich habe in einem entsprechenden Fall, bei dem die bakteriologische Untersuchung eines eigenartig fetzig-grünen Punktates Pseudomonas ergeben hatte, wie üblich weiter gespült, jedoch in Seitenlage Securopen-Infusionslösung eingefüllt und die Patientin in dieser Stellung 1 Std. verharren lassen. Schon nach zwei derartigen Behandlungen waren die Beschwerden beseitigt, auch der Röntgenbefund hatte sich fast normalisiert (Abb. 3).

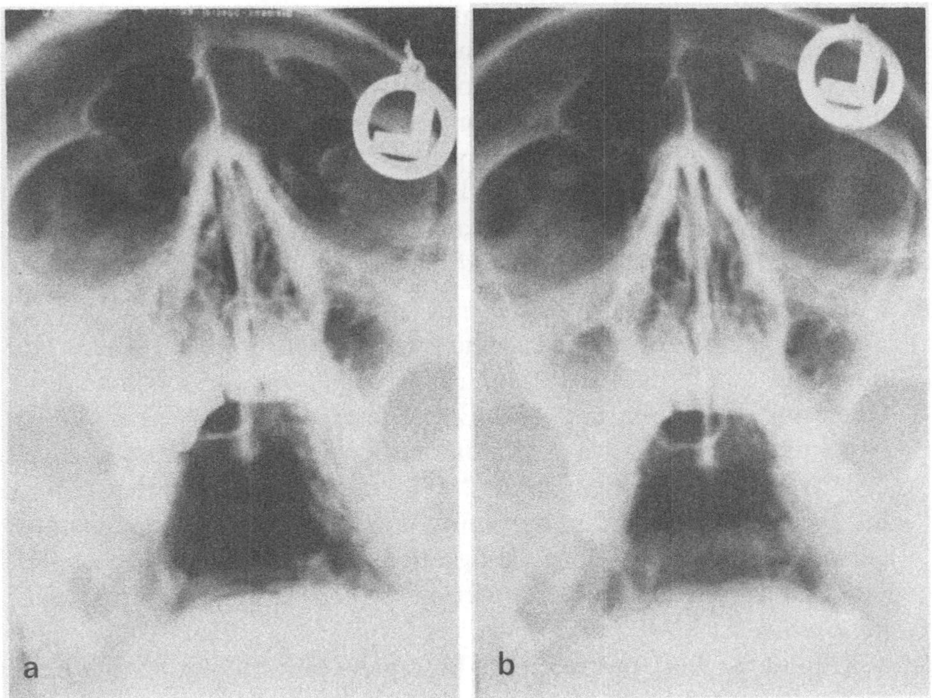

Abb. 3 a,b. Röntgenbefund bei Kieferhöhleneiterung durch Pseudomonas aeruginosa rechts. **a** Befund vor Behandlungsbeginn, **b** Befund nach 2 Spülungen mit Instillation von Securopenlösung

2.3 Infektionen in Mundhöhle und Rachen

Auch in diesem Bereich gibt es keine typischen Pseudomonas-Erkrankungen. Der Keim spielt eine ganz untergeordnete Rolle. Zum Problem werden kann er bei infizierten *Pfählungsverletzungen,* bei Darniederliegen der Infektionsabwehr infolge *Knochenmarkserkrankung* (akute Leukose), sowie schließlich bei großflächigen Wunden bzw. großen *plastischen Dekkungen nach Tumoroperation.* Bei Knochenmarkserkrankungen ist Pseudomonas aeruginosa der wichtigste Erreger von Sekundärinfektionen überhaupt (Simon und Stille 1979).

Zur *Therapie* von Wundinfektionen mit Pseudomonas nach Pharynxplastiken hat Falser (1980) das Azlocillin eingesetzt, und zwar als Kurzinfusion von 3—4mal 5 g täglich.

2.4 Infektionen der unteren Luftwege

Im Rahmen der *krankenhauserworbenen Infektionen* nach Eingriffen an Kehlkopf und Trachea hat Pseudomonas aeruginosa große Bedeutung.

Wundinfektionen mit Pseudomonas entstehen besonders häufig bei Kontakt mit infiziertem Speichel oder Bronchialsekret, also nach Laryngo-Pharyngektomien und bei tracheotomierten oder dauerintubierten Patienten. Geyer und Borneff (1981) fanden bei 2/3 ihrer entsprechenden Patienten während der ersten postoperativen Woche Pseudomonas im Trachealsekret. Das Operationspersonal war frei davon, das Stationspersonal nur in 0,6% positiv. Im Vordergrund stand somit die *Infektion von Patient zu Patient* (s. auch Daschner 1982).

Bei der Bekämpfung von Krankenhausinfektionen bei Laryngektomierten sollten entsprechend Priorität haben:

a) Kurze präoperative Verweildauer.

b) Sorgfältige Operationstechnik und kurze Operationsdauer. Der erfahrene und sorgfältige Operateur ist wichtiger als eine hochmoderne Operationssaaleinrichtung und Entlüftungsanlage (Daschner 1980).

c) Nur kurze perioperative Antibiotikaprophylaxe. Wie Wewalka et al. (1976) festgestellt haben, ist die Anzahl pathogener Bakterienstämme im Trachealsekret und in der Umgebung des Patienten *größer* unter der üblichen antibiotischen (Langzeit)-Prophylaxe als ohne diese (!). *Zur Vermeidung einer Wundinfektion reicht eine perioperative Applikationsdauer von 48 Std. aus.*

d) Mikrobiologische Untersuchung. Besonders bei intubierten und beatmeten Patienten muß das Trachealsekret 1mal wöchentlich bakteriologisch untersucht werden (Daschner 1980).

e) Optimale Verbandstechnik. Hierzu gehört auch die – funktionierende, nicht verstopfte – Saugdrainage von Wundhöhlen sowie die Überwachung des Tracheostomas, in dem kein subkutanes Gewebe frei zutage liegen sollte (Tracheo*stomie*, nicht Tracheo*tomie*!).

f) Möglichst kurzer postoperativer Aufenthalt im Krankenhaus. Die Dauer der stationären Behandlung beeinflußt das Risiko bakterieller Wundbesiedlung ganz entscheidend. Siehe auch die sehr beherzigenswerten Vorschläge zur Krankenhaushygiene bei Daschner (1980).

Die Pneumonie als Komplikation bei langzeitbeatmeten Patienten. Sie wird fast immer durch Klebsiella, Pseudomonas oder Anaerobier verursacht (Simon und Stille 1979). Besonders bei komplizierenden Nebenleiden wie Mukoviszidose oder Leukämie hat sie eine schlechte Prognose. Abszedierung ist möglich und wird dann vorwiegend durch Anaerobier verursacht. Als typisches Indiz für einen Lungenabszeß gilt ein fauliger Geruch des Bronchialsekretes.

Klinik. Die Pseudomonas-Pneumonie beginnt akut mit Schüttelfrost, schwerer Dyspnoe und reichlich grünlich-gelbem Auswurf. Pleuritische Schmerzen fehlen. Typisch sind morgendliche Fiebergipfel und Brady-kardie.

Röntgenologisch zeigt sich am häufigsten ein Befall der Unterlappen. Im Frühstadium sieht man fleckige, homogene, simultan auf beiden Seiten auftretende Verschattungen, die unbehandelt schnell fortschreiten und zu Nekrose und Kavernenbildung führen können. Bei hämatogener Ent-stehung sieht man eher diffus über beide Lungen verteilte, konfluierende oder noduläre Verschattungen. Ein Pleuraexsudat fehlt fast immer oder ist sehr gering (nach Shah in Stille 1982).

Therapie. Bei Pseudomonasinfektion der unteren Luftwege empfehlen Simon und Stille (1979) eine Kombinationsbehandlung mit Azlocillin und Gentamicin, evtl. Cephalosporin. Für die Monotherapie mit Azlo-cillininfusionen plädieren Daikos et al. (1978), die im Bronchialsekret 3mal so hohe Azlocillinspiegel fanden wie im Blutserum. – Im übrigen denke man auch an kontaminierte Vernebler und Beatmungsgeräte (Daschner 1980).

2.5 Pseudomonas-Sepsis

I. Die otogene Sepsis. Sie ist möglich bei fortgeschrittener maligner Otitis externa sowie bei der chronisch-epitympanalen Mittelohrvereiterung, ins-besondere bei akuter Exazerbation im Rahmen einer Cholesteatomeite-rung (septische Sinusphlebitis).

II. Die Sepsis als Hospitalinfektion. Besonders gefährdet sind abwehrge-schwächte Patienten. Bei der septischen Komplikation dauerintubierter oder tracheotomierter Kranker ist Pseudomonas aeruginosa der Haupt-keim (Daschner 1980).

Das *Krankheitsbild* der Sepsis mit meist intermittierendem Fieber, Schüttelfrösten, toxischem Blutbild usw. braucht hier nicht rekapituliert zu werden.

Blutkulturen versprechen am ehesten einen positiven Befund, wenn sie zum Zeitpunkt des Schüttelfrostes entnommen werden. Steht der Patient unter antibiotischer Therapie, dann sollte die Blutentnahme unmittelbar *vor* einer fälligen Dosis erfolgen = möglichst niedriger Anti-biotika-Spiegel (Daschner 1980) (s. Tabelle 5).

Therapie der Pseudomonas-Sepsis. Der HNO-Arzt kann hier die Verant-wortung nicht alleine tragen, sondern muß mit dem Internisten, Bakte-riologen und ggf. Neurologen zusammenarbeiten. Bei otogener Sepsis ist

Tabelle 5. Aus Z. Chemotherapie 3:19 (1982) (Empfehlungen zur angewandten Infektiologie III)

Blutkulturen

Abnahmezeitpunkt, Probenanzahl

Optimal: zur Zeit des Temperaturanstiegs bzw. vor Beginn des Schüttelfrosts, vor Beginn der Chemotherapie
- Verdacht auf Sepsis: aus jedem Arm 10 ml Venenblut (5 ml anaerob, 5 ml aerob), Wiederholung ein- bis zweimal vor Therapiebeginn
- Fieber ungeklärter Genese: gleichzeitig aus jedem Arm 10 ml Blut, nach 24 und 49 Stunden wiederholen
- Verdacht auf akute Endokarditis: insgesamt mindestens 3–4mal 10 ml Blut vor Beginn der Chemotherapie
- Verdacht auf Endokarditis lenta: am ersten Tag mindestens drei Proben zu 10 ml, nach 24 Stunden zwei weitere Proben

Merke: Bei Pneumokokken, Staphylokokken und Meningokokken reichen in der Regel wenige Milliliter zur Diagnose; bei gramnegativen Erregern ist die Keimzahl jedoch meist klein, und es sollten dann pro Zeitpunkt 10–20 ml abgenommen werden. Immer Beschickung von aeroben und anaeroben Blutkulturmedien

Abnahmetechnik

1. Keine Entnahme aus Braunüle oder Venenkatheter!
2. Punktionsstelle (Venen reichen aus) zweimal mit sterilem Tupfer und Desinfektionsmittel reinigen, Lufttrocknen lassen!
3. Hände waschen und desinfizieren (Merfen), Lufttrocknen lassen!
4. Gefäßverlauf nicht mehr mit dem Finger kontrollieren, Staubinde von Hilfspersonal anziehen lassen
5. Bei Abnahme von verschiedenen Körperstellen: Nadel wechseln!
6. Bei Einstecken in Blutkulturflasche: Nadel wechseln! Gummistopfen desinfizieren!
7. Sofort Transport ins Labor oder Inkubation bei 37°C

Merke: Typische Verunreinigung mit folgenden Erregern: Corynebacterium, Propionibacterium, Staphylococcus epidermidis
In diesen Fällen ergeben sich bei nicht einwandfreier Probeentnahme schwerwiegende Probleme der Befundbeurteilung

---

der Ausgangsherd operativ zu beseitigen. Antibiotisch behandelt wird nach dem Ergebnis der Resistenzprüfung. Am ehesten wird eine Kombination von Azlocillin oder Cefsulodin mit einem Aminoglykosid Erfolg haben.

Liegt ein Venenkatheter (speziell Subklaviakatheter), so kann der Sepsisherd auch bei Pseudomonasinfektion hier liegen, wenn auch Staphylokokken die Haupterreger der (Kunststoff-)Kathetersepsis sind.

2.6 Endokranielle entzündliche Komplikationen durch Pseudomonas aeruginosa

Sie sind möglich

a) otogen (maligne Otitis externa, chronisch-epitympanale Mittelohreiterung, Schädelbasisbruch bei infiziertem Ohr)
b) hämatogen (im Rahmen einer Pseudomonas-Sepsis)
c) durch Inokulation des Erregers in den Liquorraum. Insbesondere die Pseudomonas-Meningitis wird häufig durch diagnostische und therapeutische Eingriffe ausgelöst (Simon und Stille 1979).

Die *Symptomatik* unterscheidet sich von den durch andere Erreger bewirkten Hirnkomplikationen höchstens durch die Therapieresistenz (s. Bd. Ohr II des neuen Handbuches sowie mein Lehrbuch der Troponreihe).

Therapie. Der HNO-Arzt wird nur bei der otogenen Hirnkomplikation beteiligt sein. Hier gilt noch immer, daß die *operative Sanierung des Primärherdes mit der antibiotischen Therapie gleichrangig* ist. Die Chemotherapie entspricht der bei der Sepsis, sie ist ggf. durch entquellende und sedierende Maßnahmen zu ergänzen.

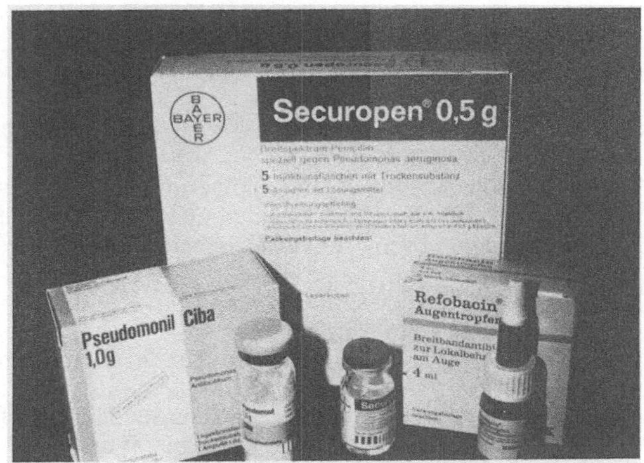

Abb. 4. Die modernsten Waffen gegen Pseudomonasinfektion. Azlocillin (WZ Securopen Bayer), Cefsulodin (WZ Pseudomonil CIBA), Gentamicin (WZ Refobacin-Augentropfen Merck)

3. Zusammenfassung

Der Problemkeim Pseudomonas aeruginosa siedelt sich mit Vorliebe im Ohr an (Perichondritis, Otitis externa diffusa, besonders deren maligne Form, chronisch-epitympanale Mittelohreiterung), auch in den unteren Luftwegen (großflächige Wunden, Tracheotomierte, Beatmungspneumonie). In Nase und Rachen spielt er dagegen kaum eine Rolle.

Im Krankenhaus ist Pseudomonas Erzfeind Nummer Eins, der durch lange Verweildauer und lange Antibiotikaprophylaxe auf den Plan gerufen wird und von Patient zu Patient springt. Durch Stoffwechsel- und Knochenmarkserkrankungen geschwächte Patienten sind besonders gefährdet.

In der Therapie wurden durch Neuentwicklungen unter den Penicillinen (Azlocillin, WZ Securopen) und Cephalosporinen (Cefsulodin, WZ Pseudomonil) echte Fortschritte erzielt, wenn auch diese Präparate vorerst nur zur parenteralen Anwendung vorliegen. Der Autor hat versuchsweise das Azlocillin auch an Ohr und Kieferhöhle lokal angewendet.

Literatur

Aldous EW, Shinn JB (1973) Far advanced malignant external otitis, report of a survival. Laryngoscope 83:1810
Andrä A, Naumann G (1971) Odontogene pyogene Infektion. Leipzig
Baltimore S, Moloy PJ (1956) Perichondritis of the ear as a complication of acupuncture. Arch Otolaryngol 102:572
Bassiouni A (1981) Perichondritis of the auricle. Laryngoscope 91:422
Breuninger H (1977) Konservative Behandlung der Nase und ihrer Nebenhöhlen. In: Berendes, Link, Zöllner (Hrsg) HNO-Heilkunde in Praxis und Klinik, 2. Aufl, Bd I, Kap 12. Thieme, Stuttgart
Brook I (1981) Bakteriologische Befunde der chronischen Sinusitis bei Kindern. JAMA 246:967
Chandler JR (1977) Malignant external otitis: Further considerations. Ann Otol Rhinol Laryngol 86:417
Daikos GK, Giamarellou H, Hadijpolydorou K, Kanellepoulou K (1978) Azlocillin in treatment of 60 serious Pseudomonas aeruginosa infections. In: Spitzy KH (ed) Ber Int Symposium Acylureidopenicilline 1978. Angewandte Wissenschaften, München
Daschner F (1980) Infektionskontrolle in Klinik und Praxis, 2. Aufl. Witzstrock, Baden-Baden Köln New York
Daschner F (1982) Antibiotika am Krankenbett. Witzstrock, Baden-Baden Köln New York
Falser N (1980) Klinische Erfahrungen mit Azlocillin bei Infektionen im HNO-Bereich. In: Siegenthaler et al (Hrsg) Ber Int Symposium Acylureidopenicilline 1979. Excerpta Medica
Federspil P (1982) Ototoxizität von Antibiotika unter besonderer Berücksichtigung der Lokalbehandlung. In: Ganz H, Schätzle W (Hrsg) HNO-Praxis Heute 2. Springer, Berlin Heidelberg New York

Federspil P, Bach R (1980) Die Antibiotikatherapie der Infektionen an Hals, Nase und Ohren. Z Allgemeinmed 56:34

Ganz H (1977) Komplikationen der unspezifischen Nasen- und Nebenhöhlenentzündungen. In: Berendes, Link, Zöllner (Hrsg) HNO-Heilkunde in Praxis und Klinik, 2. Aufl, Bd I, Kap 14. Thieme, Stuttgart

Ganz H (1981) HNO-Heilkunde in der Praxis. Edition Medizin, Weinheim Deerfield Beach Basel

Ganz H (1982) Ohrmuschelperichondritis – Vermeidung einer Defektheilung durch Azlocillin. HNO (Berl) 30:428

Geyer G, Borneff M (1981) Die mikrobielle Schleimhautbesiedelung bei Eingriffen an Kehlkopf und Hypopharynx – eine Untersuchung über Infektionsquellen und -wege. Arch Otorhinolaryngol 231:693

Grimm H (1980) Bakteriologische in vitro-Untersuchungen mit einem neuen gegen Pseudomonas wirksamen Cephalosporin: Cefsulodin. Arzneim Forsch 30:1478

Heinrich S (1981) Zur Epidemiologie von chirurgischen Wundinfektionen. Klinikarzt 10:1259

Helm EB, Ristow W, Shah PM, Schacht P, Stille W (1977) Behandlung von Pseudomonasinfektionen mit dem neuen Ureidopenicillin Azlocillin. Dtsch Med Wochenschr 102:1211

Herrmann A (1938) Eine Methode zur Behandlung der Perichondritis des Ohres. Z Hals Nas Ohr Heilk 44:373

Joachims HZ (1976) Malignant ototis externa in children. Arch Otolaryngol 102:236

Kamer FM, Binder WJ (1980) Pseudomonas infection of the nose. Arch Otolaryngol 106:505

Kastenbauer ER, Hochstrasser K (1976) Experimentelle Untersuchungen zum Verhalten des Immunsystems bei der chronischen Mittelohreiterung und zum Verlauf dieses Krankheitsbildes. Laryngol Rhinol Otol (Stuttg) 55:36

Kley W (1981) Vor- und Nachbehandlung bei hörverbessernden Operationen. Arch Otorhinolaryngol 231:713

Knothe H (1981) Tabellarium der Chemotherapie für die Praxis. Aesopus, Basel Wiesbaden

Knothe H, Helm EB, Stille W (1978) Azlocillin und Mezlocillin: was bieten diese neuen Penicilline? Med Tribune (dtsch) 13:34

Krumpholz K (1979) Unspezifische Entzündungen des äußeren Ohres. In: Berendes, Link, Zöllner (Hrsg) HNO-Heilkunde in Klinik und Praxis, 2. Aufl, Bd V, Ohr 1, Kap 23. Thieme, Stuttgart

Mann W (1981) Infektionen im HNO-Bereich. In: Zamperini A (Hrsg) Praxisorientierte Antibiotikatherapie. Pharm Med Inform, Frankfurt

Matsumoto K et al (1978) Laboratory and clinical studies on PC-904. Treatment of respiratory infections. Chemotherapy (Tokyo) 26 [Suppl 2]:383

Meyerhof WL, Gates GA, Montalbo PJ (1977) Pseudomonas mastoiditis. Laryngoscope 87:483

Nadol JB Jr (1980) Histopathology of pseudomonas osteomyelitis of the temporal bone starting as malignant external otitis. Am J Otolaryngol 1:359

Neu HC (1981) In vitro activity of Apalcillin compared with that of other new Penicillins and with antipseudomonas Cephalosporins. 21st Interscience Conference Antimicrob. Agents and Chemotherapy, 4–6 November 1981, Chicago/Ill

Oehring H, Schumann D et al (1976) Zahn Mund Kieferheilk 64:134

Ojala K (1982) Bacteriology of chronic otitis media correlated with the clinical state of ears. Arch Otorhinolaryngol 234:65

Ojala K, Sorri M, Vainio-Mattila J, Palva A (1982) Bakterien im Mittelohr und Nasopharynx bei Patienten mit chronischer Mittelohrentzündung. Laryngol Rhinol Otol (Stuttg) 61:120

Paetzold O-H (1981) Zur Ätiologie und Pathogenese der bakteriellen Hautinfektionen. In: Borelli S, Düngemann H (Hrsg) Fortschritte der Allergologie und Dermatologie. IMP Verlagsges, Basel Neu-Isenburg Wien

Reid TM, Porter IA (1981) An outbreak of otitis externa in competitive swimmers due to Pseudomonas aeruginosa. L Hyg (Lond) 86:357

Rudert H, Boette G (1967) Die Therapie der Ohrmuschelperichondritis. HNO (Berl) 15:245

Schönfeld K, Ey W, Schäfer E (1956) Experimentelle Untersuchungen über die in vitro-Wirksamkeit einiger Triphenylmethanfarbstoffe auf die Bakterienflora chronisch entzündeter Gehörgänge. Arch Otorhinolaryngol 168:479

Segal S, Man A (1981) Treatment of malignant external otitis in its initial stage. Am J Otol 1981:223

Seyfried PL, Fraser DJ (1978) Pseudomonas aeruginosa in swimming pools related to the incidence of otitis externa infection. Health Lab Sci 15:50

Simon C, Stille W (1979) Antibiotika-Therapie in Klinik und Praxis. Schattauer, Stuttgart New York

Singer DE (1952) Otitis externa. Bacteriological and mycological studies. Ann Otol Rhonol Laryngol 61:317

Stille W (1982) Unspezifische Infektionen – Klinik der Problemkeime. Mit Beiträgen von Helm, Shah, Simon und Ullmann. Thieme, Stuttgart

Stroud MH (1963) A simple treatment for suppurative perichondritis. Laryngoscope 73:556

Theopold H-M (1978) Zur Diagnostik und Therapie der sogenannten malignen Otitis externa. Laryngol Rhinol Otol (Stuttg) 57:662

Trautermann H-G, Trautermann H (1981) Perichondritis der Ohrmuschel nach Akupunktur. HNO (Berl) 29:312

Wewalka G, Koller W, Rotter M et al (1976) Der Patient als Keimquelle in der Intensivpflegestation. Infection 4:204

Akupunktur in der Hals-Nasen-Ohrenheilkunde – Editorial

H. Ganz

Sogenannte „Außenseitermethoden", d.h. von der Schulmedizin nicht gelehrte Verfahren, stoßen auf

1. begeisterte und unkritische Zustimmung und Nachahmung
2. ebenso heftige, emotionell betonte Ablehnung
3. Desinteresse oder schließlich (seltener)
4. kritische Auseinandersetzung und je nach dem Ergebnis derselben Zustimmung oder Ablehnung.

Ähnlich geht es auch der Akupunktur, obwohl diese kein Außenseiterverfahren ist, sondern eine auf alter ostasiatischer Erfahrung basierende, ernstzunehmende ärztliche Behandlungsmethode mit beachtlichen Erfolgen. Somit hat die Akupunktur Anspruch zumindest auf Reaktion 4.

Will man die Akupunktur im Lexikonstil einfach definieren, so muß man etwa schreiben „Verfahren zur Wiederherstellung gestörter Regulationskreise im menschlichen Körper durch Einstechen von Metallnadeln an bestimmten Hautstellen, wirkt wahrscheinlich reflektorisch".

Pathophysiologische Einzelheiten hierzu siehe im Beitrag Pildner von Steinburg. Wir unterscheiden zwei Formen der Akupunktur:

A. **die Akupunktur-Analgesie.** Hiermit wird vorübergehende Schmerzunempfindlichkeit bestimmter Körperregionen angestrebt, z.B. zum Zwecke der Durchführung eines operativen Eingriffes. Über die Nadeln muß dazu eine Elektrostimulation vorgenommen werden. Majer und Bischko haben 1973 als erste über 100 Tonsillektomien unter Akupunkturanalgesie berichtet.

B. **die Akupunktur-Therapie.** Entsprechend der unterschiedlichen Lokalisation der zu treffenden Hautpunkte unterscheidet man die
   a) Körperakupunktur
   b) Ohrakupunktur
   c) Schädelakupunktur.

Bei der Akupunkturtherapie entfällt in der Regel die Elektrostimulation. Andererseits werden bei der
   d) Pharma-Akupunktur z.B. Injektionen von Lokalanästhetika oder Vitaminpräparate verabreicht.

Hier ergeben sich fließende Übergänge zur therapeutischen Lokalanästhesie (Gross 1980).

Die nachstehenden Beiträge befassen sich ausschließlich mit der Akupunktur*therapie*. Sie sollen dem Leser diejenige Information geben, die er für eine kritische Auseinandersetzung mit diesem Verfahren braucht. Lehnt er die Akupunktur danach weiterhin ab, so weiß er wenigstens, worum es dabei geht.

Wesentlich schwieriger wird es für ihn, wenn er zum Anhänger der Methode werden und sie selbst praktizieren will. Die Akupunktur ist nicht durch die Lektüre der nachfolgenden Beiträge und auch nicht in einem Wochenendkurs erlernbar. Sie läßt sich auch nicht so nebenher als Anhängsel einer großen Kassenpraxis betreiben. Nur solide Ausbildung, wie sie z.B. das Ludwig-Boltzmann-Institut in Wien zu vermitteln versucht, und große eigene Erfahrung führen schließlich zum Erfolg.

Literatur

Gross D (1980) Therapeutische Lokalanaesthesie im Hals-Nasen-Ohrenbereich. In: Ganz H (Hrsg) HNO-Praxis Heute 1. Springer, Berlin Heidelberg New York

Kropej H (1981) Die Akupunktur in der HNO-Heilkunde. In: Bischko J (Hrsg) Handbuch der Akupunktur. Haug, Heidelberg

Majer EH, Bischko J (1974) Experiences with acupuncture analgesia in the field of the ear, nose and throat. In: Arslan M, Ricci V (eds) Proc X. World Congr ORL, Venice 1973. Excerpta Medica, Amsterdam

Akupunktur bei Schmerzen im Bereich von Hals, Nase und Ohr[1]

E. H. Majer

1. Grundlagen

Unsere ersten Erfahrungen mit der Akupunkturanalgesie bei Tonsillen-operationen konnten wir beim internationalen HNO-Kongreß 1973 in Venedig mitteilen. Bereits im Juli 1972 ist in Wien das Ludwig-Boltzmann-Institut für Akupunktur an der Poliklinik gegründet worden, unter der Leitung von J. Bischko. Aufgabe dieses Institutes ist die Grundlagenforschung und Akupunkturbehandlung: im Jahr ca. 3500 neue Patienten.

Während durch die *Akupunkturanalgesie* eine organspezifische lokale und zeitlich begrenzte Wirkung eintritt, ermöglicht die *Akupunkturtherapie* eine allgemeine Anwendung mit weit längerer Wirkungsdauer. Die Akupunktur verwendet Einstiche von Metallnadeln an genau festgelegten Hautpunkten, die spontan- oder druckschmerzhaft sein können, zu diagnostischen und/oder therapeutischen Zwecken bei funktionellen, ganz oder zumindest teilweise reversiblen Erkrankungen bzw. Störungen. Die Akupunkturtherapie stellt hier eine *Regulationstherapie* dar.

Die Feststellung eines deutlich herabgesetzten elektrischen Hautwider-standes an diesen Punkten im Vergleich zur Umgebung ermöglichte die Konstruktion eigener Suchgeräte (Punktoskope). Der Wiener Physiker Maresch (1966) spricht von „elektrisch vorzüglichen Punkten der Haut". Der Wiener Histologe Kellner (1966) konnte an Akupunkturpunkten eine deutliche Vermehrung von nervösen rezeptorischen Endorganen nachwei-sen. Birkmayer et al. (1976) fanden nach Akupunktur eine besonders deutliche Serotoninausschüttung. Arbeiten von Pauser et al. (1977) sowie

---

1 Auszugsweise vorgetragen auf dem XII. Weltkongreß für Oto-Rhino-Laryngologie 1981 in Budapest

Pomeranz (1977) haben gezeigt, daß es nach Akupunktur zur Freisetzung von Endorphinen und Enkephalinen kommt, ein Hinweis auf die schmerzhemmende Wirkung der Akupunktur. In weiteren Arbeiten aus dem Wiener Institut für Anästhesiologie konnten Benzer, Pauser und Mitarbeiter durch Akupunktur die gleichen Effekte erzielen wie durch Gaben von β-Endorphin.

2. Behandlungsprinzipien und eigene Erfahrungen

Vor jeder Akupunkturtherapie, natürlich auch zur Schmerzbekämpfung, ist eine gründliche *Durchuntersuchung* nötig, um kausale Zusammenhänge aufzudecken. Gerade die **Kopfschmerzbehandlung** ist ein Hauptanwendungsgebiet dieser Therapie, weshalb häufig bisher therapieresistente Fälle dem Ludwig-Boltzmann-Institut zugewiesen werden. Die Therapie bei diesen Patienten richtet sich nach der Art, Dauer und Lokalisation der Kopfschmerzen, weiterhin nach den sog. Modalitäten, d.h. Bedingungen, die zum Schmerz oder Schmerzanfall führen, wie Wetterfühligkeit, Streß, endokrine oder psychische Einflüsse. Abhängig von den anamnestischen Daten wird nun eine Kombination lokaler Punkte (Bischko und Bauer 1977), spezieller Punkte (zervikal, vaskulär oder hormonell wirksam) und allgemeiner Punkte, die eine breite vegetative und psychische Umstimmung hervorrufen, bei der Nadelung verwendet (Abb. 1). Bei der **Körperakupunktur** werden die sterilen Nadeln beiderseits an symmetrischen Punkten angesetzt, und zwar meist einmal wöchentlich für 15 min, mit insgesamt 10–12 Sitzungen. Während bei der Akupunkturanalgesie elektrisch stimuliert werden muß, wird dies bei der Akupunkturtherapie zur Schmerzbehandlung nur selten nötig sein.

Zwischen den verschiedenen Kopfschmerzformen und der eigentlichen **Migräne** wird bei dieser Methode nur ein geringer Unterschied gemacht. Bei regelmäßig auftretenden Schmerzanfällen immer derselben Schädelhälfte wird zusätzlich eine Nadel peripher-kontralateral gesetzt. Die Wiener Schule der Akupunktur unter J. Bischko hat zur Kopfschmerztherapie je nach Lokalisation (frontal, parietal, okzipital, zervikal) ein Grundgerüst von Punkten zusammengestellt. Je nach den anamnestisch erhobenen Modalitäten (hormonell, psychisch usw.) werden zusätzliche Punkte gestochen (Bischko und Bauer 1977).

Auch zur Therapie der **Trigeminusneuralgie** kommen immer wieder Patienten in unsere Ambulanz, die seit Jahren unter Carbamazepin (Tegretal) stehen bzw. bei denen ein- oder bereits mehrmals chirurgisch eingegriffen wurde (Injektion des Ganglion Gasseri, Exhairesen). Nach einer Statistik von Bischko (1979) konnte durch Akupunktur bei Gesichts-

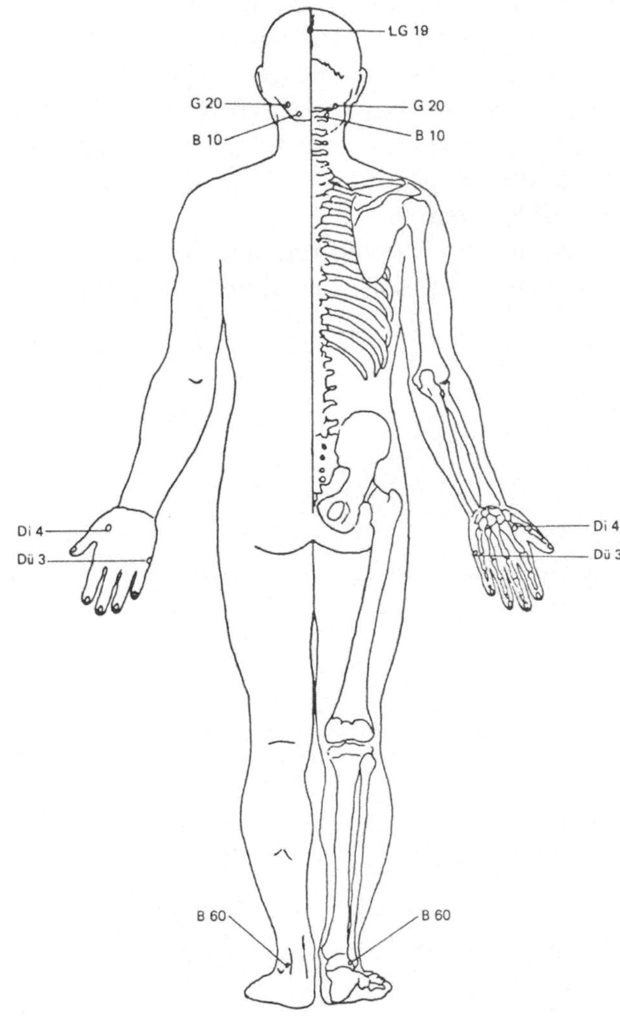

Abb. 1. Körperakupunktur bei Kopfschmerz (Meng Chao-Lai 1978). Zephalea, allgemein: LG 19, 23, B 1, 2, 10, G 3, 20. Ersatz: B 60, Di 4, Dü 3, Lu 7

schmerzen, in der Mehrzahl Trigeminusneuralgien, in ungefähr der Hälfte der Patienten eine Besserung um 75% und darüber erreicht werden. Als Kriterien dienten der durchschnittliche Medikamentenverbrauch, die Anfallshäufigkeit sowie die Dauer und Stärke der Anfälle. Auch hier ist ein Grundgerüst von Punkten angegeben worden, und zwar spiegelbildlich. Hinzu kommen je nach Lokalisation der Neuralgie spezielle Punkte ipsilateral, ebenso die Triggerpunkte. Diese speziellen Punkte entsprechen meist den Nervenaustrittsstellen. Auch in der *Neuraltherapie* werden meist diese Akupunkturpunkte benutzt, wodurch das Sekundenphänomen ausgelöst und erklärt wird [1].

Immer wieder konnte gerade bei der Trigeminusneuralgie beobachtet
werden, daß der Tegretalbedarf wesentlich reduziert bzw. sogar das Medikament ganz abgesetzt werden konnte. Es kann daher auch bei therapieresistenter Trigeminusneuralgie die Akupunktur mit gutem Gewissen
empfohlen werden.

Beim **Zervikalsyndrom** und den zervikal bedingten, ausstrahlenden
Schmerzen hat sich die Akupunktur ebenfalls bewährt (Abb. 2). Bei

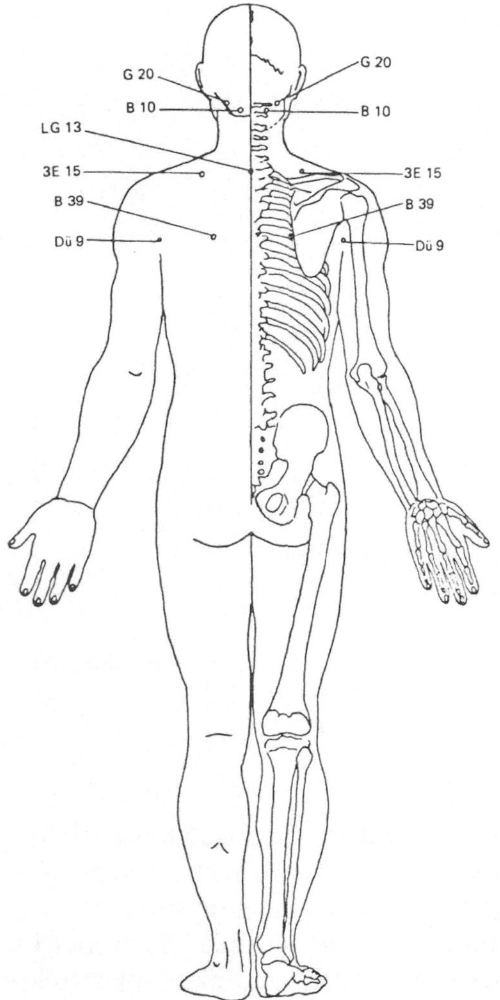

Abb. 2. Körperakupunktur bei Zervikalsyndrom (Meng Chao-Lai 1978).
Zervikalsyndrom: LG 13, B 10, G 20,
3E 15, Di 15, Dü 9, B 39

---

1 Siehe den Beitrag Gross in ,,HNO-Praxis Heute 1''

jeder Akupunkturbehandlung kann es anfangs zu einer vorübergehenden Verschlechterung der Beschwerden kommen, auf die wir die Patienten aufmerksam machen sollten. Bei Therapieresistenz trotz Nadelung wird nach 5–6 Sitzungen die Punktekombination geändert.

Zusätzlich zur Körperakupunktur kann zur Schmerzbekämpfung auch die *Ohrakupunktur* eingesetzt werden, und zwar *vor* der Körperakupunktur und meist ipsilateral. Hier wird bei lang anhaltenden Schmerzzuständen immer auch der *Thalamuspunkt,* bei psycholabilen Patienten der *Aggressionspunkt* gestochen (Abb. 3, 4). Ebenso kann die von Zeitler (1978) modifizierte *Schädelakupunktur,* und zwar die Nadelung der Sensibilitätszone, entsprechend dem Kopf-Halsbereich kontralateral, bei derartigen Fällen angewandt werden (Abb. 5).

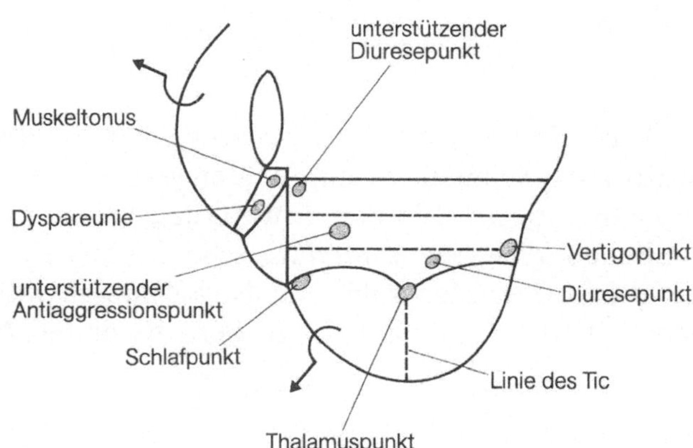

Abb. 3. Spezielle Zonen in der Projektion des Di- und Mesencephalon auf die Ohrmuschel (Tragus nach vorne, Antitragus nach hinten geklappt). (Kropej 1977)

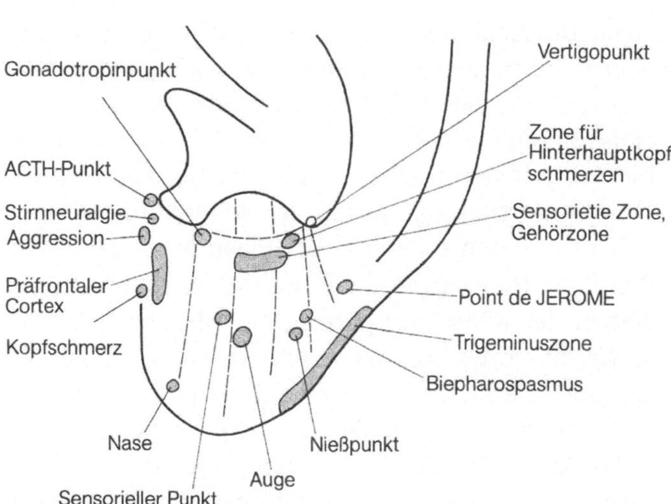

Abb. 4. Akupunkturpunkte an der Ohrmuschel, Projektion des Telencephalon (Kropej 1977)

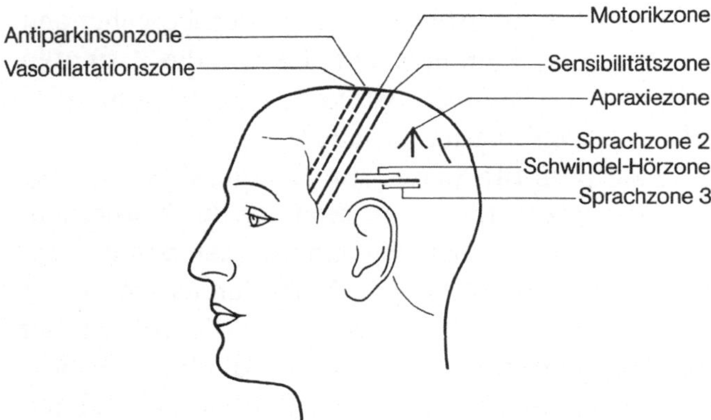

Abb. 5. Schädelakupunktur. Die Zonen in Seitenansicht (Zeitler 1978). Sämtliche Abbildungen mit freundlicher Genehmigung des Haug-Verlages, Heidelberg

Seit 5 Jahren werden auch verschiedene *Laserapparaturen* in unserem Institut zur Schmerzbekämpfung eingesetzt, vor allem bei sehr sensiblen Patienten, speziell Kindern. Einwirkungsdauer je Punkt ca. 1—15 s.

Bei der *Pharma-Akupunktur* schließlich (Zeitler 1978) werden an den Akupunkturpunkten subkutan Novocainpräparate (Impletol, Xylokain) oder Vitamin B_{12}-Präparate injiziert, besonders bei zervikaler Zephalea.

3. Zusammenfassung

Nach Besprechung der physiologischen Grundlagen der Akupunktur wird über Erfahrungen am Wiener Ludwig-Boltzmann-Institut bei den verschiedensten Formen von Kopfschmerzen und bei Neuralgien im Kopf- und Halsbereich berichtet. Bei den mittels Akupunktur behandelten Patienten handelte es sich vielfach um bisher therapieresistente Fälle. Nach genauer Durchuntersuchung wurde die Behandlung in der Regel einmal wöchentlich in insgesamt 10—12 Sitzungen durchgeführt. Bei fehlender Reaktion der Patienten wurde die Kombination der Akupunkturpunkte geändert. Neben der Körperakupunktur wurde auch die Ohrakupunktur, der Laser sowie die Injektion von Lokalanästhetika und Vitaminpräparaten angewendet. Vielfach erwies sich eine Kombinationsbehandlung als vorteilhaft.

Aufgrund der langjährigen Erfahrungen des Ludwig-Boltzmann-Institutes kann die Schmerzbehandlung im Kopf-Halsbereich mittels Akupunktur mit Recht als zusätzliche, risikolose, nicht aufwendige und vielfach erfolgreiche Methode empfohlen werden.

Literatur

Birkmayer W, Danielczyk W, Riederer P (1976) Biogene Transmitter und Akupunktur. In: Bischko J (Hrsg) Handbuch der Akupunktur und Auriculotherapie. Haug, Heidelberg

Bischko J (1979) Akupunkturtherapie des Gesichtsschmerzes. In: Pauser G, Gerstenbrand F, Gross D (Hrsg) Schmerzstudien, Bd II, Gesichtsschmerz. Fischer, Stuttgart New York

Bischko J (1981) Einführung in die Akupunktur, 12. Aufl. Haug, Heidelberg

Bischko J, Bauer E (1977) Über den Einsatz der Akupunktur bei Kopfschmerz und Schwindel. Der Prakt Arzt 31:1235

Bischko J, Majer EH (1974) Möglichkeiten der Akupunkturanwendung als Therapie und Analgesie im Bereiche von Ohr, Nase und Hals. Ars Medici 64:227

Kellner G (1966) Bau und Funktion der Haut. Dtsch Z Akup 15:1

Kropej H (1977) Systematik der Ohrakupunktur, 3. Aufl. Haug, Heidelberg

Maresch O (1966) Das elektrische Verhalten der Haut. Dtsch Z Akup 15:33

Meng Chao-Lai A (1978) Akupunktur für mäßig Fortgeschrittene, Bd II (Bildband). Haug, Heidelberg

Pauser G, Gilly H, Steinbereithner K (1977) Neurophysiologische Untersuchungen zur Objektivierung der Akupunktur-Analgesie. Dtsch Z Akup 20:123

Pomeranz B (1977) Akupunkturwirkung durch Ausschüttung von Enkephalinen und Endorphinen im Gehirn. NY Scientist 73:12

Zeitler J (1978) Einführung in die Schädelakupunktur, 2. Aufl. Haug, Heidelberg

Die Behandlung der zentralen vestibulären Dysfunktion mittels Akupunktur (Reflextherapie)

R. und D. Pildner von Steinburg

1. Pathophysiologische Grundlagen

1.1 Allgemeines

1. Sensorielle Impulse des somatischen Nervensystems, auch der Oberflächen- und Tiefensensibilität, daneben Reizungen sympathischer Sensoren der Haut, bewirken immer Noradrenalinausschüttungen, wie bei Nadelstichen oder anderen Schreckmethoden.

2. Bei der Akupunktur reizt man Sensoren, die starke sympathische Impulse ingangbringen. Im Protoplasma der Nervenzelle setzen sie funktionelle Energie frei und verstärken die Information. Vegetativ unterstützen diese Impulse das genetische Gesetz: Leben muß erhalten werden, und Krankheiten müssen heilen. Parasympathische Impulse fördern das Wachstum und die Energiebevorratung. Sie führen zu einer gesteigerten Reinvestierung der initial dissimilatorisch freiwerdenden Energie und bewirken assimilatorisch den energieinvestiven Aufbau von Körperbau- und Brennelementen.

3. In den netzartigen Verzweigungen des vegetativen Systems, in den Körperteilen, in deren Geweben und in ihren Organen, gibt es wissenschaftlich noch wenig erfaßte Schaltwege, die einmal eine sympathische Dominanz, ein andermal eine parasympathische Dominanz entstehen lassen. Parasympathisch dominierte Gewebe kann man über Nah- und Fernpunkte — es sind Wege, die man als Meridiane zu beschreiben versucht — in sympathisch dominierte Bereiche umschalten. Die im Protoplasma existierende Balance der den Stoffwechsel steuernden Transmitter und nachgeschaltete Enzyme machen dieses möglich.

4. Über solche Schaltwege breiten sich in pathologischen Fällen parasympathische Dominanzen — entweder sympathikolytisch oder parasympathikomimetisch — aus, die Krankheiten ermöglichen. Bekannteste Beispiele hierfür sind die Erscheinungsformen fokalbedingter, akuter wie chronischer, auch degenerativer Formen des rheumatischen Formenkreises. Es sind sehr häufige Erkrankungen. Es gehören viel zu wenig beachtete und sehr häufig auftretende Dysfunktionen zentraler vestibulärer Regelkreise dazu.

5. Es wird therapeutisch zu wenig beachtet, daß bei Infekten des Pharynx, bei Sinusitiden verschiedenster Erkrankungsgrade, bei Erkrankungen des Waldeyerschen Rachenringes, Affektionen der *tiefen* und nicht nur der oberflächlichen zervikalen Lymphdrüsen entstehen, die für das weitere Krankheitsgeschehen sehr bestimmend sind. Diese Lymphdrüsen sind teils an der Rachenhinterwand, teils seitlich des Rachens situiert. Sie befinden sich topographisch auf engstem Raum vor und hinter der Carotis interna, nahe zu ihrem Nervengeflecht, wie zu dem der Arteria vertebralis, nahe zum zervikalen Grenzstrang und seinen Ganglien, zum Vagus und zu den Radices des Plexus cervicalis und des Plexus brachialis. Die erkrankten Lymphwege sind gestaut, stimulieren ihre Umgebung parasympathisch und bedingen wechselnde und vielgestaltige Krankheitsbilder, wie intrakranielle Durchblutungsstörungen, Migräne und andere Neuralgien, Brachialgien und alle Formen des Zervikalsyndromes, sie bedingen bei chronischem Verlauf distrophische Veränderungen der Halswirbelsäule oder des Humero-Scapulargelenkes etc.

Bei Behandlung dieser Krankheitsbilder, der Migräne, des Zervikalsyndroms, der vestibulären Dysfunktion, der Brachialgien und Erkrankungen des Humero-Scapulargelenkes, wird die initiale Erkrankung der tiefen zervikalen Lymphstrukturen zu wenig beachtet. Man beschränkt sich auf chirurgische Sanierung der Tonsillen, der Nebenhöhlen und des Septums etc. und kümmert sich wenig um die Ausheilung von Lymphdrüsen.

6. Durch therapeutische Beeinflussung dieser Lymphstauungen mit Methoden der Akupunktur — oder nach Gleditsch mit Infiltration gewisser oraler oder äußerlicher zervikaler Nahpunkte — kann man reflexartig auftretende Besserungen erreichen.

1.2 Vestibuläre Fehlregulationen und deren Beeinflußbarkeit

1. Der vierlappige rhombenzephale Vestibulariskern entsendet den Tractus vestibulo-spinalis lateralis und den Tractus vestibulo-spinalis anterior hinab in motorische Regionen des Rückenmarks. Andere Fasern dieses Kernes ziehen in der Rautengrube medialwärts, diesseits und jenseits der Mittellinie entlang, zum Oculomotoriuskern. Ein Teil zieht abwärts ins

Zervikal- und Thorakalmark. Beide Anteile bilden mit allen Hirnnerven-kernen und mit sensiblen und motorischen Regionen des Rückenmarkes Regelkreise. Es sind Fasern des Fasciculus longitudinalis medialis. Sie ver-laufen in der Rautengrube nahe zum dorsalen Zweig der vegetativen Formatio reticularis, mit welchem sie sich berühren oder sogar verflechten. Die funktionelle Integrität aller in den Regelkreisen eingeschlossen Neurone ist die Voraussetzung einer normal reagierenden Reflexautomatik.

2. Der Stoffwechsel der Nervenzelle unterliegt dem Einfluß des Antagonismus der vegetativen Steuerung. Im Protoplasma der Nervenzelle ist der Sympathikus der Schöpfer funktioneller Energie, die an die Zellmembran transportiert wird, um die Aktionspotentiale entstehen zu lassen. Noradrenalin regt Richtungsenzyme an, welche die Kettenreaktionen der Dissimilation einleiten und Energie freisetzen. Der Parasympathikus ist sein funktioneller Antagonist. Molekular resorptiv, strukturell konstruktiv, auch rezyklisch, steuert er allenfalls den Stoffwechsel in die energie-investive Assimilation durch seinen Transmitter Acetylcholin. Er zweigt im Protoplasma naszierende Energie für seine Aktivitäten ab und implizit reduziert er die funktionelle Energie, je mehr er im Stoffwechsel dominiert.

Auf der Suche im Protoplasma nach Transmittern haben Mikrobiologen zwischen dem in den Zellen vorkommenden Acetylcholin und dem Noradrenalin oder seiner Vorstufe, dem Dopamin, eine Balance entdeckt. Bei jeder chronischen Entzündung setzen im Gewebe reparatorische Vorgänge mit assimilatorischer, molekular konstruktiver Aktivität ein. Es ist evident, daß diese Gewebe sich unter parasympathischer Dominanz befinden. Wir betrachten sie als Störfelder. Wir beobachten, daß sich, von ihnen ausgehend, über vegetative Strukturen reflexartig parasympathische Dominanzen in entfernten Körperbereichen etablieren können, die die lokale Funktionalität beeinträchtigen.

3. In der Haut suchen wir nach der Lokalisation zugängiger Sensoren höchster Bitleistung, die auf die vegetative Balance vestibulärer Neurone noradrenergisch Einfluß nehmen. Ihre Impulse erreichen die vestibulären Strukturen im Hirnstamm über die Formatio reticularis. Durch Reizung bauen sie im selben Zuge die parasympathische Dominanz ab, wie sie die noradrenergisch dominierte Situation aufbauen, mit allen funktionellen Konsequenzen. Die Optimierung überträgt sich zugleich auch auf die zuführenden wie abführenden Blut- und Lymphwege.

4. Intrakranielle mechano-destruktive, vaskulär oppressive und zytotoxische Vorgänge im Hirnstamm bilden den Rahmen der zentralen vestibulären Dysfunktion schlechter Prognose. Sie erfordern einen hohen technischen Untersuchungsaufwand und sind meist irreversible – daher unheilbare – Prozesse. Für eine Reflextherapie stellen sie keine Thematik dar. Für eine erfolgreiche Reflextherapie eignen sich nur reversible Vorgänge.

5. Heute können vestibuläre Störungen apparativ einwandfrei registriert und quantifiziert werden. Simulationen sind leicht zu erfassen. Besser als Schmerzzustände eignen sich diese Störungen, um die Glaubwürdigkeit der Akupunktur — der Reflextherapie — zu beweisen. Sie wirkt im Vestibularisbereich sofort und zuverlässig.

2. Eigene Erfahrungen und Therapieergebnisse

Im folgenden wird über die Behandlung von 100 Patienten mit vestibulärer Dysfunktion mittels der **Ohrakupunktur** berichtet.

Am Ohr haben wir eine vertikale Punktelinie gefunden, die mit einem Punktoskop ermittelt werden kann. Durch Reizung dieser Punkte kann man einen horizontalen Nystagmus mit Drehschwindel zum Erlöschen bringen (Abb. 1).

Eine zweite Linie, mit horizontalem Verlauf, findet man auf dem Kamm des Antitragus. Es sind Punkte, die nach Reizung einen vertikalen Nystagmus mit Fallneigung nach vorn oder hinten zum Erlöschen bringen und auch ein Liftgefühl beheben. Ein rotatorischer Nystagmus kommt durch ein Zusammenwirken einer horizontalen und einer vertikalen Komponente zustande. Beide Komponenten müssen bei der Therapie beachtet werden. Bei dissoziiertem Nystagmus liegt eine bilaterale, meist unterschiedliche Störung vor. Sie muß adäquat, über Punkte beider Ohren, behandelt werden. Bei dieser Behandlungsmethode haben alle Ohrakupunkturpunkte eine streng homolaterale Wirkung.

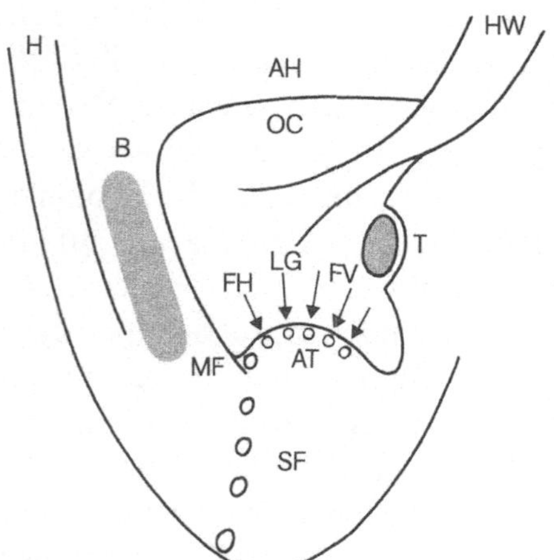

Abb. 1. *H* Helix, *AH* Anthelix, *HW* aufsteigende Helixwurzel, *OC* obere Concha, *T* Tragus, *AT* Antitragus, *MF* mesenzephaler Punkt des Fasciculus longitudinalis medialis, *SF* spinaler Anteil des Fasciculus longitudinalis medialis, *LG* Punkt bei Liftgefühl, *FH* Punkt bei Fallneigung nach hinten, *FV* Punkt bei Fallneigung nach vorn, *MF–SF* wirken auf horizontalen Nystagmus, *FH–FV* wirken auf vertikalen Nystagmus, *B* Zone zervikaler Störfelder

Die gefundenen Punkte stechen wir mit 3–5 Goldnadeln und lösen reflexmäßig eine sofort eintretende noradrenergische Wirkung aus, die wir als tonisierenden Effekt verstehen. Wenn die Punkte richtig lokalisiert und die Nadeln komplett gestochen werden, klingt in Sekunden die vestibuläre Dysfunktion ab und läßt sich nachher mit keinem Provokationstest nachweisen. Sobald therapeutisch eine ausgeglichene bisymmetrische Vestibularisfunktion wieder erreicht wird, betrachten wir die Behandlung als beendet.

Therapeutischen Schwierigkeiten und Rezidiven kann man begegnen, indem man die primären Störfelder der Schleimhaut nach Indikation chirurgisch (Tonsillektomie, Radikaloperation der Nebenhöhlen) oder konservativ behandelt. Die sekundären und tertiären Störfelder müssen bestmöglich abgebaut werden. Man kann sie medikamentös und/oder mit Akupunktur behandeln.

Um über die Effizienz dieser Therapie einen Überblick zu erhalten, haben wir 100 behandelte Fälle zentraler vestibulärer Dysfunktion statistisch erfaßt, die sich nacheinander in unserer Sprechstunde eingefunden haben (Tabellen 1 und 2).

Tabelle 1. Alter unserer Patienten

Zahl der Patienten	5	14	19	23	19	14	5
Alter (Jahre)	21–30	31–40	41–50	51–60	61–70	71–80	81–90

19% waren über 70 Jahre alt

Tabelle 2. Resultate unserer Reflextherapie

Völlig beschwerdefrei	Geringe Restsymptome	Rezidive nach längerer Zeit	Ohne Erfolg
74%	15%	9%	2%

51% der Fälle erschienen anfangs therapeutisch schwierig zu sein. Sie hatten stark ausgebildete zervikale sekundäre und tertiäre Störfelder. Wir befürchteten, keine bleibenden Erfolge zu erreichen. Die Resultate fielen besser aus als erwartet.

Es hatten:
— ein HWS-Syndrom   41%
— einen Zustand nach Schädeltrauma   6%
— einen Zustand nach akutem Hörsturz   3%
— einen Zustand nach Saccotomie   1%

Eine Reduzierung physiopathologischer Reflexwirkung zervikaler Störfelder betrachten wir als eine wichtige Voraussetzung für eine bessere Wirkung der Ohrpunkte.

Die zervikalen Störfelder haben wir nach den Regeln der Körperakupunktur über Fernpunkte an den Beinen (Galle 41 und 42, Leber 2 und 3, Blase 10, Niere 5, Magen 36 und Milz/Pankreas 6) behandelt. Diese Punkte wirken auf die tiefen Halslymphdrüsen drainierend, entspannen die Muskulatur des Nackens, des Schulter- und Beckengürtels und wirken im Kopf befreiend.

Ein andermal haben wir Nahpunkte im Nacken gestochen (Blase 10, Dreifacher Erwärmer 15 und 16) und haben sechs Nadeln in die Zwischenräume der Halswirbelfortsätze gesetzt. Der Stichreiz dieser Punkte wurde mit elektrischen Stromstößen eines Gerätes verstärkt. Wir erhielten eine schnellere Rehabilitation, wenn vestibuläre Strukturen ausgefallen waren und wenn bei der Heilung das Equilibrium durch Kompensation wieder erreicht werden sollte.

Über 90% der Patienten benötigten nicht mehr als drei Behandlungen mit zugleich verschiedenen Anwendungen. Die Behandlungen erfolgten 1–2mal wöchentlich, unter Ausschluß jeder medikamentösen Therapie. Verschlechterungen oder andere Zwischenfälle treten nicht auf, wenn man die von uns angegebenen Punkte sticht.

3. Zusammenfassung

Die von kranio-zervikalen infektiös-toxischen Störfeldern ausgehenden parasympathischen Impulse erreichen über vegetative Reflexbahnen zentrale vestibuläre Neurone und bedingen ihre Dysfunktion.

Am äußeren Ohr haben wir systemisch angeordnete Reflexpunkte gefunden, die noradrenergisch metabolisch stimulierend auf Neurone des vestibulären Leitsystems wirken und reflexartig ihre Dysfunktion normalisieren. Sie liegen auf einer horizontal, am Antitragus entlang verlaufenden Linie und auf einer zweiten Linie, welche diese auf der Vorderseite des Ohrläppchens, mehr hinten, kreuzt.

Statistische Erfassung ihrer Wirkung bei 100 Fällen: Heilung bei 74%, weitgehende Besserung bei 15%, Rezidive bei 9%, ohne Erfolg bei 2%.

Literatur

Bahr FR (1977) Wissenschaftliche Ohrakupunktur in der Praxis. Fischer, Heidelberg
Bergsmann O (1975) Zur Biophysik des Akupunkturpunktes. In: Bischko J (Hrsg) Kongreßbericht der zweiten französisch-italienisch-österreichischen Tagung in Wien 1975 über Akupunktur und Auriculotherapie. Egermann, Wien, S 97–104
Bischko J (1973) Einführung in die Akupunktur. Haug, Heidelberg
Bischko J (1973) Die Akupunktur für Fortgeschrittene. Haug, Heidelberg
Claussen CF (1976) Das Elektronystagmogramm und die neuro-otologische Kennliniendiagnostik. Werner Rudet, Hamburg Neu-Isenburg
König C, Wancura I (1973) Einführung in die chinesische Ohrakupunktur. Haug, Heidelberg
König C, Wancura I (1975) Neue chinesische Akupunktur, Lehrbuch und Atlas mit naturwissenschaftlichen Erklärungen. Maudrich, Wien München Bern
Nogier PM (1973) Lehrbuch der Aurikulotherapie. Maison Noeuv

Therapie entzündlicher Hals-, Nasen-, Ohren-, Mund- und Kieferkrankheiten durch punktuelle Lymphtherapie

J. M. Gleditsch

1. Grundlagen

Es wird eine Behandlungsmethode vorgestellt, die sich als Alternativtherapie bei entzündlichen HNO- und Kieferkrankheiten bewährt hat. Diese Methode ist wegen der Benutzung spezifischer Haut- und Schleimhautpunkte mit der Akupunktur verwandt, wurde aber nach Kriterien der westlichen Medizin modifiziert. Die Alternativtherapie wurde zunächst bei vorwiegend funktionell geprägten Krankheitsbildern erprobt sowie bei grippalen bzw. viralen Infekten, bei denen die antibiotische und chemotherapeutische Medikation versagte. Auch bei Patienten, bei denen infolge von Allergie oder Graviditas die übliche medikamentöse Therapie nicht in Frage kam, wurde die Alternativtherapie angewandt, und zwar für alle Formen entzündlicher — akuter wie chronischer und allergischer — Erkrankungen des Fachgebiets. Die Methode ergab so überzeugende Behandlungserfolge, daß eine routinemäßige Anwendung in der täglichen HNO-Kassenpraxis unter weitgesteckter Indikation berechtigt erschien. Von den in einer 12jährigen Erfahrungszeit behandelten Tausenden von Patienten wurden *520 dokumentiert,* die ohne zusätzliche medikamentöse oder physikalische Therapie konsequent mit der Alternativtherapie behandelt wurden. Die Methode erwies sich bei den üblichen entzündlichen Erkrankungen des Fachgebiets als zumindest gleichwertig gegenüber einer antibiotisch-chemotherapeutischen Behandlung; bei chronisch-rezidivierenden und funktionellen Beschwerdebildern sowie bei allen Erkrankungen viraler Genese war die Alternativtherapie in ihrer Wirksamkeit eindeutig überlegen. Die Erfolgsquote bei alleiniger Anwendung der Alternativmethode lag bei 79%.

Die Alternativtherapie beruht auf der Beobachtung, daß im Gefolge funktioneller Störungen und entzündlicher Erkrankungen des HNO-Gebiets spezifische Haut- und Schleimhautpunkte drucksensibel reagieren. Diese Punkte lassen sich vor allem an Nacken und oberem Thorax sowie in der Mundschleimhaut finden, also fernab des eigentlichen Entzündungsterrains.

Für die heute auffällig zunehmenden *funktionellen Beschwerdebilder* mit ihrer meist atypischen Symptomatik sind die fernab liegenden druckempfindlichen Haut- und Schleimhautpunkte ein bedeutsamer Schlüssel. Die Fernpunkte treten gleichzeitig mit den lokalen Symptomen auf oder gehen ihnen sogar voraus. Mit abklingender Entzündung und Nachlassen von dolor und functio laesa im eigentlichen Entzündungsgebiet läßt meist auch die Druckempfindlichkeit der Fernpunkte nach. *Persistiert eine stärkere Druckempfindlichkeit* der Fernpunkte, so liegt — wie eine jahrelange Beobachtung bestätigte — eine *erhöhte Rezidivgefahr* vor. Somit muß eine Korrelation zwischen dem lokalen Beschwerdebild und der Irritation der Fernpunkte angenommen werden. Solche Korrelationen sind aus der klassischen Akupunktur bekannt und werden dort sowohl diagnostisch als auch therapeutisch genutzt.

Bei der Alternativtherapie löst eine gezielt am Punkt ansetzende Therapie (Nadelung, Injektion) eine trigger-artige [1], unmittelbare Wirkung aus. Diese Sofortwirkung ist in signifikanter Häufigkeit an typischen Orten druckschmerzhafter Lymphschwellung, insbesondere an den Kieferwinkeln, ablesbar: dann bestätigt eine Kontrollpalpation den unmittelbaren Rückgang zuvor druckschmerzhafter Lymphstauungen. Ebenso ist in signifikanter Häufigkeit eine vorherige Bewegungseinschränkung der Halswirbelsäule nach der Therapie an den Trigger-Punkten gebessert oder normalisiert.

Die Erklärung für solche Sofort-Reaktionen dürfte in der durch die Trigger-Punkt-Therapie ausgelösten *neuro-vegetativen Umstimmung* sowie in der *Anregung der Eigenregulation* des Organismus zu suchen sein. Die Reaktion des Lymphsystems ist am deutlichsten — wohl infolge der augenblicklichen Auflösung von Lymphangiospasmen. Mit einer solchen Sofort-Reaktion am Lymphsystem vollzieht sich zugleich eine günstige Beeinflussung des aktuellen Entzündungsprozesses wie überhaupt eine Verbesserung der Immunlage. Dieser Schluß folgt aus den leichteren und schnelleren Krankheitsverläufen ebenso wie aus den vor und nach der Behandlung im Labor erstellten Immunprofilen. Die günstige Wirksamkeit auch der klassischen Akupunktur auf die Immunlage ist durch neuere Publikationen über chinesische Forschungsergebnisse belegt.

---

1 To trigger (engl.) = auslösen

2. Lage der Trigger-Punkte

Die benutzten Hautpunkte entsprechen zum Teil den von alters her bekannten Akupunktur-Punkten. Doch ließen sich darüber hinaus an Hals und Thorax weitere Trigger-Punkte nachweisen, die — im Gegensatz zu den vertikalen Punktketten (sog. Meridianen) der klassischen Akupunktur — zirkulär, d.h. wie in horizontalen Ketten oder Gürteln ("Belts") angeordnet sind. Ein System weiterer, neu gefundener Punkte befindet sich in der enoralen Wangenschleimhaut.

Die Trigger-Punkte sind — wie auch für die Akupunktur-Punkte bekannt — durch ihre erhöhte elektrische Leitfähigkeit, durch ihre thermische Differenz zur Umgebung sowie meist durch eine gesteigerte Druckempfindlichkeit definierbar. Mittels Widerstandsmeßgeräten (Detektoren) können die Trigger-Punkte geortet und verifiziert werden.

Von spezieller therapeutischer Wirksamkeit ist eine Linie *kettenartig um den Hals angeordneter Trigger-Punkte,* die offensichtlich einen segmentalen Bezug ausdrückt. Diese von Mandel und Gleditsch unabhängig voneinander als lymphwirksam beschriebene Punktkette verläuft dorsal etwa in Höhe des 7. Halswirbels (C 7), weiter entlang den feinen zirkulären Hautlinien nach ventral und schließt sich im Bereich der Sternoklavikulargelenke am Jugulum. Ventral wie dorsal sind die Punkte in der Medianen und beidseits etwa eine Fingerbreite davon die für die Lymphtherapie geeignetsten. Aber auch im Umkreis der Sternoklavikulargelenke, infra- und supraklavikulär, sowie in der Mamillarlinie (besonders im 2./ 3. ICR) finden sich wichtige Trigger-Punkte (Abb. 1a,b).

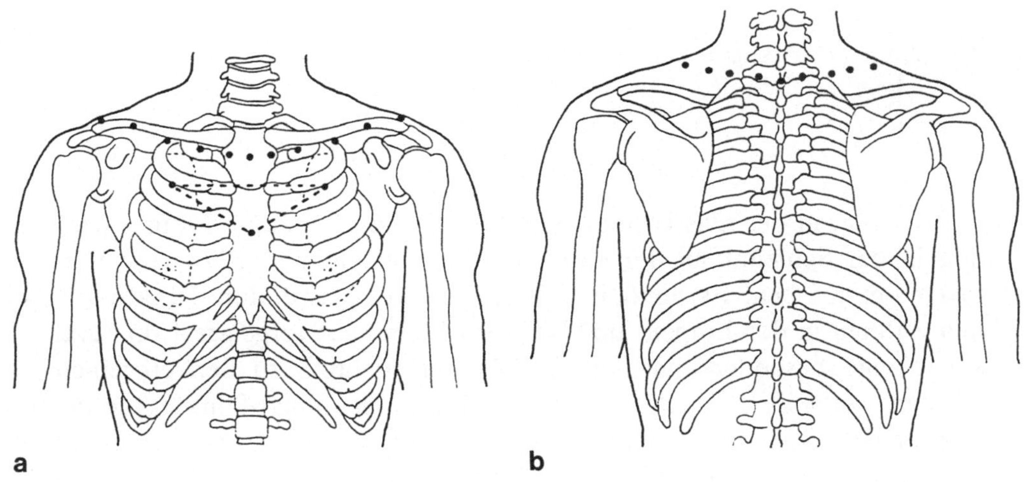

a   b

Abb. 1 a,b. Lymphwirksame Punkte, sogenannter „Lymph-Belt". **a** Ventralansicht, **b** Dorsalansicht

Weitere lymphwirksame Punkte finden sich an den Querfortsätzen der Halswirbelsäule; sie stimmen mit den von Adler (Barcelona) und Langer (DDR) beschriebenen HWS-Druckpunkten überein. Adler erkannte als erster die Etagenbezogenheit der Druckdolenz dieser Punkte auf Irritationszustände im Zahn-Kiefer-Nebenhöhlen-Tonsillen-Bereich und wertete sie diagnostisch aus. *Die Adler-Langerschen Druckpunkte* lassen sich — aufgrund der beschriebenen Wechselwirkung — auch therapeutisch als Trigger-Punkte für die Alternativtherapie nutzen (Abb. 2).

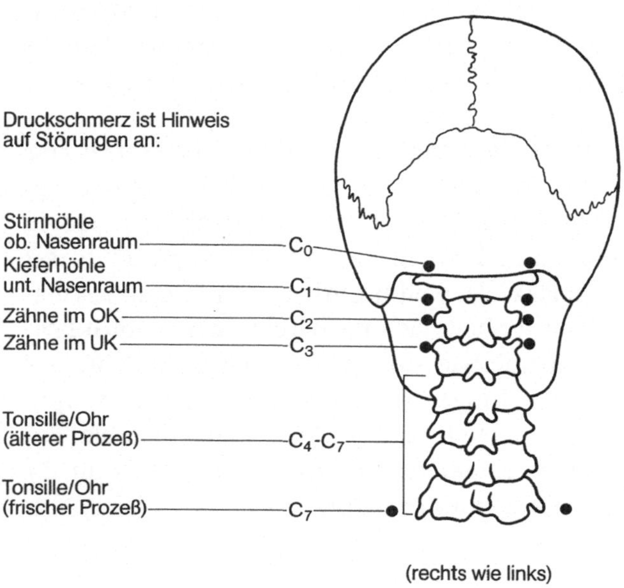

Abb. 2. Die Adler-Langerschen Druckpunkte

Weitere, in der klassischen Akupunktur nicht bekannte Punkte wurden in der Schleimhaut der Mundhöhle festgestellt und 1978 vom Verfasser beschrieben. Es handelt sich um die sog. Vestibulum-Punkte, die den Zähnen in der Lippen- und Wangenschleimhaut vorgelagert sind und somit eine besondere nachbarschaftliche Beziehung zu den einzelnen Zähnen aufweisen. Noch wichtigere Mundschleimhaut-Punkte für die Trigger-Therapie finden sich im *Bereich der Weisheitszähne und des anschließenden Retromolargebiets.* Nach der Beobachtung des Verfassers kann die Drucksensibilität bukkal und distal des Tuber maxillae als Hinweissymptom für eine Schleimhaut-Irritation angesehen werden, die sich reaktiv mit mehr oder weniger ausgeprägten Entzündungszeichen in den Nebenhöhlen abspielt. Für die rezidivfreie Ausheilung der Sinusitis und Sinubronchitis ist daher die Einbeziehung von Mundschleimhaut-Punkten, insbesondere am Tuber maxillae des Oberkiefers, von besonderem Vorteil (Abb. 3).

Bei viralen Erkrankungen, insbesondere bei grippalen Infekten, lassen sich oft von den Mundpunkten aus schlagartig Symptome beseitigen wie Cephalgie oder Bewegungseinschränkungen der Halswirbelsäule.

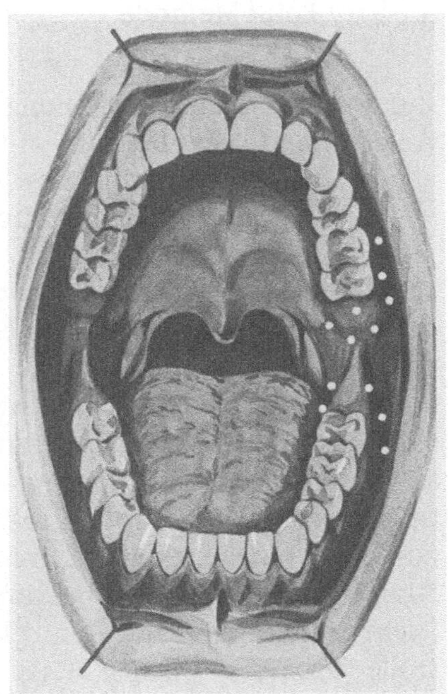

Abb. 3. Enorale Retromolarpunkte im Ober- und Unterkiefer

3. Palpation

Die Palpation der Lymphgebiete an den Kieferwinkeln, der Submandibularloge und im enoralen Lippen-Wangen-Bereich gibt oft schon Aufschluß über das Ausmaß der lymphatischen Beteiligung am Entzündungsprozeß. Zusätzlich wird die Palpation solcher Areale empfohlen, in denen erfahrungsgemäß mit dem aktuellen Entzündungsgeschehen korrelierende Punkte zu vermuten sind. Die Lokalisation der palpatorisch druckempfindlich befundenen Punkte liefert sowohl den diagnostischen Hinweis als auch die Therapieindikation. *Bei einer über längere Zeit und in höherer*

Dosis durchgeführten Kortikoid-, Analgetika- oder Tranquilizer-Medikation und nach radiologischer Therapie ist die Indikatorfunktion der Punkte allerdings aufgehoben; dies ist wohl Ausdruck der temporär verminderten Eigenregulation.

Für die Wirksamkeit der Trigger-Punkt-Therapie ist das exakte Treffen der Punkte wesentlich. Es gilt daher, innerhalb des palpatorisch vorlokalisierten Umgebungsareals den eigentlichen Trigger-Punkt, den "Very Point", zu orten.

4. Very Point-Methode

Zur genauen Punktbestimmung wird das als druckempfindlich ertastete Areal durch feines „Spielen" mit der tangential geführten Injektionsnadel abgeklopft. Bei Berührung des Very Point gibt der Patient eine spontane verbale bzw. mimische Reaktion. Der Therapeut hat bei Treffen des Very Point den Eindruck, daß die Haut der Nadel kaum einen Widerstand entgegensetzt. Der Patient beschreibt häufig, daß der Einstich mit einer Empfindung, ähnlich einem leichten elektrischen Schlag, verbunden sei.

In den Very Point werden wenige Tropfen (0,2—0,5 ml) einer physiologischen Injektionslösung oberflächlich infiltriert. Es eignen sich physiologische Kochsalzlösung, schwachprozentige Lokalanästhetika (z.B. 0,5%iges bis 1%iges Procain; ohne Vasokonstriktorzusatz!) oder speziell auf das Krankheitsbild bezogene Medikamente im Sinne der Pharma-Akupunktur. Durch die Injektion sollte eine feine Quaddel entstehen, die leicht einmassiert wird. Damit läßt sich zugleich die palpatorische Kontrolle verbinden, ob der Punkt genau getroffen wurde; denn selbst bei Verwendung eines Lokalanästhetikums persistiert die Druckdolenz, falls der Very Point verfehlt wurde.

Es empfiehlt sich, pro Behandlungssitzung nicht mehr als 6—8 Trigger-Punkte zu therapieren. Zur Erzielung eines objektiv beurteilbaren Behandlungserfolges sind im Durchschnitt 2–3 Sitzungen notwendig; zur Erlangung einer permanenten, rezidivfreien Ausheilung — z.B. bei chronischer Sinusitis — durchschnittlich 7–8 Sitzungen.

Nebenwirkungen der Trigger-Punkt-Methode sind in 12jähriger Erfahrungszeit nicht bekannt geworden, sofern eine etwaige Procain-Allergie ausgeschlossen wurde. Die gelegentliche Aktivierung dentogener, tonsillogener oder sinugener Herde (Störfelder) dürfte eher erwünscht sein als Ausdruck einer durch die Therapie bewirkten Abwehrstärkung.

Tabelle 1

Behandelte Erkrankungen	Zahl der Patienten (13−78 J.)	Ausschließliche Punkttherapie	Mittlere Sitzungszahl pro Patient	Fälle mit zusätzlicher Therapie
Sinusitis	108	92	7	16
(Sinu-)Bronchitis	54	40	7	14
Grippe	72	60	5	12
Mundschleimhaut- und Zahnfleisch- erkrankungen	56	42	3	14
Tonsillitis	87	63	4	24
Pharyngitis	75	62	4	13
Laryngitis	68	52	5	16
	520 = 100%	411 = 79%		109

5. Schlußbemerkung

Der Vorteil der Trigger-Punkt-Therapie liegt in der Einschaltung sofort wirksamer, selbst in einer frequentierten HNO-Kassenpraxis durchführbarer Maßnahmen. Das Herausfinden typischer drucksensibler Punkte wird für Arzt und Patient zum Beweis für das Vorliegen einer „echten" Störung: denn bei den heutzutage immer mehr zunehmenden atypischen, oft psychosomatisch geprägten Symptomenbildern leidet der Patient unter der mangelnden Verifizierung seiner subjektiven Beschwerden. Die tastbaren Trigger-Punkte dienen daher nicht nur als diagnostischer und therapeutischer Schlüssel, sondern auch als Verständigungsbrücke zwischen Arzt und Patient.

Literatur

Adler E (1976) Erkrankungen durch Störfelder im Trigeminusbereich. Fischer, Heidelberg
Bergsmann O (1974) Objektivierung der Akupunktur als Problem der Regulations-Physiologie. Haug, Heidelberg
Gleditsch J (1979) Mundakupunktur. WBV, Schorndorf
Gleditsch J (1980) Punktsuche und Ermittlung von Reaktionsebenen mit Hilfe der Very-Point-Technik. In: Akupunktur − Theorie und Praxis 2/80. Medizinisch-Literarische Verlagsges, Uelzen
Gleditsch J (1981) Treatment of sinusitis by topic skin stimulation. Rhinology 1
König G, König K (1982) Ist Akupunktur Naturwissenschaft? Maudrich, Wien
Mandel P (1980) Über die horizontalen Meridiane. Energetik 4
Pischinger A (1975) Das System der Grundregulation. Haug, Heidelberg

Fragensammlung zur Selbstkontrolle

Zusammengestellt von H. Ganz

Zur Beachtung: Es können mehrere Lösungen – oder gar keine – richtig sein.

1. Unabdingbare Voraussetzung für eine Cochlea-Implantation ist
   a) Der Patient muß vor der Ertaubung schon Sprache erworben haben
   b) Es müssen noch Sinneszellen intakt sein
   d) Die präoperative Elektrostimulation muß ein positives Ergebnis gehabt haben.
2. Ein Cochlea-Implantat ist indiziert
   a) bei beidseitiger Taubheit
   b) bei einseitiger Ertaubung
   c) bei beidseitiger Ertaubung infolge Haarzellstörung
   d) bei beidseitiger Taubheit durch Nervenläsion
3. Von einem Cochlea-Implantat kann erwartet werden
   a) bestenfalls ein bescheidenes Sprachverständnis
   b) ein normales Tonaudiogramm
   c) Unterscheidungsfähigkeit von Frequenzen unter 1000 Hz
   d) kein erkennbarer Nutzen.
4. Welche nachstehenden Postulate sind falsch?
   a) Das Cochlea-Implantat wirkt ähnlich wie eine CROS-Hörbrille
   b) Die Elektrode wird in die Scala cochlea implantiert
   c) Das Cochlea-Implantat ist eine Alternative zum Super-power-Hörgerät
   d) Durch doppelseitige Implantation läßt sich ein Richtungsgehör herstellen.
5. Was versteht man unter Mediandrainage nach O. Mayer?
   a) Stirnhöhlenanbohrung nahe der Mittellinie
   b) Drainage bei Operation der medianen Halsfistel
   c) das Fenster bei der Caldwell-Lucschen Operation
   d) die Stirnhöhlenanastomosierung zur Nase durch Wegnehmen des oberen Septum nasi und des Septum interfrontale.
6. Doppelbilder nach Stirnhöhlenoperation entstehen durch
   a) die Tamponade
   b) immer infolge Auslösens der Trochlea
   c) durch Tiefenverlagerung der Trochlea
   d) durch Verletzung der Periorbita.

7. Was bedeutet Pseudohypertelorismus?
   a) vergrößerter Augenabstand
   b) er wird auch Epicanthus genannt
   c) Abstand der medialen Lidwinkel vergrößert, Pupillenabstand normal.
8. Was ist eine Nebenhöhlenmukozele?
   a) eine schleimgefüllte Nasennebenhöhle
   b) eine luftgefüllte, dilatierte Nebenhöhle
   c) eine schleimgefüllte, dilatierte Nebenhöhle
   d) ein zystisch entarteter Nebenhöhlenpolyp.
9. Der Ramus alveolaris medius des zweiten Trigeminusastes versorgt
   a) den Eckzahn
   b) die Schneidezähne
   c) die Prämolaren
   d) die Schleimhaut des Vestibulum oris.
10. Sensibilitätsstörungen nach Caldwell-Lucscher Operation sind
    a) sehr selten
    b) häufig, aber immer passager
    c) häufig, gelegentlich über Jahre anhaltend
    d) die Regel.
11. Die mittlere Latenzzeit der Kieferhöhlenmukozele nach Radikaloperation beträgt
    a) etwa 17 Jahre
    b) 6 Monate
    c) mehr als 30 Jahre
    d) ist nicht bekannt.
12. Welche der nachstehenden Indikationen für endonasale Eingriffe an der Kieferhöhle sind heute allgemein anerkannt?
    a) Insuffizienz des Ostiums
    b) konservativ nicht ausheilbare Sinusitis beim Kinde
    c) alle Formen der chronischen Sinusitis.
13. Welche der nachstehenden Behauptungen über die Haarzunge (lingua villosa) sind falsch?
    a) die Farbe wird durch Mikroorganismen bestimmt
    b) häufig ging eine Antibiotikabehandlung voraus
    c) psychische Faktoren sind von Bedeutung
    d) die Therapie besteht in Bürsten, ggf. sogar Abschneiden der Hyperkeratosen.
14. Die Durchtrennung des Zungenbändchens ist indiziert
    a) nie
    b) bei Verkürzung
    c) bei Schwierigkeiten beim Essen und Sprechen, dann aber mit plastischer Versorgung.

15. Die Glossitis rhombica mediana ist
    a) eine Präkanzerose
    b) Ursache von Zungenbrennen
    c) Ausdruck einer Candidainfektion.
16. Zur Lokalbehandlung des Mundhöhlensoors eignen sich
    a) Nystatin
    b) Gentianaviolett 2%ig
    c) Dequonal
    d) antibiotikahaltige Lutschtabletten.
17. Der Lichen ruber planus der Mundhöhle ist
    a) symptomarm
    b) durch netzartige weiße Strukturen bestimmt
    c) immer eine Präkanzerose.
18. Die Schleimhautleukoplakie ist definiert als
    a) weißer Belag
    b) weißer, nicht abwischbarer Bezirk
    c) Präkanzerose.
19. Von den gutartigen Tumoren der Mundhöhle sind am häufigsten die
    a) pleomorphen Adenome
    b) Papillome
    c) Hämangiome
    d) Myome.
20. Maligne Tumoren der Mundhöhle entstehen am häufigsten in (Reihenfolge ordnen)
    a) Zunge
    b) Mundboden
    c) Tonsillen.
21. Rhinogene Ursachen von Tränenwegserkrankungen sind
    a) Periostitis des Nasengerüstes
    b) rheumatische Fazialislähmung
    c) Sinusitiskomplikationen
    d) Fremdkörper im Bindehautsack.
22. Die Häufigkeit der Dakryozystitis nimmt ab in der Reihenfolge
    a) Frauen – Kinder – Männer
    b) Männer – Kinder – Frauen
    c) Frauen – Männer – Kinder.
23. Die Tränenwegsstenosen werden unterteilt in die Hauptgruppen der
    a) präsaccalen
    b) saccalen
    c) postsaccalen
    d) Canaliculusstenosen.
24. Eine funktionelle Tränenwegsstenose ist erkennbar durch
    a) szintigraphische Untersuchung

   b) partiellen Durchfluß des Kontrastmittels zur Nase

   c) kein Tränenträufeln

   d) rezidivierende Saccusschwellung.

25. Der orofaziale Schmerz ist

   a) ein Frühsymptom

   b) eher ein Spätsymptom

   c) kein Symptom

einer funktionellen Störung im orofazialen System.

26. Was versteht man unter der Posseltschen Banane?

   a) Unterkieferform nach totalem Zahnverlust

   b) Bewegungsform der Kiefergelenke

   c) andere Bezeichnung für Masseterhyperplasie

   d) räumliche Bewegungsbahn des Unterkiefers beim Mundschließen.

27. Welche Form der Kiefergelenksarthropathie ist häufiger?

   a) die primäre

   b) die sekundäre

28. Ordne die nachstehenden Schädeldysplasieformen nach der Häufigkeit

   a) verlängerter Processus styloideus

   b) Lippenkiefergaumenspalten

   c) M. Crouzon

   d) seitliche kraniofaziale Anomalien mit Kiefergelenksbeteiligung.

29. Die Behandlung von Ankylosen des Kiefergelenks ist Aufgabe des

   a) HNO-Arztes

   b) Kieferchirurgen

   c) Zahnarztes.

30. Der Anteil der Capitulum- und Collumfrakturen an der Gesamtzahl der Unterkieferbrüche liegt bei

   a) 5%

   b) 20–30%

   c) unter 1%

   d) um 50%.

31. Welche Kiefergelenkstumoren kommen am häufigsten vor?

   a) Osteochondrome

   b) Synovialome

   c) Hämangiome.

32. In Europa beträgt die Häufigkeit des malignen Melanoms etwa

   a) 1:10 000

   b) 1:100 000

   c) 1:1 Million Einwohner.

33. Malignität besteht beim

   a) Lentigo maligna-Melanom

   b) superficial spreading melanoma

c) nodulären Melanom
d) amelanotischen Melanom.

34. Die Trefferquote der Schnellschnittuntersuchung beträgt beim malignen Melanom
   a) 50%
   b) 75%
   c) 90%
   d) fast 100%.

35. Welches der nachstehenden Statements ist falsch?
   a) Das noduläre Melanom neigt zu raschem Tiefenwachstum
   b) Melanome im höheren Lebensalter sind prognostisch günstiger
   c) Melanome mit einer Dicke unter 0,76 mm metastasieren praktisch nie
   d) Unvollständige Exzision eines malignen Melanoms ist wegen Streuungsgefahr zu vermeiden.

36. Mittel der Wahl für die Chemotherapie des Melanoms ist
   a) Dacarbacin
   b) Methotrexat
   c) Cisplatin
   d) Endoxan.

37. Ein behandelter Melanompatient darf aus der Nachkontrolle entlassen werden frühestens nach
   a) 3 Jahren
   b) 5 Jahren
   c) 10 Jahren
   d) überhaupt nicht.

38. Pseudomonas aeruginosa kommt häufig vor in
   a) unsauberen Kühlschränken
   b) Trinkwasser
   c) der Darmflora
   d) Intensivstationen.

39. Zur Pseudomonasbekämpfung eignen sich besonders
   a) Cephalotin
   b) Chloramphenicol
   c) Gentamycin
   d) Azlocillin
   e) Cefsulodin
   f) Apalcillin.

40. Antibiotische Prophylaxe bei Operationen ist sinnvoll
   a) überhaupt nicht
   b) nur perioperativ
   c) nicht unter 6 Tagen.

41. Die Otitis externa durch Pseudomonasinfektion ist
    a) immer eine maligne Externa
    b) häufig
    c) wegen endokranieller Komplikationen lebensbedrohlich
    d) bei älteren Diabetikern bedrohlich (maligne Form).

42. Bei chronischer Sinusitis sind folgende Erreger besonders häufig
    a) Pseudomonas aeruginosa
    b) Anaerobier
    c) Haemophilus influenzae
    d) Streptokokken.

43. An den krankenhauserworbenen Infektionen ist Pseudomonas aeruginosa beteiligt
    a) fast nie
    b) mit 3%
    c) mit 10%
    d) immer.

44. Beim langzeitbeatmeten Patienten ist fauliger Geruch des Bronchialsekretes ein Indiz für
    a) Pseudomonasinfektion
    b) infizierte Bronchiektasen
    c) einen Lungenabszeß durch Anaerobier.

45. Pseudomonas-Meningitiden können entstehen
    a) otogen (bei maligner Otitis externa u.a.)
    b) hämatogen (bei Sepsis)
    c) durch unsaubere Liquorpunktion.

46. Durch Akupunktur-Analgesie wird bewirkt
    a) vorübergehende Schmerzausschaltung z.B. zwecks eines operativen Eingriffs
    b) Ausheilung chronischer Schmerzzustände
    c) Unterbrechung einer vegetativen Fehlregulation.

47. Was ist ein Punktoskop?
    a) Stanze in der Dermatologie
    b) Endoskop mit geringer Öffnung
    c) Meßgerät für elektrische Hautwiderstände.

48. Bei sonst therapierefraktärer Trigeminusneuralgie ist die Akupunkturtherapie
    a) nicht indiziert
    b) kontraindiziert
    c) gut wirksam.

49. Was versteht man unter Ohrakupunktur?
    a) Behandlung von Ohrerkrankungen durch Akupunktur
    b) eine Sonderform der Schädelakupunktur
    c) das Stechen von Akupunkturpunkten an der Ohrmuschel.

50. Welche nachstehenden Postulate sind richtig?
    a) Durch Akupunktur lassen sich sympathisch dominierte Gewebe in parasympathisch gesteuerte umschalten
    b) Stauungen im zervikalen Lymphsystem sind durch Akupunktur beeinflußbar
    c) Parasympathisch dominierte Gewebe können Störfelder sein
    d) Bei der Behandlung der Vestibularis-Dysfunktion wirken die Ohrakupunkturpunkte kontralateral.
51. Persistenz der Druckempfindlichkeit von Fernpunkten nach Infektionen bedeutet
    a) nichts
    b) einen Fokus
    c) erhöhte Rezidivgefahr.
52. Wodurch sind Triggerpunkte gekennzeichnet?
    a) erhöhte elektrische Leitfähigkeit
    b) von der Umgebung abweichende Temperatur
    c) Druckempfindlichkeit
    d) Sie lassen sich mit Widerstandsmeßgeräten orten.
53. Was versteht man unter der „Very Point-Methode"?
    a) tangentiales Abtasten mit der Injektionsnadel, bis Elektrisierungsgefühl angegeben wird
    b) anderer Ausdruck für therapeutische Lokalanästhesie.

Antworten zur Fragensammlung

1. c	19. b	37. c
2. c	20. a, b, c	38. a, c, d
3. a, c	21. a, c	39. c, d, e, f
4. a, c, d	22. c	40. b
5. d	23. a, b, c	41. b, d
6. c	24. a, b	42. b
7. c	25. b	43. c
8. c	26. d	44. c
9. c	27. b	45. a, b, c
10. c	28. b, d, a, c	46. a
11. a	29. b	47. c
12. a, b	30. b	48. c
13. d	31. a	49. c
14. c	32. b	50. b, c
15. —	33. a, b, c, d	51. c
16. a, b, c	34. c	52. a, b, c, d
17. a, b	35. —	53. a
18. b	36. a	

Sachverzeichnis

HNO Praxis Heute

Band 1

Herausgeber: H. Ganz
Mit Beiträgen von zahlreichen Fachwissenschaftlern
1980. 45 Abbildungen, 7 Tabellen. X, 183 Seiten
Gebunden DM 58,–
Subskriptionspreis gültig bei Abnahme der Reihe Gebunden
DM 46,40. ISBN 3-540-09945-X

Inhaltsübersicht: Otologie: Topodiagnostische Audiometrie.
Hörgeräte und ihre Verordnung. Die Mikrochirurgie des
Ohres in der Hand des niedergelassenen HNO-Arztes. –
Rhinologie: Zur Diagnose und Therapie allergischer Ent-
zündungen der Nase und der Nasennebenhöhlen. Diagno-
stische und therapeutische Möglichkeiten des niedergelasse-
nen HNO-Arztes bei der Sinusitis. – Allgemeine Probleme
der HNO-Heilkunde: HNO-Heilkunde und Labor. Die
Chemotherapie bakterieller Infektionen in Hals, Nase und
Ohr. Therapeutische Lokalanaesthesie im Hals-Nasen-
Ohrenbereich. – Fragensammlung zur Selbstkontrolle des
Lesers. – Antworten zur Fragensammlung. – Sachverzeich-
nis.

HNO Praxis Heute

Band 2

Herausgeber: H. Ganz, W. Schätzle
Mit Beiträgen von zahlreichen Fachwissenschaftlern
1982. 45 Abbildungen, 10 Tabellen. XI, 175 Seiten
Gebunden DM 60,–
Subskriptionspreis gültig bei Abnahme der Reihe
Gebunden DM 48,–. ISBN 3-540-10966-8

Die Traumatologie kommt mit zwei Beträgen über traumatische Hörstörungen und Sportverletzungen zu Wort. Eng
an Band 1 schließen an Artikel über Impedanzaudiometrie
und Ototoxität von Antiobiotika.
Septumoperationen spielen in der Praxis eine immer größere Rolle. Die kritische Stellungnahme hierzu mag ein
Denkanstoß sein, vielleicht auch der Beginn einer fruchtba-
ren Diskussion. Chronische Schwellungen vor dem Ohr
abzuklären ist nicht immer leicht. Der entsprechende Beitrag informiert u.a. besonders über den Wert der Sialogra-
phie.
Aus dem bisher etwas stiefmütterlich behandelten Bereich
Kehlkopf werden zwei phoniatrische Themen gebracht.
Schon die große Häufigkeit der funktionellen Stimmstörun-
gen und der Knötchen allein rechtfertigt eine Besprechung.

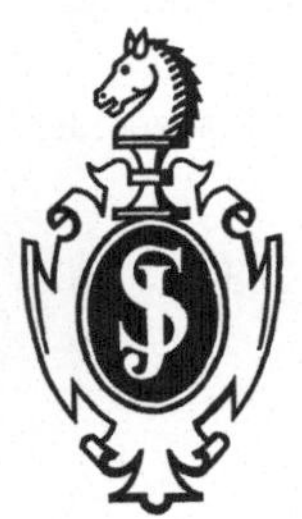

Springer-Verlag
Berlin
Heidelberg
New York
Tokyo

W. Bachmann
Die Funktionsdiagnostik der behinderten Nasenatmung

Einführung in die Rhinomanometrie

1982. 75 Abbildungen. X, 154 Seiten
Gebunden DM 88,-. ISBN 3-540-11539-0

Begutachtung der Schwerhörigkeit bei Lärmarbeitern

Herausgeber: E. Lehnhardt, P. Plath
Mit Beiträgen von zahlreichen Fachwissenschaftlern
1981. 63 Abbildungen, 10 Tabellen. XII, 136 Seiten
(Vorträge und Diskussionen der 2. Fortbildungsveranstaltung an der
Med. Hochschule, Hannover, 20-22. November 1980)
DM 58,-. ISBN 3-540-10910-2

H. Feldmann
HNO-Notfälle

2., überarbeitete Auflage. 1981. 71 Abbildungen. XIII, 164 Seiten.
(Kliniktaschenbücher)
DM 29,80. ISBN 3-540-10433-X

H. Frenzel
Spontan- und Provokations-Nystagmus

Seine Beobachtung, Aufzeichnung und Formanalyse als Grundlage
der Vestibularisuntersuchung

2., völlig neubearbeitete und erweiterte Auflage von B. Minnigerode,
H.H. Stenger
Mit einem Beitrag von R. Grohmann
1982. 102 Abbildungen. X, 172 Seiten. Gebunden DM 88,-
ISBN 3-540-10956-0

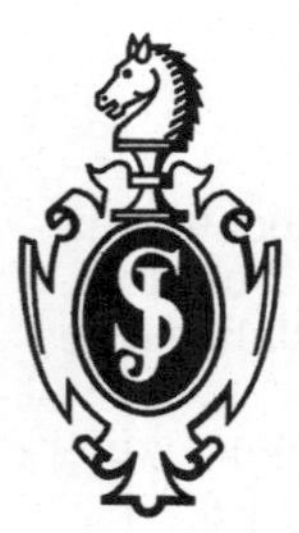

Springer-Verlag
Berlin
Heidelberg
New York
Tokyo

Technische Hilfe bei der Rehabilitation Hörgeschädigter

Von V.J. Geers, F. Keller, A. Löwe, P. Plath
Geleitwort und W. Pistor
2., völlig neubearbeitete Auflage. 1980. 74 Abbildungen in 140 Ein-
zeldarstellungen, 11 Tabellen. Xi, 197 Seiten. (Rehabilitation und
Prävention, Band 11)
DM 48,-.ISBN 3-540-09801-1